PROF. DR. MED. DAVID KHAYAT
Stark gegen Krebs

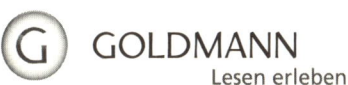

GOLDMANN

Lesen erleben

Buch

Im Zentrum dieses Buches steht die These, dass man durch individuell passende Ernährung das Krebsrisiko entscheidend verringern kann. Eine Anti-Krebs-Diät für alle gibt es nicht. Ebenso wenig »verbotene« Lebensmittel. Vielmehr spielen Kombination, Menge und Qualität der Nahrungsmittel eine entscheidende Rolle. Anhand von Nährwerttabellen, neuen Forschungsergebnissen und persönlichen Empfehlungen zeigt Prof. Khayat viele Möglichkeiten auf, gesund und vor allem bewusst zu essen. Unsere Ernährungsweise liegt in unserer Hand! Nur durch ein neues Bewusstsein können wir Einfluss nehmen auf das Krankheitsrisiko.

Autor

Prof. Dr. med. David Khayat ist ärztlicher Direktor des Hôpital de la Pitié-Salpêtrière und Dozent an der Université Pierre-et-Marie-Curie in Paris. Unter der Regierung von Jacques Chirac war Khayat Vorsitzender der Anti-Krebskomission. Dies ist sein drittes Buch.

PROF. DR. MED. DAVID KHAYAT

Stark gegen Krebs

Wie Sie sich mit der richtigen Ernährung schützen

Aus dem Französischen von Elisabeth Liebl

GOLDMANN

Die französische Originalausgabe erschien 2010 unter dem Titel
»Le vrai régime anticancer« bei Editions Odile Jacob, Paris.

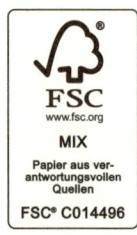

Verlagsgruppe Random House FSC-DEU-0100
Das für dieses Buch verwendete FSC®-zertifizierte Papier
Super Snowbright liefert Hellefoss AS, Hokksund, Norwegen.

1. Auflage
Deutsche Erstausgabe September 2011
© 2011 der deutschsprachigen Ausgabe
Wilhelm Goldmann Verlag, München
in der Verlagsgruppe Random House GmbH
© Odile Jacob, Mai 2010
Umschlaggestaltung: UNO Werbeagentur, München
Umschlagmotiv: Getty Images / Sawayasu Keith Tsuji
Redaktion: Andrea Neuhaus
SB · Herstellung: cb
Satz: EDV-Fotosatz Huber/Verlagsservice G. Pfeifer, Germering
Druck: GGP Media GmbH, Pößneck
Printed in Germany
ISBN: 978-3-442-21948-3
www.goldmann-verlag.de

Indessen gleicht die Seele nicht der bestellten Erde; die Seele bedarf des Gewitters, des Feuers, des Taumels. Der Körper hat Zeit, er rückt langsam vor, bedächtig, Schritt für Schritt, den Gesetzen der Schwerkraft unterworfen; die Seele hingegen leugnet die Zeit und stößt die Gesetze um, sie will rennen, vorwärtsstürmen, auch wenn es schmerzt, auch wenn es Trunkenheit, ja Wahnsinn hervorruft; nur so erhebt sie sich zu Gott. Du wirst auf deinem Wege Menschen begegnen, die sich an den Verstand klammern, doch der Verstand schreitet tastend, mit Hilfe eines weißen Blindenstocks, er stößt an jeden Stein, und wenn er vor einer Mauer steht, bleibt er stehen und bemüht sich, sie Stein um Stein niederzubrechen, ohne je damit fertig zu werden, denn eine unsichtbare Hand baut sie immer wieder auf und zwar noch höher, noch dicker.

Elie Wiesel, *Die Pforten des Waldes*, München 1966, S. 19

Meiner Mutter und meinem Vater. Sie haben mich genährt, mit ihrer Liebe und leckeren Sachen zum Essen.

Meiner Frau und meinen Hühnchen. Wie lustig war es doch, als wir alle zusammen in der Familie essen konnten. Ihr fehlt mir!

Ein Dankeschön an alle, die mir geholfen haben, dieses Buch zu schreiben:
an die effiziente Virginie Baffet
an das tolle Team von Atlantic Santé
und meinen Freund Roger Mouawad, der immer da ist, wenn ich ihn brauche.

Und auch an: Gilbert und Michel, Guy S., Michel R. und Caroline, Christian C., Antoine W., Alain D., Georges B., Éric F., Yannick A., Jean-Louis P., Alain D., Pierre H., Hélène D., Paul B., Yves C., Dominique L. S., Alain S., Bernard L., Jean-Pierre V., Jean-Paul L., Michel C., Jacques L., Marc V., Valérie V. und viele andere Küchengenies, die ich mein Leben lang bewundert habe.

An all meine Freunde, die mich unterstützen und wieder aufrichten, wenn das Gewicht, das der Krebs in meinem Leben hat, mich mal wieder niederdrückt.

An all jene, die mir Unterschlupf gewährt haben, damit ich dieses Buch in Ruhe schreiben konnte: an Claude und Bénédicte, an Herbert und Catherine, an Julien, Olivia, Romain und Julien.

Inhalt

Kapitel 3: Fisch – gesundes Lebensmittel oder Risikofaktor?

Kapitel 4: Fleisch – Schluss mit der Verteufelung

Kapitel 5: Milchprodukte und Eier – sinnvoll zur Krebsvorbeugung?

Kapitel 6: Obst und Gemüse: wertvoll, aber mit Einschränkung

Kapitel 7: Fette und Zubereitungsarten

Kapitel 8: Zucker und zuckerhaltige Produkte – nicht ganz weglassen

Kapitel 9: Und was trinken wir?

Kapitel 10: Nahrungsergänzungsmittel – nützlich oder schädlich?

Kapitel 11: Sport ist gut für die Gesundheit

Kapitel 12: Unsere Anti-Krebs-Ratschläge

Vorwort

Zu dem Zeitpunkt, an dem ich dieses Buch schreibe, ist es genau 30 Jahre her, dass ich meinen Kampf gegen Krebs begonnen habe. Denn am 1. September 1980 trat ich meinen Dienst in der Krebs-Abteilung der Universitätsklinik Pitié-Salpêtrière an.

30 Jahre!

Ich arbeitete zuerst als Assistenzarzt an den Hôpitaux de Paris, später als Oberarzt. Ich schrieb meine Doktorarbeit in Medizin, führte in Israel Forschungsarbeiten durch und kam dann nach New York, wo ich meinen zweiten Doktortitel in Humanbiologie erwarb. Dann wurde ich zum Professor für Krebsforschung an der Universität Pierre-et-Marie-Curie in Paris ernannt, später arbeitete ich am Anderson Cancer Center der Universitätsklinik der Texas University. Danach wurde ich Leiter des Instituts für Krebsforschung an der Klinik Pitié-Salpêtrière in Paris. Auf Anfrage von Präsident Jacques Chirac habe ich 2002 bis 2007 den »Nationalen Plan zur Krebsbekämpfung« für ganz Frankreich ausgearbeitet.

Während all dieser Jahre, in denen ich all diese verschiedenen Funktionen ausgeübt habe, war der rote Faden meines Lebens die Sorge um Menschen, die an Krebs erkrankt sind. Ob nun bei meinen Forschungsarbeiten oder im Gespräch mit Kollegen, den klügsten Köpfen weltweit, bei der Lektüre bis tief in die Nacht oder dem Austausch von Ideen mit Krebsforschern aus aller Welt – mich trieb nur eines an: Ich versuche seit 30 Jahren, Krebs besser zu verstehen, um diese Krankheit besser bekämpfen und immer öfter heilen zu können.

Ich kämpfte Seite an Seite mit Tausenden von Kranken und stand ihnen dabei so nahe, dass man unser Verhältnis schon fast als freundschaftlich bezeichnen konnte. Oft habe ich sie zur Heilung begleitet, viel zu oft allerdings auch in den Tod.

Ich habe mit allen Mitteln zu verhindern versucht, dass der Krebs sich in ihrem Körper ausbreitet. Manchmal haben wir dabei Behandlungsformen angewandt, die so neu waren, dass sie uns verrückt erschienen. In dieser Art von Nahkampf, in dem es um jeden Kranken ging, im Kampf gegen Krebs mit seinen zahllosen, rätselhaften Formen, bin ich vorgegangen wie ein Soldat mit der Waffe in der Hand: Ich habe versucht, meine Kranken zum Sieg zu führen. Zur Heilung.

Diese Kämpfe waren hart. Das Leid, das sie verursacht haben, nicht weniger. Trauer und Frustration haben mich in jedem Augenblick meines Lebens begleitet.

Mit dem »Nationalen Plan zur Krebsbekämpfung«, den ich für Präsident Chirac ausgearbeitet habe, habe ich versucht, der Krankheit erneut Terrain abzuringen. Dieses Mal nicht im Kampf um jeden einzelnen Kranken, sondern durch die Ausarbeitung von Strategien, die die Krankheit eindämmen sollten. Es wurden Vorsorgeuntersuchungen zur Krebs-Früherkennung eingeführt. Es wurden Kontrollen geschaffen, damit jeder Erkrankte in Frankreich mit modernsten Methoden therapiert wird. Die Krebsforschung wird weiter gefördert, damit Kranke besser behandelt werden können.

Doch die Ergebnisse sind noch immer mager. An diesem Punkt meines Lebens muss ich feststellen, dass wir etwas vernachlässigt haben, worum wir uns längst hätten kümmern sollen: die Vorsorge.

Aus diesem Grund habe ich dieses Buch geschrieben, in dem 30 Jahre Erfahrung und Nachdenken ihren Ausdruck finden. Ich möchte Ihnen hier alles an die Hand geben, was ich weiß. Ich möchte all das teilen, damit wir endlich wirklich Hoffnung hegen können. Damit unsere Kinder in einer Welt leben können, in der diese Krankheit endgültig besiegt sein wird!

Immer wieder liest man Berichte von Menschen, die aus ihren Erfahrungen im Umgang mit Krebs ein Programm formen, dem andere Krebskranke folgen sollen. Dabei übersehen sie, dass sich ihre Einsichten nicht verallgemeinern lassen – ein Prinzip, das jeder Wissenschaftler im Hinterkopf hat. In diesem Buch möchte ich Ihnen etwas anderes präsentieren: die Resultate von 30 Jahren Forschungsarbeit im Laboratorium und am Krankenbett, in Frankreich und den Vereinigten Staaten. Was Sie im Folgenden lesen werden, ist das Ergebnis einer außerordentlich fruchtbaren Zusammenarbeit zwischen einem Krebsforscher und einer exzellenten Ernährungswissenschaftlerin. Was Sie hier finden, ist also gesichertes Wissen!

David Khayat
April 2010

Einführung

Japanische Frauen bekommen viel seltener Brustkrebs als amerikanische. Warum?

Was noch erstaunlicher ist: Sobald Japanerinnen in die USA auswandern, gleicht sich das Krebsrisiko ab der zweiten Generation entsprechend an. Warum?

Hat etwa das Auswandern die Gene verändert? Natürlich nicht! Die Frauen sehen immer noch aus wie Japanerinnen. Nichts an ihrem Äußeren hat sich verändert.

Sind sie also irgendeinem krebserregenden Einfluss ausgesetzt? Ist die Umweltverschmutzung in Amerika etwa so viel schlimmer als in Tokio oder Osaka? Nein, auch das ist nicht der Fall!

Was also passiert mit diesen Frauen, dass sie nach zwei Generationen ein hohes und recht spezifisches Krebsrisiko entwickeln? Wie lässt sich dieses Phänomen deuten?

Nun, eigentlich gibt es nur eine einzige Erklärung – und von ihr handelt das Buch, das Sie in den Händen halten: Die Frauen haben innerhalb von zwei Generationen ihr Verhalten verändert, vor allem ihre Essgewohnheiten. Sie haben – zu ihrem Nachteil – die Essgewohnheiten der Amerikaner angenommen. Man nennt das – und dies ist ein weltweit akzeptierter wissenschaftlicher Terminus – die »Verwestlichung« der Ernährung. Sie essen weniger Fisch, Reis, Obst und Gemüse, dafür aber mehr Fleisch, Fett und Süßes in allen möglichen Formen. Die meisten von ihnen sind dicker geworden. Sie konsumieren häufig zuckerhaltige Getränke und haben so ihre tägliche Kalorienzufuhr gesteigert. Wir können dies zwar nicht in allen Einzelheiten erklären, aber das Risiko, Brustkrebs zu entwickeln, also einen bösartigen Tumor, hat sich dadurch bei diesen Frauen deutlich erhöht.

Wenn man die geografische Verteilung von Krebserkrankungen studiert, kann man nur verblüfft feststellen, dass bestimmte Krebsarten sich in bestimmten Regionen auffällig häufen.

So gibt es in Australien und Neuseeland sehr viel häufiger Dickdarmkrebs als in Frankreich oder Italien. In Deutschland wird Magenkrebs viel seltener diagnostiziert als in Japan oder Uganda. Die Häufigkeit von Brustkrebserkrankungen unterscheidet sich in England und Griechenland erheblich. Und Hautkrebs kommt beispielsweise in Israel viel häufiger vor als in Irland. Es ließen sich noch viele weitere Beispiele anführen!

Wie aber lässt sich dies erklären? Einerseits unterscheiden sich die Einwohner dieser Länder natürlich genetisch, und das bedeutet in diesem Zusammenhang, dass sie eine unterschiedliche »Anfälligkeit« zeigen. Andererseits kann natürlich auch die Umweltverschmutzung, also die Belastung der Umwelt durch bestimmte krebserregende Stoffe, eine Rolle spielen und die oben zitierten Unterschiede bedingen.

Liest man jedoch Studien, die sich mit diesem mysteriösen Phänomen beschäftigen (sogenannte »epidemiologische« Studien), kann man jedoch nur zu einer einzigen Schlussfolgerung kommen:

Bei der Häufung bestimmter Krebserkrankungen spielen Ernährungsgewohnheiten eine bedeutsame Rolle. Manchmal kommen noch andere Risikofaktoren hinzu, manchmal ist jedoch nur die Ernährung ausschlaggebend. Mal ist der Einfluss offensichtlich, dann wieder statistisch kaum erfassbar.

Doch die Wahrheit ist: Unsere Ernährungsgewohnheiten im weitesten Sinne sind tatsächlich für viele Krebserkrankungen verantwortlich!

Kapitel 1

Krebs: Vorbeugung ist besser!

Unsere Ernährungsgewohnheiten sind für eine Vielzahl von Krebserkrankungen verantwortlich. Das zu wissen ist umso wichtiger, weil sich Krebs im Laufe der letzten Jahre zu einer wahren Geißel der Menschheit entwickelt hat! In den westlichen Ländern wird jeder zweite Mann an Krebs erkranken und jede dritte Frau. Im Jahr 2000 gab es weltweit zehn Millionen Neuerkrankungen und sechs Millionen Tote. Für das Jahr 2020 – also in nicht einmal zehn Jahren – prophezeit die Weltgesundheitsorganisation (WHO) 20 Millionen Neuerkrankungen und etwa zehn Millionen Tote.[1]

Krebs ist also eine wesentlich häufigere Todesursache als zum Beispiel AIDS, ja sogar eine häufigere als AIDS, Tuberkulose und Malaria zusammengenommen.[2]

Krebs ist – anders als gewöhnlich angenommen – die häufigste Todesursache bei erwachsenen Menschen, was auch für die armen Länder gilt.[3]

In Frankreich sterben Jahr für Jahr 300 Menschen an AIDS[4], an Krebs jedoch 150 000.

Tabelle 1

Schätzung der Anzahl der Krebsfälle in Frankreich für das Jahr 2009
(Quelle: Institut nationale de veille sanitaire)[5]

Lage	Männer		Frauen	
	Auftreten	Todesfälle	Auftreten	Todesfälle
Lippen, Mundhöhle, Rachenraum	8000	2750	3040	730
Speiseröhre	3090	2770	1050	730
Magen	4210	2860	2280	1660
Dick- und Mastdarm	21000	9200	18500	8200
Leber	5800	-	1650	-
Bauchspeicheldrüse	3880	-	3880	-
Kehlkopf	2790	940	520	130
Lunge	25000	21000	9200	7300
Haut (Melanom)	3420	830	4000	710
Brust	-	-	52000	12000
Gebärmutterhals	-	-	2780	970
Gebärmutter	-	-	6300	1880
Eierstock	-	-	4440	3120
Prostata	71000	8900	-	-
Hoden	2220	70	-	-
Blase	8900	3460	1790	1140
Niere	6800	2450	3370	1380
Zentrales Nerven.system	2500	1700	1990	1280
Schilddrüse	2050	140	6600	240
Lymphdrüse (Lymphom)	6700	2220	5900	1890
Knochenmark (Multiples Myelom)	2890	1540	2400	1440
Blut (akute Leukämie)	1840	1630	1580	1410
Blut (chronische Leukämie)	1990	590	1530	460
Alle Krebsarten	197500	85500	149000	62000

Im Jahr 2010 verstarb in Frankreich jede Stunde eine Frau an Brustkrebs. Krebs ist für ein Drittel aller Todesfälle in Europa verantwortlich. In Frankreich steht Krebs bei den Todesursachen seit drei oder vier Jahren an erster Stelle.

Doch niemand soll mir deshalb mit Sprüchen kommen wie: »Es ist normal, dass man an Krebs stirbt. Irgendwann sterben wir ja alle.« Das ist dummes Geschwätz! In Frankreich gehen die meisten vorzeitigen Todesfälle – bei Menschen, die das 65. Lebensjahr noch nicht vollendet haben – auf Krebs zurück. Allein Lungenkrebs löscht in diesem Land Jahr für Jahr etwa eine halbe Million möglicher Lebensjahre durch vorzeitigen Tod aus.[6]

Wie schön hätten diese Jahre für die Betroffenen sein können! Wie viel hätten diese Menschen zum Wachstum der Gesellschaft beitragen können, wenn sie nicht so früh gestorben wären!

Krebs schädigt außerdem auch die Wirtschaft. Die Versorgung von Krebskranken kostet in Frankreich jedes Jahr elf Milliarden Euro. Vorzeitige Todesfälle lassen diese Kosten noch einmal um etwa 17 Milliarden Euro steigen.

Das heißt, dass Krebs in Frankreich Jahr für Jahr fast 30 Milliarden Euro an Kosten verursacht.[7] Das ist doch eine enorme Summe!

Außerdem: Wie die Weltgesundheitsorganisation nachweisen konnte, verdoppelt sich die Anzahl der Krebserkrankungen etwa alle 20 Jahre!

Wo soll diese Entwicklung noch hinführen? Und wie können wir diesem Massensterben von Männern und Frauen Einhalt gebieten? Woher nehmen wir die finanziellen Mittel, um die kontinuierlich anwachsenden Behandlungskosten zu decken? Wenn wir dieses Problem nicht an der Wurzel packen, steuern wir auf eine Katastrophe zu. So viel ist sicher!

Tabelle 2

Anzahl der Krebserkrankungen 2008 und Schätzungen für das Jahr 2030[8]

Region	Anzahl der Erkrankungen 2008 (in Millionen)	Angenommene Fälle für 2030 (bei gleichbleibender Erkrankungsrate)	Schätzung der Fälle für 2030 (bei jährlicher Zunahme der Erkrankungsrate um 1%)
Afrika	0,7	1,2	1,6
Europa	3,4	4,1	5,5
Mittelmeerregion	0,5	0,9	1,2
Amerika	2,6	4,8	6,4
Südostasien	1,6	2,8	3,7
Westliche Pazifikregion	3,7	6,1	8,1
Weltweit	12,4	20	26,4

Wie lässt sich das Krebsrisiko reduzieren?

Was also ist zu tun? Die Antwort ist vergleichsweise einfach: Wenn nicht bald ein Wundermittel entdeckt wird, das Krebs so leicht behandelbar macht wie Schnupfen, bleibt uns nur eins übrig. Wir müssen auf die sicherste, billigste und effizienteste Form des Kampfes gegen Krebs setzen: die Vorbeugung.

Der Krankheit keine Angriffsfläche zu bieten und zu vermeiden, dass sie sich überhaupt entwickeln kann, ist die einzige akzeptable und realistische Strategie, die uns zur Verfügung steht, um diese Geißel der Menschheit zu besiegen.

Doch wie soll das nun genau funktionieren? Wir kämpfen gegen einen Feind, der so gefährlich, so vielgestaltig, so gierig nach dem Tod ist, dass es schwerfällt zu glauben, die Entwicklung eines bösartigen Tumors lasse sich verhindern.

Denn der Name »Krebs«, den wir diesem Feind gegeben haben, ist kein Zufall: Diese Krankheit ist bösartig, ist hinterhältig! Sie macht es uns nicht leicht, Mittel und Wege zu finden, um ihr beizukommen. Vor allem, weil wir sie nicht erst behandeln dürfen, wenn sie akut geworden ist, sondern weil wir sie im Frühstadium erkennen müssen, solange sie sich noch irgendwo im Körper eines Menschen entwickelt, der sich noch überhaupt nicht krank fühlt. Solange sie in der Brust oder in der Prostata sitzt und auf Nahrung wartet, damit sie wachsen kann. Solange man durch Vorbeugung die Erkrankung verhindern kann und mit ihr ihre Folgen: Operation, Strahlen- oder Chemotherapie, leider manchmal auch Tod.

Da wir uns also mit Strategien zur Vorbeugung beschäftigen wollen, die ebenso wichtig wie schwer vorstellbar sind, wollen wir uns noch kurz damit auseinandersetzen, was wir über die Entstehung von Krebs wissen.

Weiter unten werden wir darlegen, was eine Krebszelle genau ist. Wir werden uns fragen, wie sie zu einem so unerbittlichen Feind werden kann. Wir tun dies nicht, um an dieser Stelle akademisches Wissen auszuwalzen. Zu diesem Thema werden jedes Jahr Millionen Artikel veröffentlicht. Wir möchten Ihnen vielmehr eine Vorstellung davon geben, wie das, was wir zu uns nehmen – eine Orange oder ein Steak zum Beispiel –, in die komplexen Regelkreise einer Zelle eingreifen und sie entarten lassen, aber auch schützen kann.

Mein Ziel ist es, die uns bekannten Ursachen heutiger Krebserkrankungen – die Ätiologie, wie man dies wissenschaftlich nennt – gleichsam aufzufächern, um daraus Erkenntnisse abzuleiten, die ihre Entstehung zu verhindern helfen.

Wichtigste Krebsursache: Tabak

Die Ursachen für Krebs sind ebenso vielfältig wie seine Formen. Eins aber steht ohne Zweifel fest: Tabak, in welcher Form auch immer er konsumiert wird, ist die weitaus am deutlichsten zu erkennende Ursache für Krebserkrankungen, und dies gilt überall, in allen Ländern. Etwa 30 Prozent der Krebserkrankungen in den industrialisierten Ländern können auf Tabakgenuss zurückgeführt werden.[9]

Tabak ist allein für mehr als ein Drittel der Krebserkrankungen weltweit verantwortlich!

Tabelle 3

Die durch Tabakgenuss verursachten Krebserkrankungen in Frankreich in Prozent[10]

Lage	Durch Tabakgenuss verursacht (Männer) in Prozent	Durch Tabakgenuss verursacht (Frauen) in Prozent
Mundhöhle	63	17
Rachenraum	76	44
Speiseröhre	51	34
Magen	31	14
Leber	38	17
Bauchspeicheldrüse	25	17
Kehlkopf	76	65
Lunge	83	69
Nieren	26	12
Blase	53	39
Gebärmutterhals	-	23

Ob geraucht oder gekaut, in der Pfeife oder als Zigarette (leicht oder stark, mit oder ohne Filter): Tabak wirkt auf jeden Fall krebserregend. Betroffen sein können: Lippen, Mund, Kehlkopf, Bronchien, Lunge, Speiseröhre, Magen, Bauchspeicheldrüse, Nieren, Blase … Die Wirkung ist zwar unterschiedlich stark, doch bei Lungen- oder Kehlkopfkrebs erreicht die Rate der von Tabak ausgelösten Erkrankungen bis zu 70 Prozent. Ob als alleinige Ursache oder im Zusammenwirken mit anderen krebserregenden Faktoren: Tabak spielt eine höchst bedrohliche Rolle, wenn es um die Entartung von Zellen zu Krebszellen geht. Die beim Konsum freigesetzten beziehungsweise gebildeten Stoffe finden durch Inhalation oder Schlucken ihren Weg in unseren Körper. Sie landen unweigerlich in unseren schwächsten Zellen, reagieren dort mit unserer DNS, unseren Genen, die sich in unseren Chromosomenpaaren befinden, und lösen dort eine unaufhaltsame Serie von Mutationen aus, die zur Entartung der Zelle und zur Entstehung von Krebs führen.

Außerdem möchten wir Sie darauf hinweisen, dass dies nicht nur für das Rauchen von Tabak, sondern auch für alle anderen Pflanzenarten wie zum Beispiel Marihuana gilt.

Die Tatsache, dass manche Zigaretten leichter sind als andere, spielt hierbei keine Rolle. Der einzige Unterschied ist: Wer leichte Zigaretten raucht, inhaliert den Rauch tiefer in die Lunge. Die Tumoren entstehen also eher in den Außenbereichen der Lunge. Dieses Phänomen lässt sich wissenschaftlich belegen.

In Frankreich tötet der Tabakgenuss jährlich 70 000 Personen. Diese Zahl nimmt weltweit ständig zu und wird früher oder später enorme Probleme nach sich ziehen. Denken Sie nur an China, wo zwei Milliarden der weltweit jährlich produzierten 5,5 Milliarden Zigaretten geraucht werden.

Wer raucht, sollte sich auch nicht in dem illusorischen Glauben wiegen, dass irgendwelche anderen Faktoren wie zum Beispiel

gesunde Ernährung das Krebsrisiko durch Rauchen senken könnten. Was immer Sie auch unternehmen: Das enorm hohe Risiko,
das Sie durch Tabakgenuss eingehen, lässt sich nicht ausgleichen.
Solche Taktiken sind also reiner Selbstbetrug!

Die erste Regel, die uns stark gegen Krebs macht, lautet also:
Rauchen Sie nicht!

Es gibt heute in fast jedem Krankenhaus Sprechstunden zur
Raucherentwöhnung. Auch Volkshochschulen bieten entsprechende Kurse an. Auch wenn die Kosten für Nikotinersatzstoffe
nicht von den Krankenkassen übernommen werden, zahlt sich
dies doch auf Dauer aus. Wer raucht und trotzdem sein Krebsrisiko senken möchte, muss nur einen ganz einfachen Rat befolgen:
Hören Sie damit auf!

Noch besser – vor allem für Kinder und Jugendliche – ist aber:
Fangen Sie gar nicht erst damit an!

Wohin wir unseren Blick auch richten: Rauchen ist die häufigste Ursache von Krebserkrankungen. Tabakgenuss ist für ein Drittel
der Krankheitsfälle verantwortlich. Doch was verursacht die anderen Fälle?

Krebserregende Wirkung von Hormonen

Ein weiteres Drittel der Krebserkrankungen geht auf die krebserregende Wirkung unserer natürlichen Hormone zurück, ob nun
körpereigen oder nicht. Gerade in der Menopause wird häufig eine
Hormonersatzbehandlung durchgeführt. Hormone können in
dafür anfälligen Organen Krebs auslösen.

Das gilt für Östrogen, das weibliche Hormon, das Brust- und
Gebärmutterkrebs auslösen kann, ebenso wie für Testosteron, das
männliche Hormon, das für Prostatakrebs verantwortlich ist.

In Frankreich sind Brust- und Gebärmutterkrebs die häufigsten
Krebsarten bei Frauen. Prostatakrebs wiederum ist die häufigste

Krebsart bei Männern. Jede dieser Krebsarten zieht im Jahr 10 000 bis 12.000 Todesfälle nach sich.

Kann man hier mit Vorbeugung etwas erreichen? Ja und nein. Zunächst einmal muss man wissen, welche Faktoren auf ein höheres Krebsrisiko bei Frauen hindeuten:

– Brustkrebs bei der Mutter oder einer Schwester
– frühes Einsetzen der Pubertät
– späte Erstschwangerschaft
– geringe Kinderzahl
– nie gestillt zu haben
– späte Menopause
– Langzeiteinnahme von Hormonen im Rahmen einer Hormonersatztherapie (HET).

Wie Sie sehen, lassen sich diese Faktoren – von der HET einmal abgesehen, auf die man verzichten kann, da die Menopause ein natürlicher Vorgang ist – kaum beeinflussen. Man kann sich nicht aussuchen, in welchem Lebensjahr Pubertät und Menopause einsetzen. Auch die Krankheiten von Eltern und Geschwistern lassen sich nicht verändern. Man kann Frauen nicht zwingen, mehr Kinder zu bekommen oder damit früher anzufangen. Hier stellt sich also erst einmal die Frage: Lassen diese Krebsarten sich durch Vorsorge beeinflussen? Die Antwort ist zunächst einmal ein klares Nein. Doch wir werden Ihnen weiter unten neueste wissenschaftliche Forschungsergebnisse präsentieren, die Hoffnung machen. Und so muss die Antwort auf diese Frage doch ein wenig modifiziert werden: Es ist teilweise möglich, diese Krebsarten zu beeinflussen. Und zwar durch unsere Ernährung, denn auch diese hat Einfluss auf unsere Hormone. Dasselbe gilt für Prostatakrebs bei Männern.

Damit haben wir also die beiden Ursachen kennengelernt, die als Auslöser für 60 Prozent aller Krebserkrankungen gelten können. Bleiben immer noch 40 Prozent übrig.

Infektionen und Umweltbelastungen als Krebsauslöser

Für die Hälfte der verbleibenden Fälle, also 20 Prozent, ist ein Ursachenkomplex verantwortlich, den wir hier überblicksartig vorstellen. Diese Faktoren können je nach geografischer Herkunft des Patienten stark variieren.

Dies gilt vor allem für Infektionen als Krebsauslöser. Nur wenige Menschen wissen, dass sich viele Krebsarten direkt auf das Einwirken von Infektionserregern, also von Viren oder Bakterien, zurückführen lassen. Das gilt zum Beispiel für den Krebs von Gebärmutterhals, Leber, Magen, Mundhöhle, Penis, Anus, Blase, Ganglien … Je feiner das Instrumentarium wird, mit dem wir Viren als Krebserreger dingfest machen können, desto häufiger stellen wir fest, dass sie nicht selten für bestimmte Krebsarten verantwortlich sind.

So weiß man zwar schon seit langem, dass Leberkrebs vom Hepatitisvirus ausgelöst wird. Andererseits hat man erst vor kurzem, genauer gesagt 2006, herausgefunden, dass die meisten Krebsarten der Mundhöhle auf Humane Papillomaviren (HPV) zurückgehen – diese verursachen auch Gebärmutterhalskrebs. Übertragen werden sie durch orale Sexualpraktiken.

Die Hypothese eines viralen oder infektuösen (d.h. durch Viren, Bakterien oder Parasiten verursachten) Ursprungs von Krebs findet unter Krebsforschern immer mehr Anhänger. Sie könnte zumindest erklären, warum auch Nichtraucherinnen immer häufiger an Lungenkrebs erkranken. (Die Zahl dieser Frauen hat sich in 15 Jahren um 250 Prozent erhöht.) Oder warum das Adenokarzinom in der Speiseröhre immer häufiger wird.

Nicht selten nehmen wir karzinogene Infektionserreger mit der Nahrung auf. Im Vordergrund stehen dabei Getränke. Auch hier gibt es also einen klaren Kausalzusammenhang zwischen Nahrungsaufnahme und Krebserkrankung. Aber darauf werden wir noch genauer eingehen.

Ich jedenfalls wäre nicht erstaunt, wenn wir in den nächsten Jahren herausfänden, dass nicht fünf Prozent, wie man heute weiß, sondern 20 oder 30 Prozent der Krebserkrankungen auf Infektionen mit entsprechenden Erregern zurückgehen.

Umweltgifte sind ebenfalls für etwa fünf Prozent der Krebserkrankungen verantwortlich. Meist handelt es sich bei diesen Giftstoffen um landwirtschaftlich genutzte Produkte. Dies erklärt zum Beispiel, weshalb Landwirte häufig an Leukämie und anderen Krebsarten erkranken. Stadtbewohner nehmen diese Stoffe mit dem Obst und Gemüse, das sie essen, auf. Darüber hinaus sind wir aber auch industriellen Schadstoffen ausgesetzt, und zwar häufig am Arbeitsplatz. Dies gilt vor allem für die Beschäftigten von Unternehmen der Kunststoff-, Farb-, Erdöl-, Asbestindustrie, aber auch für Arbeiter in Atomkraftwerken oder Personen, die oft mit Holz beziehungsweise Lösungsmitteln Kontakt haben. Industrieschadstoffe verursachen also berufsbedingte Krebsarten. Der Asbestskandal, dessen Ausmaß damals niemand wahrhaben wollte, ist dafür wohl das beste Beispiel. Doch Industrieschadstoffe machen leider nicht Halt an Fabrikmauern. Sie können sich im Wasser wiederfinden (Meer, Flüsse, Seen, Mineralwasser, Leitungswasser, Grundwasser) oder in der Nahrungskette. Dasselbe gilt für Schwermetalle (Quecksilber, Blei ...), für die bekannten PCBs (Polychlorierte Biphenyle) und Parabene.

Sie werden diesen Stoffen in diesem Buch immer wieder begegnen, da sie sich auch in unserer Nahrung finden. Dies erklärt zum Teil, warum das Essen, das wir zu uns nehmen, Krebs auslösen kann.

Physikalische Faktoren und Erbfaktoren

Etwa fünf Prozent der Krebserkrankungen gehen auf eine andere Form von Umweltbelastung zurück: auf die so genannten physikalischen Faktoren. Dazu gehören die Sonnenstrahlung (UV-Strahlen) und die natürliche Radioaktivität der Erde (die vom Radon in der Erdkruste ausgeht). In den Vereinigten Staaten beispielsweise muss jeder, der ein Haus verkaufen will, ein Zertifikat vorweisen, in dem steht, ob das Haus erhöhter Radonstrahlung ausgesetzt ist. Von Menschen verursachte radioaktive Strahlung (Atombomben, GAUs und Super-GAUs ...) kann sehr lange nachwirken. Sie hält sich in der Atmosphäre und wird durch Regen wieder auf die Erde gespült. Dann dringt sie in das Grundwasser vor und in die Erde und damit natürlich auch in unsere Nahrungsmittel (Milch, Pilze, wilde Beeren ...). Auch hier stoßen wir wieder auf die möglicherweise krebserregende Wirkung unserer Nahrung.

Weitere fünf Prozent gehen auf Erbfaktoren zurück. Im Grunde sind alle Krebsarten irreparable Veränderungen im Genmaterial einer unserer Zellen.[11] In den meisten Fällen aber geschieht diese Veränderung im Laufe eines Lebens. Das Genmaterial, das wir von unseren Eltern mitbekommen, ist in der überwiegenden Zahl der Fälle (95 Prozent) gesund. Selten (nämlich in fünf Prozent der Fälle) erbt ein Mensch bereits veränderte Gene, die Mutationen tragen, welche zu Krebs führen können. Dieser Krebs wäre dann wirklich »vererbt«. Solche Menschen haben natürlich ein außerordentlich hohes Risiko, im Laufe ihres Lebens an Krebs zu erkranken. Nicht selten geschieht dies schon in jungen Jahren.

Wir können uns also merken: Krebs ist zwar eine genetische Erkrankung, da Gene mit einer Fehlfunktion beteiligt sind, doch er ist nur selten (nur zu fünf Prozent) erblich bedingt – nämlich nur dann, wenn wir das Gen, welches das krankhafte Zellwachstum auslöst, von den Eltern erben.

Damit haben wir alle bekannten Ursachen zusammengestellt! Die nachfolgend aufgezählten Einflüsse sind also für 80 Prozent der Krebserkrankungen verantwortlich: Tabakgenuss, Hormone, Infektionen, Umweltgifte, physikalische und erblich bedingte Faktoren.

Bleiben also 20 Prozent von Fällen, deren Ursache wir noch nicht geklärt haben. Bei ihnen spielt die Ernährung eine direkte Rolle.

Tabelle 4
Anteil der einzelnen Faktoren, die ein Krebsrisiko auslösen, insgesamt

Krebsursache	Geschätzter Anteil in Prozent
Tabakgenuss	30 %
Hormone	30 %
Infektionen	5 %
Physikalische Faktoren	5 %
Erbliche Faktoren	5 %
Umweltgifte	5 %
Ernährung	20 %

Krebs auf dem Teller?

Kann es tatsächlich sein, dass unsere Ernährung, also das, was wir essen und trinken, für 20 Prozent der Krebsfälle verantwortlich ist?

Tatsächlich dürfte der Prozentsatz sogar noch weitaus höher liegen, denn auch Umweltgifte, Infektionserreger und Strahlungsschäden finden häufig über die Nahrungskette Eingang in unseren Körper. Wenn man davon ausgeht, dass gut ein Drittel aller Krebsarten direkt oder indirekt auf unsere Ernährung zurückgeht, liegt man vermutlich nicht falsch.

Die gute Nachricht dabei ist, dass sich hier mit Vorbeugung wirklich viel bewirken lässt!

Nach der Lektüre dieses Buches werden Sie allerdings feststellen, dass die positiven Auswirkungen dieser Art von Vorsorge nicht ohne weiteres erfassbar sind. Und auch die Umsetzung ist nicht so einfach, wie dies auf den ersten Blick aussieht.

Denn anders als viele Zeitschriften uns glauben machen wollen, kann man die Wirkung einzelner Nahrungsmittel auf den Körper aus verschiedenen Gründen nicht isoliert betrachten. Es steckt eine gewisse Arroganz dahinter, wenn jemand behauptet, dass Sie diese oder jene Art von Krebs vermeiden können, indem Sie etwas Bestimmtes zu sich nehmen oder weglassen! Das ist Humbug! Abgesehen von Tabak lässt sich dies für kein Lebens- oder Genussmittel mit absoluter Sicherheit sagen.

Wenn es so einfach wäre: Glauben Sie dann nicht, dass die Menschen in einer Zeit, in der sie immer mehr Angehörige und Freunde an diese Krankheit verlieren, nicht schon längst Methoden entwickelt hätten, die sie davor bewahren? Oder dass sie nicht schon längst aufgehört hätten, sich krebserregenden Stoffen auszusetzen?

Man muss keinen Nobelpreis für Medizin erhalten haben, um einmal folgende Überlegung anzustellen: Die Menschen unterscheiden sich voneinander so extrem stark, dass ein Produkt wohl kaum bei allen dieselbe Wirkung zeigen kann. Die empfohlene Menge von diesem oder jenem Nahrungsmittel kann wohl kaum dieselbe sein, wenn es sich im einen Fall um ein Kind mit 15 kg, im anderen um einen Mann mit etwa 90 kg Körpergewicht handelt. Kann dasselbe Mittel bei Frauen, die ja bekanntermaßen ein erhöhtes Brustkrebsrisiko haben, wirklich genauso wirken wie bei Männern mit ihrem erhöhten Risiko für Prostatakrebs?

Ob wir nun medizinische Fachkenntnisse haben oder nicht, jeder von uns weiß, dass einzelne Menschen auf Nahrungsmittel unterschiedlich reagieren können. Dass wir nicht alle den gleichen Stoffwechsel haben, was bedeutet, dass der eine mit einer bestimmten Art der Ernährung ab-, der andere zunimmt.

Wenn eine Studie belegt, dass ein bestimmter Stoff krebserregend ist, wurde dann nachgeforscht, ob dieser Stoff in Europa auf dieselbe Weise hergestellt wird wie anderswo? Ob ein bestimmtes

Gericht in Frankreich auf dieselbe Weise zubereitet wird wie anderswo?

Im Normalfall geschieht dies nicht! Doch es gibt genügend Leute, die mit solch verstümmelten Informationen, die für uns eigentlich keinen Wert besitzen, Geld machen wollen.

Wenn man beispielsweise von »rotem Fleisch« spricht, dann muss man dazu ehrlicherweise sagen, dass der Begriff eine Reihe von Fragen aufwirft. Woher kommt das Fleisch? Wie wurde das Tier gehalten? Wie gefüttert? Wie wurde das Fleisch zubereitet? Wie viel davon wird verzehrt? Wie alt ist der Konsument und welche Bedürfnisse hat er? Welches Geschlecht hat er? Worauf ist sein Stoffwechsel ausgelegt? Denn davon hängt es letztlich ab, was der Körper aus den Stoffen macht, die ihm zugeführt werden.

Schließlich sollten wir noch bedenken, dass es in unseren Nahrungsmitteln etwa 25 000 bioaktive Komponenten gibt. Allein bei 500 davon hat man festgestellt, dass sie auf den Prozess der Krebsentstehung Auswirkungen haben.[12]

Schließlich nehmen wir ja nie isoliert nur ein Nahrungsmittel zu uns. Wie bei allen Allesfressern besteht unsere Ernährung aus vielen unterschiedlichen Elementen. Unsere Art der Ernährung ändert sich im Laufe unseres Lebens, aber wir nehmen schon mit einer Mahlzeit zahllose unterschiedliche Stoffe zu uns. Wir essen praktisch nie nur eine Sache.

Fleisch zum Beispiel essen wir mit Salz, Brot oder Gemüse. Wir nehmen eine Vorspeise dazu, danach vielleicht noch ein wenig Käse oder ein Dessert. Wir benutzen zahlreiche Gewürze wie zum Beispiel Senf. Und gewöhnlich trinken wir beim Essen auch noch etwas …

Diese bioaktiven Komponenten wiederum ändern chemisch ihre Gestalt, wenn sie zubereitet, vor allem gekocht, werden. Können wir sicher sein, dass gegrilltes Rinderfilet dieselbe Wirkung hat wie Rindertartar? Oder Rinderschmorbraten?

Tatsächlich ist das keineswegs sicher: Das sagt uns ja schon der gesunde Menschenverstand, und genau auf diesen wird dieses Buch immer wieder Bezug nehmen. Denn es gibt wissenschaftliche Studien, die klar belegen, dass der »gesunde Menschenverstand«, also unsere Intuition, öfter recht hat, als wir glauben. Wenn wir herausfinden wollen, welche Verbindung zwischen Ernährung und Krebs besteht, dann müssen wir das vielfältige Wechselspiel zwischen bioaktiven Komponenten und unserem Organismus in Betracht ziehen.

Wollen wir tatsächlich verstehen, was wir tun oder lassen sollen, brauchen wir keine Studien heranzuziehen, die an Menschen durchgeführt wurden, die anders leben und damit auch ein anderes enzymatisches Erbe besitzen als wir. Wenn das getestete Produkt zwar denselben Namen trägt, aber in Europa eine andere Zusammensetzung hat als in Japan, werden wir die fragliche Studie nicht in unsere Empfehlungen mit einbeziehen.

Außerdem werden wir, wo immer es möglich ist, auf den gesunden Menschenverstand zurückgreifen, auf das Wissen unserer Mütter und Großmütter, die über Jahrhunderte hinweg weitergaben, mit welcher Kost Kinder gesund bleiben.

Denn dieses Wissen hat dafür gesorgt, dass die Menschen innerhalb eines bestimmten Lebensraums, unter bestimmten Umweltbedingungen, aufwachsen und mehr werden konnten. Sie konnten sich entwickeln, sich anpassen und gesund bleiben. Zumindest hatten sie deutlich weniger Sorgen mit Krebs als wir heute.

Wissenschaftliche Daten und der gesunde Menschenverstand

Woher aber stammen dann die Informationen, die wir Ihnen auf den nächsten Seiten vorstellen werden?

Woher wissen wir denn überhaupt, ob ein Nahrungsmittel der Krebs-Vorbeugung dienen kann? Es gibt im Wesentlichen drei Methoden, mit deren Hilfe man solche Daten zusammenstellen kann: epidemiologische Studien, experimentelle Studien und Interventionsstudien, bei denen die Wirkung direkt am Menschen getestet wird.[13]

Doch bevor wir uns den methodologischen Fragen zuwenden, sollen Sie wissen, dass es absolut nicht nötig ist, sich damit auseinanderzusetzen, wenn Sie wissen wollen, was Sie tatsächlich gegen Krebs tun können. Möchten Sie aber erfahren, wie ich in den einzelnen Kapiteln zu bestimmten Empfehlungen komme, dann können Sie mir auf dem Weg in den Methodendschungel folgen und gelangen womöglich zu denselben Schlussfolgerungen wie ich.

Epidemiologische Studien: Fall-Kontroll-Studie und Kohortenstudie

Um die Wechselwirkung zwischen Ernährung und Krebsentstehung zu untersuchen, stehen uns im Wesentlichen zwei Methoden zur Verfügung, die unterschiedliche Vor- und Nachteile besitzen: die Fall-Kontroll-Studie und die Kohortenstudie.

Die *Fall-Kontroll-Studie* wird am häufigsten angewandt. Sie ist leichter durchzuführen und kostet weniger. Im Rahmen einer solchen Studie befragt man krebskranke Menschen, was sie während einer bestimmten Zeit gegessen haben. Dieselbe Frage stellt man einer gesunden Kontrollgruppe. Am Ende vergleicht man die Antworten. Stellt sich dann heraus, dass es große Unterschiede, das eine oder andere Nahrungsmittel betreffend, gibt, schließt man daraus, dass dieses Produkt bei der Entstehung der untersuchten Krankheit eine Rolle spielte.

Man muss jedoch kein Genie sein, um zu erkennen, dass diese Methode ihre Grenzen hat. So können sich eventuell sowohl die kranken Studienteilnehmer (die »Fälle«) ebenso wenig wie die gesunden (»die Kontrollgruppe«) genau daran erinnern, was sie zu einem bestimmten Zeitpunkt in ihrem Leben gegessen haben, vor allem, wenn es sich um Nahrungsmittel handelt, die sie nicht regelmäßig zu sich nahmen. Möglicherweise vergessen sie auch nur, andere wichtige Faktoren, wie zum Beispiel die Zubereitung, zu erwähnen. (Wie wir sehen konnten, macht dies einen enormen Unterschied.)

Ohnehin ist es ein heikles Unterfangen, Menschen miteinander zu vergleichen. Schließlich interessiert uns ein bestimmtes Nahrungsmittel ja nicht in seiner Reinform, so wie es in der Natur vorkommt. Was wir brauchen, sind Informationen darüber, wie es im Stoffwechsel ankommt, wie es aufgenommen, verarbeitet, im Organismus verteilt und mit dem Urin oder über den Darm wieder ausgeschieden wird. All das kann sich auf den karzinogenen (krebserregenden) Effekt eines Nahrungsmittels auswirken. Wir müssen der bioaktiven Komponente auf die Spur kommen, die sich in die Zelle einklinkt, müssen herausfinden, wie viel davon in welcher Form aus einer gesunden Zelle eine wuchernde macht. Genau das aber hängt ausschließlich davon ab, wie diese Komponenten aufgenommen, verstoffwechselt, verteilt und ausgeschieden werden.

Diese Prozesse wiederum werden vom Reigen der Enzyme im menschlichen Körper gesteuert, der sich von Individuum zu Individuum stark unterscheiden kann.

Ein Beispiel: Ein Nahrungsmittel entfaltet krebserregende Wirkung, wenn es mehr als zwei Stunden Kontakt mit der Schleimhaut eines bestimmten Organs hat. Wenn ein Mensch dieses Nahrungsmittel in vergleichsweise kurzer Zeit zu sich nimmt, verstoffwechselt und wieder ausscheidet, ist das Risiko, dass er davon Krebs bekommt, relativ gering.

Stellen wir uns nun vor, dass dieser Mensch nicht genug Enzyme produziert, die die Verstoffwechslung und Ausscheidung dieses Nahrungsmittels ermöglichen. Nimmt er nun diesen Stoff auf, verbleibt dieser relativ lange in seinem Körper und hat alle Zeit der Welt, seine negative Wirkung zu entfalten.

Wie Sie sehen, hat dieser kleine Unterschied große Folgen für den Zusammenhang zwischen einem bestimmten Nahrungsmittel und Krebsentstehung. Bei den Fall-Kontroll-Studien aber kümmert man sich nicht darum, ob die Fall- und die Kontrollgruppe tatsächlich vergleichbar sind und ob ihr Stoffwechsel identisch ist.

Und noch ein Beispiel, das Ihnen veranschaulichen soll, wie sehr ein »vergessenes« Nahrungsmittel die Ergebnisse einer Studie beeinflussen kann.

Man weiß, dass Vitamin D3, das sich vor allem in Milchprodukten findet, im Experiment das Wachstum menschlicher Krebszellen hemmt. (Darauf werden wir noch zurückkommen.)

Man weiß ebenso, dass dies auch auf Genistein zutrifft, einen Stoff, den man in Sojabohnen und in echten Pistazien findet. So weit, so gut!

Nun hat man aber herausgefunden, dass die Wirkung enorm verstärkt wird, wenn man beides zusammen gibt.[14] Theoretisch genügt es also, dass die Befragten vergessen anzugeben, dass sie nicht nur Milchprodukte, sondern auch Pistazien gegessen haben, um die Studie über den Effekt von Milch bei der Krebsvorsorge wertlos werden zu lassen.

Es kommt auch vor, dass man zu dem Zeitpunkt, in dem eine Studie erarbeitet wird, über weitere, von der Ernährung unabhängige Krebsrisikofaktoren noch zu wenig Bescheid weiß. Da diese Faktoren noch unbekannt sind, kann man sie statistisch auch nicht herausrechnen. Denn eigentlich müsste man in diesem Fall darauf achten, dass sie bei beiden Gruppen gleich häufig vorkommen.

Stellen Sie sich vor: Sie führen eine Studie über die Rolle eines bestimmten Faktors bei der Entstehung einer bestimmten Krebsart durch. Sie führen sie zu Ende und ziehen Ihre Schlüsse, nur um hinterher zu erfahren, dass es da noch einen möglicherweise entscheidenden Faktor gibt, dessen Existenz bislang unbekannt war. Damit hat Ihre Studie jeden Wert verloren. Sie haben gar keine Wahl: Sie müssen von vorn anfangen und den neuen Faktor mit einbeziehen.

Genau das geschah in jüngster Zeit bei den Untersuchungen zum Zusammenhang zwischen dem Genuss von Wein und den Krebsarten der Mundhöhle. In dem Augenblick, in dem alle Studien zu diesem Thema abgeschlossen waren, wusste man noch nicht, dass viele Krebsarten in der Mundhöhle von Viren, nämlich Papillomaviren, verursacht werden. Da kein Forscher in seinen Fall-Kontroll-Studien überprüft hatte, ob die Mitglieder beider Gruppen mit Papillomaviren infiziert waren, sind die Studien unbrauchbar und lassen keine gesicherten Schlüsse zu.

Führen wir das Gedankenspiel noch weiter. Stellen Sie sich vor, aus irgendeinem Grund hätte es in der Gruppe der Weintrinker mehr Infizierte gegeben als in der Gruppe der Nicht-Weintrinker. In diesem Fall wäre also nicht übermäßiges Trinken der ausschlaggebende Faktor für die Entwicklung einer solchen Krebserkrankung, sondern die Infektion mit den Papillomaviren.

Wie Sie sehen, sind solche Studien also mit Vorsicht zu genießen, obwohl sie relativ häufig durchgeführt werden. Wir müssen deren Ergebnisse also mit einer guten Portion gesunden Menschenverstands betrachten.

Die zweite Methode, wie man klinische Erkenntnisse in der Krebsforschung gewinnen kann, ist die *Kohortenstudie*. Kohortenstudien werden seltener durchgeführt, weil sie viel mehr Geld und Zeit kosten. Bei einer Kohortenstudie wird eine Gruppe von scheinbar gesunden Menschen über einen gewissen Zeitraum hinweg immer wieder befragt – in diesem Fall über ihre Essgewohnheiten. Diese Personen (die Kohorte) werden über 15 oder 20 Jahre daraufhin untersucht, ob es Unterschiede in den Essgewohnheiten zwischen gesunden Teilnehmern und solchen, die eine Krebserkrankung entwickeln, gibt. Auch hier würde die Entdeckung eines karzinogenen Faktors im Laufe oder nach Abschluss der Studie die Ergebnisse wertlos machen.

Dazu wieder ein Beispiel. Stellen Sie sich vor, eine solche Kohortenstudie wurde vor etwa 20 Jahren begonnen. Damals wusste man noch wenig über die Wirkung von Kurkuma bei der Krebsvorbeugung. Daher wurde in den benutzten Fragebögen auch nicht nach diesem Produkt gefragt. Man hätte also nicht feststellen können, ob und welche Rolle Kurkuma spielt. Auftretende Fälle von Magenkrebs hätte man vermutlich nicht einem geringeren Konsum an Kurkuma zugeschrieben, sondern fälschlicherweise einem anderen Faktor. Dabei wäre mangelnde Aufnahme von Kurkuma der entscheidende Grund gewesen!

Experimentelle Studien

Diese Studien sind sehr viel aussagekräftiger! Sie testen Stoffe an Zellkulturen oder an Tieren. Mit ihnen kann man die krebserregenden oder vorbeugenden Wirkmechanismen bioaktiver Komponenten sichtbar machen, weil man an Zellkulturen natürlich ganz andere Dinge testen kann als am Menschen. Deshalb werden wir uns in diesem Buch immer wieder auf experimentelle Studien beziehen.

Doch natürlich sind auch sie nicht ohne Mängel, was wir zu berücksichtigen versuchen. Wenn es sich bei dem getesteten Produkt beispielsweise um ein Nahrungsmittel handelt, wird nur selten berücksichtigt, wie es konsumiert beziehungsweise zubereitet wird. Hat eine Gemüsesorte, die man gewöhnlich gekocht verzehrt, im rohen Zustand dieselben Eigenschaften? Oder zeigen diese sich nur, wenn es gegart wird?

Es ist ziemlich schwierig, bei diesen Studien alle erdenklichen Varianten der Zubereitung und des Verzehrs zu berücksichtigen. Doch wenn man dies nicht tut, riskiert man, gar nicht erst auf interessante Fakten in Zusammenhang damit zu stoßen!

Weiter oben war schon einmal die Rede von der wirkungssteigernden Kombination Vitamin-D-reicher Produkte mit Soja und Pistazien. Ein weiteres Beispiel wäre die Kombination von Kurkuma und Piperin (in verschiedenen Pfeffersorten enthalten), die weit wirksamer ist als nur Kurkuma.

Wie Sie sehen, variiert der krebserregende oder vorbeugende Effekt bestimmter Produkte stark, je nachdem, ob sie gegart oder roh verzehrt, ob sie kombiniert oder allein gegessen werden, Wie also lassen sich dann noch gesicherte Erkenntnisse gewinnen?

Interventionsstudien

Dies ist der letzte Typus von Studien, den wir Ihnen hier vorstellen möchten, und zugleich der teuerste und komplizierteste. Diese Studien untersuchen eine recht große Bevölkerungsgruppe, die zu Beginn gesund ist. Diese wird in zwei gut vergleichbare Gruppen aufgeteilt. (Dass dies nicht immer funktioniert, haben wir weiter oben schon gesehen.) Alle Teilnehmer der Studie nehmen Tag für Tag Pillen ein, diese sehen völlig gleich aus. Der einen Gruppe werden allerdings Wirkstoffe verabreicht, während die andere nur ein Placebo enthält, in dem keinerlei Wirkstoff enthalten ist.

Dann werden die Teilnehmer der Studie über mehrere Jahre hinweg beobachtet. Am Ende der Studie wird überprüft, ob bei der Gruppe, die Wirkstoffe erhalten hat, eine bestimmte Krebserkrankung tatsächlich weniger häufig auftritt als bei der anderen Gruppe.

Solche Studien werden selten durchgeführt. Wir werden darauf verweisen, wenn sie wichtige Erkenntnisse beitragen.

Kann man Krebs tatsächlich vorbeugen?

Mit den vorstehenden Ausführungen wollten wir Ihnen vor allem ermöglichen, eventuelle Heilsversprechen kritisch zu durchleuchten, und Ihnen erklären, auf welcher Grundlage wir dies tun.

Wir werden die entscheidenden Fragen stellen und nicht blind akzeptieren, was der eine oder andere Pseudo-Spezialist uns erzählt. Mit diesem Instrumentarium sind wir in der Lage, nicht nur genauestens die Quelle jeder Information zu überprüfen, sondern auch kritisch nachzufragen, ob die zitierte Studie von ihrer Anlage her überhaupt zuverlässige Aussagen machen kann. Wir werden überprüfen, ob bei einem Nahrungsmittel die Art und Weise seines Anbaus berücksichtigt wurde. (Wussten Sie beispielsweise, dass Brokkoli, je nachdem, wo er herkommt, das Doppelte bis 25-Fache an Glucoraphanin enthält, eines krebsvorbeugenden Stoffs?) Auch Zubereitung und Kombination mit anderen Lebensmitteln haben einen Einfluss darauf, wie wir ein Produkt aufnehmen, verdauen und ausscheiden. Und schließlich: Ist diese Information in meinen Fall überhaupt anwendbar? Hängt dies beispielsweise davon ab, ob ich ein Mann oder eine Frau bin, ob ich rauche oder nicht, ob ich ein Kind oder ein Erwachsener bin?

Wie Sie sehen, sind Empfehlungen, was unsere Ernährung angeht, ein ausgesprochen vielschichtiges Thema, bei dem es allerlei zu berücksichtigen gilt.

Wir sollten vor allem im Hinterkopf behalten, dass die hier gewonnenen Erkenntnisse sich nicht ohne weiteres vereinfachen, verallgemeinern und übertragen lassen.

Nichts wäre falscher. Es ist durchaus angebracht, wenn wir auch beim Lesen wissenschaftlicher Untersuchungen unseren gesunden Menschenverstand walten lassen. Er hat der Menschheit jahrtausendelang gute Dienste erwiesen, und ich bin davon überzeugt, dass er dies weiterhin tun wird.

So möge er uns durch die hier vorliegenden Seiten geleiten, Seite an Seite mit der Wissenschaft, um uns die bestmöglichen Ratschläge zu erteilen.

Kapitel 2

Was ist Krebs eigentlich?

Woher kommt das Leben?

Nun gut! Wenn wir begreifen wollen, wie Nahrungsmittel unser Krebsrisiko erhöhen oder senken, müssen wir zunächst einmal wissen, wie Krebs »funktioniert«.

Die Grundlage allen Lebens und damit aller Lebewesen sind kleine Bausteine, die sich zusammentun und vermehren können. Diese Bausteine nennt man »Zellen«.

Ob es sich nun um Pflanzen handelt, um Tiere oder Menschen, alle lebende Materie auf unserem Planeten, mit Viren als einziger Ausnahme (– wir kommen später darauf zurück –), besteht aus Zellen. Die einfachsten Lebewesen auf der Erde, wie zum Beispiel Bakterien, bestehen nur aus einer einzigen Zelle. Daher nennt man sie »Einzeller«. Alle anderen Lebewesen, ob sie nun pflanzlich, tierisch oder menschlich sind, ob sie auf der Erde, in der Luft oder im Wasser leben, sind letztlich komplexe und ungeheuer gut organisierte Verbindungen einer Vielzahl von Zellen. So besteht ein erwachsener Mensch aus einer Million mal einer Milliarde Zellen.

Wo aber kommen diese Zellen her? Jedes Leben beginnt mit dem Phänomen der Befruchtung einer weiblichen Zelle (Eier, Staubgefäße …) durch eine männliche (Spermien, Stempel …). Diese Geschlechtszellen, eine weibliche und eine männliche, verschmelzen und bilden die erste Zelle eines neuen Individuums. (Ich stelle dieses Phänomen hier ein wenig vereinfacht dar, denn in Wirklichkeit sind Geschlechtszellen halbe Zellen. Doch dies ändert nichts an unseren Überlegungen, und tiefere Kenntnisse darüber tragen zum weiteren Verständnis nicht bei.)

Im Mutterleib existieren Sie also zunächst einmal nur als eine einzige Zelle! Diese Zelle aber hat eine besondere Eigenschaft. Sie ist eine so genannte Stammzelle, und kann sich zu all dem ausdifferenzieren, woraus ein Körper später besteht. Sie kann, wie jede Zelle, ihr »intrazelluläres Material« verdoppeln und sich danach in zwei Zellen teilen. Aus einer Zelle werden also zwei!

In diesem Augenblick sind die beiden Zellen noch vollkommen identisch. Sie werden sich immer weiter teilen, Tag für Tag, und auch die neuen Zellen teilen sich. Dabei entstehen aus einer Zelle immer zwei. Aus zwei Zellen werden also vier, aus vier Zellen acht, dann 16, 32, 64, 128, 256 ... Lebende Materie schafft lebende Materie.

Vor jeder Zellteilung verdoppelt die Zelle ihr Innenleben, sodass sie ihr Erbgut an die beiden neuen Zellen weitergeben kann. Dieses Erbgut ist vollkommen identisch. Man könnte dieses Phänomen als »quantitative Vermehrung« bezeichnen, da es lebende Materie vermehrt. Doch während dies geschieht, beginnt noch ein weiterer Prozess, der eher qualitative Veränderungen mit sich bringt.

Diese Millionen Zellen, die neu entstehen, sind zwar im Prinzip identisch, doch sie beginnen allmählich, sich auszudifferenzieren, also zu verschiedenen Typen heranzuwachsen. Einige werden zu Herzzellen, andere zu Nierenzellen, wieder andere zu Gehirnzellen, Leberzellen, Milzzellen, Muskelzellen, Darmzellen, Augenzellen und so weiter ...

Diese differenzierten Zellen schließen sich je nach Funktion zusammen und bilden die Organe. In diesem Stadium ist unsere erste Zelle bereits zum Embryo geworden. Allmählich bildet sich der komplexe Organismus eines menschlichen Körpers heraus. Zellen »organisieren sich« zu Organen. Die Organe spielen sich aufeinander ein und beginnen zu arbeiten, ein Fötus entwickelt sich und dann ein Kind. Das ist das Wunder des Lebens!

Eine Zelle, die befruchtet wird, bringt also Millionen und Abermillionen von Zellen hervor. Diese Vielzahl von Zellen organisiert sich so, dass jede Zelle am Ende nur eine einzige Funktion ausübt. (Die Zellen des Herzens schlagen, die Zellen des Auges sehen, die Darmzellen verdauen und so weiter.) Jene Zellen, die dieselbe Funktion ausüben, schließen sich zu einem Organ zusammen. Auch die Organe üben, wie die Zellen, aus denen sie bestehen, nur eine einzige Funktion aus. Dank dieser Organe, die nur für ihre spezifische Funktion zuständig sind, entwickelt sich ein Mensch.

Dieser Prozess wiederholt sich das ganze Leben lang. Denn eine Zelle, zu welchem Organ sie auch gehört, lebt nicht ewig. Sie lebt ein paar Tage oder Wochen, dann stirbt sie ab.

Doch die Organe arbeiten trotzdem weiter und führen ihre spezifischen Aufgaben aus. Denn kurz bevor eine Zelle stirbt, wenn also ihre Lebenszeit abgelaufen ist, teilt sie sich, damit eine neue Zelle entsteht, die sie ersetzen kann.

An jedem Tag unseres Lebens sterben etwa 70 Millionen Zellen ab, während 70 Millionen neu entstehen. Wenn die Zellen unseres Körpers altern und ihre Funktion nicht mehr so gut erfüllen, teilen sie sich, um neue Zellen hervorzubringen. (Die Gehirnzellen bilden dabei eine Ausnahme.) Die alten Zellen sterben ab und räumen das Feld.

Man schätzt, dass es im Laufe eines Menschenlebens zu 10^{16} Zellteilungen kommt, das sind 10 000 000 000 000 000! Ist das nicht absolut unglaublich?

Aber damit nicht genug. Wenn Sie bis jetzt den Mut zum Weiterlesen noch nicht verloren haben, werde ich Ihnen gleich Zahlen nennen, über die Sie noch mehr staunen werden.

Doch kehren wir zunächst einmal zum Phänomen »Krebs« zurück. Denn bislang haben wir nur die erste Etappe auf dem Weg zu einem tieferen Verständnis dieser Krankheit bewältigt: Wir wissen nun, wie Leben entsteht.

Aber es gibt noch drei weitere Etappen. Als Nächstes werden wir uns das Innenleben einer Zelle ansehen, um zu verstehen, wie es zur quantitativen Zellvermehrung beziehungsweise zur qualitativen Zelldifferenzierung kommt. Wir wollen ja begreifen, wie eine Zelle lebt, ihre Funktion erfüllt und stirbt, wenn ihre Zeit gekommen ist.

Daher müssen wir nun ins Innenleben der Zelle eintauchen. Was steckt in einer Zelle? Und wie arbeitet sie?

Die Bedeutung unserer Gene

Zu diesem Zweck möchte ich Ihnen zunächst einmal das wissenschaftliche Modell ein wenig vereinfacht vorstellen, sodass es auch für Nicht-Mediziner leicht nachzuvollziehen ist. Im Wesentlichen könnte man das Innere einer Zelle als Fabrik zur Herstellung von Proteinen bezeichnen. Dort gibt es einen Computer mit der Software, die man dazu benötigt, sowie eine Energiezentrale.

Uns interessiert vor allem der Computer. Eine Zelle kann ihre Funktion nur ausüben, wenn ihr jemand sagt, wie das geht. Eine Zelle, so faszinierend ihr Aufbau auch sein mag, kann nur tun, was ihre Programmierung ihr vorgibt. Um sich das vorzustellen, können Sie Ihren eigenen Computer als Modell nehmen: Wenn kein Textverarbeitungsprogramm installiert ist, können Sie keinen Text schreiben. So ist es auch bei unseren Zellen.

Wo aber findet sich das Programm? An welchem Ort im Innern der Zelle ist es gespeichert? Ganz einfach: in unseren Chromosomen. Doch was ist nun ein Chromosom?

Die Chromosomen sind unser Erbmaterial, unsere Gene. Sie legen unsere individuellen Eigenschaften fest. (Wir alle kennen den berühmten »genetischen Fingerabdruck«, der bei polizeilichen Untersuchungen eine Rolle spielt …) Sie teilen unseren Zellen mit, was sie tun sollen.

Der Mensch verfügt über 46 Chromosomen. Diese wiederum bestehen aus der DNS (Desoxyribonukleinsäure). Diese liegt in einer langen, spiralig gewundenen Kette vor, die wiederum aus vier Molekülen besteht, organischen Basen. (Der Begriff »Base« kommt aus dem Griechischen und bedeutet wörtlich »Grundlage«. Und Basen sind tatsächlich die Grundlage des Lebens.) Man bezeichnet sie mit ihren Anfangsbuchstaben: ATCG. Auf diesen vier Basen beruht unser genetischer Code. Vor 60 Jahren fanden drei französische Wissenschaftler, François Jacob, Jacques Monod und André Lwoff, heraus, wie sie sich zum Erbmaterial verbinden. Die Forscher erhielten dafür den Nobelpreis für Medizin.

Die vier Basen (ATCG) bilden in ihrer unverwechselbaren Abfolge unsere DNS und formen so die etwa 30 000 Gene, die unser Erbgut ausmachen und dafür sorgen, dass unsere Abermillionen Zellen korrekt funktionieren, sich teilen, differenzieren und die Proteine produzieren, die der menschliche Körper braucht, und dass sie leben und sterben. Für unser Leben und unseren Tod sind diese also voll verantwortlich.

Etwa drei Milliarden dieser Basen befinden sich in jeder Körperzelle. Sie hängen aneinander und bilden eine Kette von – halten Sie sich fest! – fast zwei Metern Länge. Auf dieser Kette liegen unsere etwa 30 000 Gene.

Wiederholen wir das Ganze noch einmal, denn ich weiß, dass sich das alles ziemlich verrückt anhört: Ein menschlicher Körper besteht aus einer Million mal einer Milliarde Zellen, die sich zu 200 verschiedenen Zelltypen ausgebildet (differenziert) haben. In jeder dieser Zellen liegt eine Kette von circa zwei Metern Länge, auf der etwa drei Milliarden Basen unseren genetischen Code formen, unsere 30 000 Gene!

Versuchen Sie doch mal, dies auf einer Dinnerparty jemandem zu erzählen! Ich garantiere Ihnen, dass Ihnen niemand Glauben schenken wird!

Und es kommt noch besser, denn ich habe Ihnen erst die halbe Wahrheit gesagt. Denn in Wirklichkeit enthält jede unserer Zellen zwei Ketten. Eine kommt aus der weiblichen Geschlechtszelle, dem Ei, die andere aus dem Spermium. Die eine bringt uns die Gene unserer Mutter, die andere die unseres Vaters.

Die schwindelerregenden Zahlen, von denen hier die Rede ist, machen deutlich, in welch winzigen Dimensionen dieser Prozess abläuft. Und wie unglaublich fehleranfällig er daher ist.

Wir wissen bisher also, dass die Gene sozusagen »Rezepte« sind, nach denen alle Bausteine des Lebens zusammengesetzt werden können. Diese Rezepte stehen, mit den Buchstaben ATCG geschrieben, auf einer langen »Pergamentrolle«, unserer DNS.

Immer wenn eine Zelle ein Protein bilden muss, das sie braucht, um funktionieren zu können, rollt sie das »Dokument« auf und liest, bis sie zu dem Gen kommt, das sie braucht. Dort macht sie eine Kopie von dem Gen. Diese Kopie wird über ein raffiniertes Transportsystem zur Proteinfabrik weitergeleitet. Dort wird das nötige Protein hergestellt, damit die gewünschte Funktion in der Zelle sichergestellt werden kann.

So weit, so gut. Doch das reicht noch nicht aus, um zu verstehen, wie Krebs entstehen kann.

Wie wir bereits sagten, sind Gene die Rezepte bzw. die Software, mit deren Hilfe die Zelle erfährt, wie sie ihre Aufgabe ausüben soll. Damit aber stellt sich schon die nächste Frage: Was hat eine Zelle denn überhaupt zu tun?

Im Grunde hat jede Zelle zwei Funktionen zu erfüllen. Alle Zellen teilen sich, ganz egal wozu sie im Körper dienen. Außerdem hat jede Zelle eine spezifische Aufgabe. Diese hängt natürlich davon ab, mit welchem Zelltyp und mit welchem Organ wir es zu tun haben. Daraus folgt, dass wir wohl zwei Arten von Genen in unseren Chromosomen tragen.

Es gibt Gene, die das Phänomen der Zellteilung steuern und daher für das Leben und Absterben der Zelle verantwortlich sind. Und es gibt Gene, die die Herstellung funktioneller Proteine steuern, jener Stoffe also, mit denen die Zelle ihre spezifische Funktion ausübt. Dies ist ein wichtiger Punkt: Denn jede differenzierte Zelle, die zu einem bestimmten Organ gehört, übt nur eine einzige Funktion aus. Die Herzzellen schlagen, um den Blutkreislauf anzutreiben. Die Nierenzellen scheiden Urin aus, um Giftstoffe aus dem Körper zu entfernen. Stellen Sie sich vor, was passieren würde, wenn die Zellen ihre Funktionen verwechselten! Wenn das Herz plötzlich Urin ausscheiden und die Nieren schlagen würden!

Nun wird es noch ein klein bisschen komplizierter, aber ich verspreche Ihnen, dass es das letzte Mal ist: Es gibt also Gene, die für die Zellteilung verantwortlich sind, und Gene, die die Zellfunktion steuern. Daneben aber gibt es noch ein anderes Gen, das so genannte »Promotor-Gen« oder »Interruptor-Gen«. Wenn dieses aktiviert wird, aktiviert es seinerseits das benachbarte Gen und wirkt so auf die Zellteilung oder Proteinherstellung ein.

Lassen wir für den Augenblick einmal die Gene beiseite, die die funktionellen Proteine hervorbringen. Wir konzentrieren uns nun nur auf jene Gene, die die Zellteilung steuern, sowie auf die Promotor- oder Interruptor-Gene, die sie kontrollieren.

Sehen Sie, nun sind wir genau dort, wo ich hinwollte: Krebs entsteht immer aus einer Veränderung eines dieser beiden Gene.

Wie aber kann es dazu kommen?

Krebs – eine genetische Erkrankung

Wenn ein Gen, das für die Zellteilung, also für die Vermehrung der Zelle, zuständig ist, nicht mehr funktioniert oder ein Interruptor-Gen beschädigt ist, dann ist die Katastrophe vorprogrammiert. Die Vermehrung der Zelle kann nicht mehr kontrolliert und reguliert werden. Die Zellteilung geschieht nicht, wenn sie notwendig ist, sondern in einer völlig unvorhersehbaren Weise. Die Zelle teilt sich immer weiter, ohne aufzuhören. Sie erinnert dabei an ein Auto, das ungebremst gegen die Wand rast. Aus einer Zelle werden zwei, aus zwei vier, aus vier acht, 16, 32 und so weiter. Diese Vermehrung ist durch nichts aufzuhalten, sie setzt sich fort, solange sich die Zellen ernähren können. Dieses unkontrollierte Zellwachstum ist für den Körper, der die entartete Zelle beherbergt, tödlich. Die Zellen ballen sich zusammen und werden zum Tumor. Dieser wiederum wächst, dringt in die umliegenden Gewebe ein und stört deren Funktion. Die Organe, in die der Tumor vordringt, sind bald nicht mehr in der Lage, ihrer Aufgabe nachzukommen. Doch darum kümmern entartete Zellen sich nicht. Sie teilen sich einfach weiter, wobei die Nachkommenschaft mit jeder Zellgeneration zahlreicher wird. Am Ende hält der Körper des Kranken diesem infernalischen Prozess nicht mehr stand.

Damit Sie sich dieses Phänomen besser vorstellen können, sollten Sie wissen, dass ein Tumor von etwa einem Zentimeter Durchmesser bereits eine Milliarde Zellen enthält. Diese stammen alle von jener ersten Zelle ab, bei der die Gene, die die Zellteilung steuern, eine Fehlfunktion entwickelt haben. So simpel, so grausam!

Am Ende unserer zweiten Etappe können wir also resümieren: Krebs entsteht durch die unkontrollierte Vermehrung einer Zelle, deren zellteilungssteuernde Gene in irgendeiner Weise verändert sind.

Jetzt liegen nur noch zwei Etappen anstrengender Wissensvermittlung vor uns, bevor wir erfahren, wie wir diesem Prozess praktisch gegensteuern können.

Veränderte Gene

Die nächste Etappe soll zeigen, wie es zu der Veränderung dieser Gene kommen kann. Und in der letzten Partie werden wir uns dann den molekularen Mechanismen zuwenden, die darüber Aufschluss geben, welche Wirkung bestimmte Nahrungsmittel auf diese Gene haben.

Doch jetzt stellt sich uns zunächst noch eine ganz andere Frage: Wie kommt es, dass diese so wichtigen Gene mutieren?

Fassen wir zusammen, was wir bisher gehört haben: Unsere Gene sind eigentlich Texte, die aus vier Buchstaben bestehen. Diese Buchstaben stehen letztlich für vier chemische Moleküle. Deren organischer Träger sind die zwei Meter langen Ketten, die sich als Doppelhelix umeinander winden – die DNS, die unsere Chromosomen bildet.

Wie wir wissen, wird vor der Zellteilung die DNS kopiert. Wir können uns unschwer vorstellen, dass es dabei zu Kopierfehlern kommen kann.

Erinnern Sie sich? Bevor sich die Zelle in zwei neue Zellen teilt, muss sie ihre Inhalte, also im Wesentlichen ihr genetisches Material, kopieren. Dieser Mechanismus ist wichtig, weil er gewährleistet, dass die Eigenschaften der alten Zelle auch in den neuen erhalten bleiben. Die Charakteristika der Art und des Individuums werden so weitergegeben.

Andererseits haben wir gesehen, dass eine Zelle das ist, was ihre Gene ihr zu sein befehlen. Anders gesagt: Eine menschliche Zelle ist menschlich, weil sie – wie ihre Artgenossen – jene 30 000 Gene enthält, die das menschliche Erbgut ausmachen.

Es ist daher für jede Zelle überlebenswichtig, dass sie eine vollkommen identische (und das meine ich genau so, wie ich es sage) Kopie ihrer DNS herstellt, damit sie bei ihrer Teilung ihren Tochterzellen dieses Genmaterial weitergeben kann. Denn diese Tochterzellen enthalten absolut die gleichen Chromosomen.

Da dies ein äußerst wichtiger Punkt ist, möchte ich Ihnen hier ein Beispiel geben. Wie Sie wissen, sind Haut- und Augenfarbe genetisch festgelegt. Das heißt, dass die Gene bestimmen, wie diese ausfallen.

Stellen Sie sich nun vor, Sie hätten blondes Haar und blaue Augen. Aber leider sind Ihre Zellen nicht in der Lage, identische Kopien jener Gene herzustellen, die dafür verantwortlich sind. Damit wären die Gene, die in Ihren Zellen für Ihre Haut- und Augenfarbe sorgen, instabil. Was passiert dann? Ihre Augenfarbe wird sich schrittweise verändern. Statt blauer werden Sie vielleicht allmählich braune Augen bekommen. Und ihre Haut wird schwarz. In unserem Beispiel wären Sie nach einer gewissen Zeit nicht mehr Sie selbst, zumindest sähen Sie anders aus. Auch die persönlichen Merkmale in Ihrem Pass würden bald nicht mehr stimmen.

Dieses sehr vereinfachte Beispiel soll Ihnen zeigen, wie wichtig es ist, dass Ihr Erbmaterial vor jeder Zellteilung so exakt wie möglich kopiert wird. Wenn es dabei auch nur kleinste Fehler gibt, löst dies im Körper tiefgreifende Veränderungen aus.

Zu unserem Glück ist dieser Kopiermechanismus sehr effektiv, ja fast schon perfekt. Keine Aufregung also: Sie werden morgen immer noch so aussehen wie heute.

Das ändert allerdings nichts an folgender Tatsache: Wenn dieser Prozess 70 Millionen Mal pro Tag abläuft, also 800 Mal pro Sekunde, und im Laufe unseres gesamten Lebens 10^{16} Millionen Mal, dann gibt es insgesamt 10 000 000 000 000 000 Gelegenheiten, bei denen sich eine Fehlfunktion einschleichen kann …

Das aber muss, rein quantitativ betrachtet, noch nicht viel bedeuten. Möglicherweise verrutscht ja nur ein Buchstabe unseres genetischen Alphabets, einer von den drei Milliarden, die unsere DNS-Stränge ausmachen. Ein T statt C oder A. Doch kann dies natürlich dazu führen, dass die Bedeutung dieses »Wortes« oder »Textes« sich wandelt. Ein Promotor-Gen könnte anspringen, statt ruhig zu bleiben. Ein Gen, das im Normalfall die Zellteilung blockiert, funktioniert vielleicht nicht mehr. Oder ein Gen, das die Zellteilung nur ein wenig stimulieren soll, entfaltet nun plötzlich hektische Aktivität!

Ein einziger Buchstabe an der Stelle eines anderen! Ein unglücklicher Zufall! Ein Fehler auf einem Molekül, das weniger als einen Milliardstel Millimeter misst, und nun trotzdem eine tödliche Gefahr mit sich bringt: eine Zelle, die anfängt, sich grenzenlos zu teilen, zu reproduzieren, zu multiplizieren. Unkontrolliert, ohne Sinn und Zweck, und ohne dass der Organismus von dieser Teilung etwas hätte. Und es entsteht eine platzhungrige Nachkommenschaft, die allen Raum in Anspruch nimmt, dessen sie habhaft werden kann. Die andere Zellen, andere Organe angreift und zerstört. Ein wachsender Tod, der immer weiter vordringt. Ein Gen, an dem sich nur ein einziger Buchstabe verändert hat.

Glücklicherweise haben Schreibfehler, die wir in unseren eigenen Texten machen, weniger einschneidende Konsequenzen.

Krebs ist nicht unvermeidbar

Aber kehren wir doch zu der Zelle zurück, die einen Schreibfehler gemacht hat, als sie vor der Zellteilung eine Kopie ihres Textes erstellte. Diesen nennt man im Fachjargon »Mutation«.

Angesichts der schieren Menge der Zellteilungsvorgänge, die in unserem Körper Tag für Tag stattfinden, ist dies unvermeidlich und wird im Laufe unseres Lebens mehr als einmal geschehen.

Doch was passiert dann? Kommt es jedes Mal zur Krebsbildung? Glücklicherweise nicht! Sonst wäre die Menschheit längst ausgestorben.

Offensichtlich hat die Natur gegen solche Schreibfehler einen Sicherheitsmechanismus eingebaut, weil die Konsequenzen andernfalls allzu schwerwiegend wären. Die »Schreibweise« unserer Gene wird kontrolliert. Die drei Milliarden Basenpaare unserer DNS werden überprüft, und wenn ein Schreibfehler, eine Mutation, entdeckt wird, greift ein Reparatursystem.

Dies ist umso wichtiger, da es ja nicht nur in der Phase des Code-Ablesens zu Fehlern kommen kann.

Die DNS ist aufgrund bestimmter chemischer und physikalischer Prozesse einem permanenten Mutationsrisiko ausgesetzt. Tatsächlich geht man davon aus, dass es täglich zu mehr als 10 000 Mutationen unserer DNS kommt!

So weiß man heute, dass sowohl die Proteinherstellungseinheit als auch die Energiezentrale in der Zelle chemische Moleküle produzieren, die mit den Basen der DNS reagieren und deren Stränge schädigen können. Sie wüssten gerne mehr darüber? Nun, dies ist der Fall bei Wasserstoffperoxid, bei sehr reaktiven Hydroxyl- und Sauerstoffmolekülen, die man auch *freie Radikale* nennt. Diese sind sehr schädlich für die DNS. Sie entstehen durch den Zellstoffwechsel, das Leben der Zelle, werden aber schon dort permanent unschädlich gemacht, bevor sie die DNS erreichen können. Doch natürlich kommt es auch hier zu Fehlern, und das Entgiftungssystem funktioniert nicht perfekt. Ein extrem aktives, freies Radikal erreicht die DNS, reagiert chemisch mit einer der Basen (ATCG) und zerstört sie. Aber ist es denn wirklich so wichtig, wenn ein Buchstabe unter drei Milliarden fehlt? Das merkt man gewöhnlich doch gar nicht. Doch wenn es um etwas so Fragiles, Feines wie das Leben geht, um die Gene, die darüber bestimmen, ob wir leben oder sterben, kann schon so ein winziger Fehler alles entscheiden.

Außerdem gibt es noch Faktoren außerhalb des Körpers, die zu Mutationen beitragen können. Strahlung zum Beispiel, mit der wir in Berührung kommen und die unseren Körper durchdringt (UV-Strahlen, Radioaktivität...), oder Nahrungsmittel, die unseren Körper bei der DNS-Synthese beeinflussen. Und es ist fast unmöglich, dass es nie zu Mutationen kommt, die Kontrollsysteme alles abfangen, die Entgiftung jederzeit funktioniert, die Reparaturmechanismen nie versagen und alle Mutationen unschädlich gemacht werden. Diese Fehler, diese Unfälle, diese Probleme gibt es einfach zwangsläufig.

Und bei jedem Fehler besteht die Möglichkeit, dass sich eine bösartige Tumorzelle bildet. Eine Zelle unter Millionen und Abermillionen anderer Zellen, die ganz normal sind. Doch die Nachkommenschaft der einen anormalen Zelle vermehrt sich schnell und bringt das System des Lebens aus dem Gleichgewicht, ja, bringt sogar den Tod.

Wie wir gesehen haben, ist nicht nur die Kontrolle der Zellteilung wichtig. Auch die ständige Reparatur der DNS mindert das Krebsrisiko entscheidend.

Ich möchte im Moment nicht näher darauf eingehen, welcher Natur diese Reparaturmechanismen sind. Sie sollen nur wissen, dass es verschiedene Formen gibt, die man mehr oder weniger nach der Art der Mutation einteilt, die sie beheben sollen. Ein Buchstabe (oder eine Gruppe von Buchstaben), der zu viel ist. Ein Buchstabe, der fehlt. Ein Buchstabe, der am falschen Platz steht. Je nachdem, welcher Fehler vorliegt, greift ein anderer Reparaturmechanismus.

Und doch haben alle Systeme ein Ziel: die Stabilität der DNS zu sichern, solange die Zelle lebt und solange wir am Leben sind.

Bravo! Sie haben es geschafft! Sie haben einen Exkurs in ein recht anspruchsvolles Gebiet verfolgt: in die Molekularbiologie. Wenn Sie verstanden haben, was ich gerade erklärt habe, dann wissen Sie fast genauso viel wie einer meiner Medizinstudenten.

Vielleicht möchten Sie das Buch ja kurz aus der Hand legen, um sich zu entspannen, bevor Sie mit mir zum letzten Abschnitt des Kapitels aufbrechen, in dem ich die Zusammenhänge zwischen den eben dargestellten Tatsachen und der Ernährung erklären möchte.

Nutrigenomik: Was Ernährung mit Krebs zu tun hat

Fassen wir kurz zusammen, was wir bisher wissen: Krebs entsteht, wenn das genetische Material einer Zelle beschädigt wird und diese Schäden nicht oder nur begrenzt repariert werden können. Wenn jene Gene Schaden nehmen, die normalerweise die Zellteilung regulieren und daher eine enorme Bedeutung für jeden lebenden Organismus haben.

Diese Gene, aus denen Krebs entsteht, sind paradoxerweise für den gesunden Organismus überlebenswichtig. Hier interessieren sie uns nur so weit, als sie möglicherweise erklären können, wieso unsere Ernährung die Entstehung von Krebs fördern oder verhindern kann. Zwei Typen solcher Zellen gibt es: Die einen regen die Zellteilung an, die anderen stoppen sie. Erstere nennt man Onkogene, denn wenn sie aktiviert werden, entsteht gewöhnlich ein bösartiger Tumor. Die Bremser hingegen nennt man Antionkogene, denn wenn sie aktiviert werden, wird die Zellteilung blockiert und es kommt nicht zur Entstehung von Krebs.

Einige dieser Krebsgene wollen wir uns genauer ansehen.

Nehmen wir uns zunächst einmal die Onkogene vor. Der Großteil dieser Gene kodiert (d. h. besitzt das Rezept) für so genannte »Wachstumsfaktoren«, das sind Protein-»Duos«, die wie Dünger auf das Zellwachstum und die Zellteilung wirken. Diese Duos bestehen zum einen aus einem Rezeptorprotein, das auf der Zelloberfläche sitzt, auf der äußeren Membran, sozusagen auf der »Haut« der Zelle. Zum anderen gehört zu ihnen ein Botenprotein (der eigentliche Wachstumsfaktor), das von der Zelle produziert wird. Dieses sucht nach seinem speziellen Rezeptor. Hat es ihn gefunden, dockt es dort an. Dieser Kontakt zwischen Rezeptor und Botenprotein löst im Innern der Zelle, auf der der Rezeptor sitzt, ein Signal aus. Das kann man sich etwa so vorstellen, als würde jemand an der Tür klingeln. Das Signal setzt sich über eine Reihe von Reaktionen ins Innere der Zelle fort und gelangt schließlich zu den Promotoren der Zellteilung, die wir ja schon kennengelernt haben. Diese springen dann an und bewirken die Zellteilung.

Bei den Antionkogenen, die die Tumorbildung verhindern, gibt es vor allem eines, das uns interessieren sollte. Man nennt es p53, den »Erbgutwächter«. Wie wir bereits gesehen haben, ist es von entscheidender Bedeutung, dass das Erbgut einer Zelle intakt bleibt. Daher werden die beiden DNS-Stränge immer wieder kontrolliert und repariert, sobald ein Fehler entdeckt wird.

Die DNS wird immer und immer wieder abgelesen – wie eine CD, die Sie in Ihren CD-Player legen. Stellen Sie sich vor, dass sich unter den 30 000 Genen Ihres Erbguts eines befindet, das p53, dessen Aufgabe es ist, dieser Musik zu lauschen. Hört das Gen, dass die Musik fehlerfrei ist (also keine falsche Note erklingt), dann tut es nichts. Wenn das p53 aber hört, dass die Melodie verzerrt wird – was hauptsächlich dann passiert, wenn die Zelle altert –, wenn es also mitbekommt, dass die Fehlfunktionen nicht korrekt beseitigt wurden, dann tritt es in Aktion und sorgt gleichsam dafür, dass die Zelle Selbstmord begeht (was man im Fachjargon Apoptose nennt).

Um zu vermeiden, dass die Zelle sich zur Gefahr für andere Zellen entwickelt, löst p53 lieber den Zelltod aus und löscht sich damit selbst aus.

Krebs entsteht also, wenn eine Zelle zu viele Rezeptoren besitzt oder diese Rezeptoren übermäßig sensibel sind oder wenn sie zu viele Wachstumsfaktoren produziert. Oder wenn p53 beziehungsweise andere Antionkogene nicht mehr funktionieren, aufgrund einer Mutation beispielsweise, und es daher zu Veränderungen in der genetischen Struktur kommt, die früher oder später das unkontrollierte Zellwachstum eines bösartigen Tumors bewirken.

Wie aber hängen nun Genetik, Krebs und Ernährung zusammen? Ebendiese Zusammenhänge erforscht die Nutrigenomik. Sie steckt als Wissenschaft noch in den Anfängen, aber es gibt bereits einige Studien, die vielleicht noch keine absolute Gewissheit geben, aber doch schon interessante Erkenntnisse bieten.

Wie wichtig diese Wissenschaft ist (und warum ich ihre Ergebnisse in dieses Buch einbeziehe), zeigt uns schon der gesunde Menschenverstand.

Wir wissen ja bereits, dass sich in unserem Körper 800 Mal pro Sekunde eine Zelle teilt und dabei 46 Chromosomen hervorbringt. Um etwas zu produzieren, sei dies nun unendlich klein oder unendlich groß, sind Material und Energie nötig.

Das gilt natürlich auch für unsere Zelle, die sich gerne teilen möchte. Vorher aber muss sie die Chromosomen herstellen. Dazu braucht sie ebenfalls Energie und Material. Und die Zelle hat nur eine Möglichkeit der Energiegewinnung: Sie muss Zucker verbrennen.

Sie kann nicht wie wir zwischen Holz, Kohle oder Heizöl wählen, kann weder Wasserkraft noch Atomkraft nutzen.

Nein, eine Zelle kennt nur eine Möglichkeit der Energiegewinnung: die Verbrennung von Zucker. Zucker, den man gerade zu sich genommen hat, oder Zucker, der irgendwo gespeichert ist, um einer Unterversorgung vorzubeugen. Zur Verbrennung braucht die Zelle Sauerstoff. Sauerstoff kommt über den Blutkreislauf in sie hinein. Frisches Blut transportiert Sauerstoff über ein

Trägermolekül, das Hämoglobin heißt und dem Blut seine rote Farbe verleiht.

Zucker und Sauerstoff – das sind die beiden Basiselemente für die Energieproduktion in unseren Zellen. In unseren normalen Zellen jedenfalls. In all unseren Zellen.

Ihr Baumaterial besteht aus zwei anderen Komponenten unserer Ernährung, nämlich aus Protein und Fett. Fett besteht aus Fettsäuren, die man im Notfall in Zucker umwandeln und zur Energiegewinnung verbrennen kann.

Bleibt noch das Protein, das Eiweiß, das der wahre Grundbaustein des Lebens ist. Stellen Sie sich vor, Sie wollen ein Haus bauen. Dazu brauchen Sie Ziegelsteine (Proteine), Energie (Zucker) und Fette (Lipide), die zum einen Energie bringen, zum anderen die Proteine verändern, damit sie bestimmte Funktionen ausüben können.

Zu diesen drei Grundbausteinen kommen natürlich andere Elemente hinzu, mit deren Hilfe wir unser Haus stabiler, schöner und effizienter machen. Elemente wie Zement, Kleber, Drähte und so weiter. Diese Funktion erfüllen in unserem Körper Vitamine, Spurenelemente, Metalle und andere Moleküle, die bestimmte, für unseren Körper wichtige Reaktionen auslösen, beschleunigen und regulieren.

An diesem Punkt möchte ich Ihnen eine einfache Frage stellen: Woher kommen all diese Dinge? Die Proteine, Fette, Zucker beziehungsweise Kohlehydrate, Vitamine und Spurenelemente?

Natürlich: Wir holen sie aus Nahrungsmitteln, die wir täglich zu uns nehmen. Den Sauerstoff nehmen wir aus der Luft, die wir einatmen.

Wenn das, was wir essen, nicht von guter Qualität ist, oder wenn wir uns unausgewogen ernähren und unseren Nährstoffbedarf nicht erfüllen (der von Individuum zu Individuum verschieden ist, worauf wir noch zurückkommen werden), führt uns unsere Ernährung nicht das Baumaterial zu, das wir brauchen. Dann kann der Mechanismus des Zellaufbaus ins Stocken geraten. Denn unsere Zellen werden aus dem aufgebaut, was wir essen!

Und das ist noch nicht alles. Mittlerweile weiß man auch – und damit gehen wir über das hinaus, was man allein mit dem gesunden Menschenverstand schon feststellen kann –, dass unsere Nahrung direkt auf den Reparaturprozess der DNS einwirkt sowie auf die oben beschriebene Zelldifferenzierung. Darauf, ob bestimmte Gene aktiviert werden oder nicht. Ob unsere Zellen entsprechend entgiftet werden oder ob krebserregende Stoffe im Zellinnern entstehen. Und zu guter Letzt auch auf die Fähigkeit unserer DNS, sich zu duplizieren, die die Voraussetzung für jede Zellteilung ist.

Und genau dies ist das Forschungsgebiet der Nutrigenomik. Sie erforscht zum einen die Nahrungsbestandteile, aber auch die Fähigkeit derselben, bestimmte Reaktionen im Körper, die für die Entstehung von Krebs eine wichtige Rolle spielen, zu stimulieren, zu blockieren oder vorzubereiten.

Die Auswirkungen der biologischen Bestandteile unserer Nahrung

Bevor wir uns nun eingehender mit der Wirkung einzelner Nahrungsmittel beschäftigen, wollte ich Ihnen ein paar Beispiele dafür geben, wie unsere Ernährung sich auf die Regulierung des Zellwachstums auswirken kann. Denn die Stoffe in unserer Nahrung beeinflussen sämtliche Prozesse: die Reparatur der DNS, die Aktivierung unserer Gene, die Differenzierung der Zellen zu stärker spezialisierten Gebilden sowie die Bildung von Giftstoffen im Zellinnern und deren Beseitigung.

So weiß man, dass Mangelernährung die Reparatur der DNS beeinträchtigt, während der Verzehr von Kiwi oder die Einnahme eines Spurenelements wie Selen diese fördert. Erst kürzlich wurde der Beleg erbracht, dass Säfte mit einem hohen Anteil an Lykopenen die Reparaturmechanismen verstärken.

Darüber hinaus ist bekannt, dass ein Gen mehr oder weniger schnell aktiviert werden kann. Wenn es nicht anspringt, spricht man von einem »schlafenden Gen«, das nicht aktivierbar ist. Um ein Gen »einzuschläfern«, genügt es, auf die Moleküle in seiner unmittelbaren Umgebung einige Kohlenstoff- oder Wasserstoffatome zu setzen.

Die Natur nutzt diesen Vorgang, damit gefährliche Gene wie zum Beispiel Onkogene nicht allzu häufig aktiviert werden. Gesteuert wird dieser Mechanismus von zwei Enzymtypen. Die Enzyme, die Gene »einschläfern«, sind Histon-Acetyl-Transferasen (HAT). Histon-Deacetylasen (HDAC) bewirken das Gegenteil.

Heute weiß man, dass bestimmte Stoffe HDAC hemmen, sodass das Krebsrisiko sinkt, weil weniger Onkogene aktiviert werden. Dies gilt beispielsweise für Butyrat, das bei der Fermentation bestimmter Polysaccharide im Darm gebildet wird, aber auch für das im Knoblauch enthaltene Diallyldisulfid beziehungsweise die im Blumenkohl enthaltenen Sulphoraphane.[1]

Auch die Differenzierungsmechanismen reduzieren die Fähigkeit der Zelle, sich zu vermehren. Die Derivate der Retinolsäure (Vitamin-A-Säure), die sich beispielsweise in Karotten finden, und mehrfach ungesättigte Fettsäuren, die in fettem Fisch enthalten sind, stimulieren die Zelldifferenzierung und wirken daher antikarzinogen.[2]

Zum Abschluss dieses faszinierenden Kapitels möchte ich Ihnen noch erklären, wie karzinogene Zellgifte entstehen und wie sie beseitigt werden können. Beim Essen und Trinken, aber auch bei anderen normalen Körperfunktionen kommt es mitunter zur Bildung von Substanzen, die nach ihrer Reaktion im Körper krebserregend wirken (Bio-Transformation). Tatsächlich macht unser

Körper aus diesen Stoffen Karzinogene. Die Enzyme, die dazu beitragen, nennt man Enzyme der »Phase I«. Jeder Mensch besitzt sie, und sie können mal mehr und mal weniger aktiv sein.

Alles an diesen Enzymen, sei es ihr Vorhanden- oder Nicht-Vorhandensein beziehungsweise ihre Menge, wird von unseren Genen bestimmt. Ob und in welcher Menge wir dieses Enzym produzieren, hängt von dem Erbgut ab, das wir von unseren Eltern bekommen haben. Diese Peroxidasen und Transferasen, deren bekannteste Form die Cytochrome P450 sind, sind zum Beispiel dafür verantwortlich, dass manche Raucher Lungenkrebs bekommen und andere nicht.

Sie sorgen dafür, dass aus dem Tabakrauch hochgradig krebserregende Substanzen gebildet werden.[3] Wenn Sie so veranlagt sind, dass Ihr Körper große Mengen dieser Enzyme erzeugt, bilden sich bei Ihnen zahlreiche krebserregende Stoffe, auch wenn Sie wenig rauchen. Daher ist Ihr Lungenkrebsrisiko deutlich erhöht. Produziert Ihr Körper dagegen nur geringe Mengen dieser Stoffe, können Sie vermutlich rauchen, ohne ein größeres Risiko einzugehen.

Dies gilt für alle Gelegenheiten, bei denen der Körper mit polyzyklischen Kohlenwasserstoffen in Kontakt kommt, sei es nun, dass jemand zu scharf angebratenes oder über offener Flamme geröstetes Fleisch isst oder Aflatoxine zu sich nimmt, die sich – glücklicherweise selten – zum Beispiel in Erdnüssen finden können.

Es konnte nachgewiesen werden, dass Grapefruitsaft, Knoblauch oder Rotwein diese Enzyme der Phase I hemmen und insofern der Entstehung von Krebs vorbeugen können.[4]

Die Enzyme, die dafür sorgen, dass karzinogene Substanzen unschädlich gemacht und ausgeschieden werden können, bevor sie etwas anrichten, gehören zur »Phase II« des Transformationsprozesses. Eines davon ist die Glutathion-S-Transferase. Wenn diese Enzyme aktiv werden, sorgen sie für eine grundlegende »Säuberung« vom Großteil der potenziell krebserregenden Stoffe.

Diese Enzyme werden von Isothioncyanaten stimuliert, die zum Beispiel in Blumenkohl oder Rotkraut vorhanden sind, nicht aber in Weißkohl oder Brokkoli.[5]

Diese wenigen Hinweise sollten Ihnen schon gezeigt haben, was sowohl der gesunde Menschenverstand als auch die wissenschaftliche Forschung übereinstimmend feststellen, nämlich dass zwischen Ernährung und Krebsrisiko ein enger Zusammenhang besteht. Sie ahnen vielleicht auch schon, was man tun und was man besser lassen sollte.

Wir haben uns mit Krebs und seiner Entstehung recht eingehend beschäftigt. Vielleicht befürchten manche unter Ihnen, dass der Rest des Buches ebenfalls so kompliziert sein könnte. Aber ich kann Sie beruhigen. Ich habe Sie nur deshalb so weit in die Materie eingeführt, um zu verdeutlichen, dass die folgenden Ausführungen durchaus ernst zu nehmen sind. Alles, was ich Ihnen hier vorstelle, beruht auf reiflicher Überlegung, jahrzehntelanger Forschungstätigkeit und nicht zuletzt auf dem gesunden Menschenverstand.

Der Rest des Buches liest sich wesentlich leichter und enthält weniger Fachbegriffe. Es geht darin nur um Nahrungsmittel und um die Frage, wie wir durch unsere Ernährung das Risiko, eines Tages an Krebs zu erkranken, verringern können.

Zunächst werden wir uns mit den Eigenschaften der großen Lebensmittelgruppen auseinandersetzen, um danach Ratschläge für eine wirkliche »Anti-Krebs-Ernährung« zu geben.

Ich möchte Sie nur um eines bitten: Glauben Sie es nicht, wenn Ihnen jemand weismachen will, dass ein bestimmtes Nahrungsmittel gut für alle ist – für junge Frauen, deren Körper voller Hormone ist, die das Brustkrebsrisiko erhöhen, genauso wie für Frauen in der Menopause, die kaum noch Geschlechtshormone bilden. Glauben Sie nicht, wenn man Ihnen erzählt, dass ein starker Raucher, der Tag für Tag enorme Mengen krebserregender Stoffe in seinen Zellen unschädlich machen muss, dasselbe essen sollte wie ein Nichtraucher.

Wir – die Ernährungswissenschaftlerin Nathalie Hutter-Lardeau und ich – versuchen, Ihnen Ratschläge für eine Krebsvorbeugung à la carte zu geben. Wir bitten Sie zunächst einmal nur um Ihr Vertrauen. Gehen wir nun der Reihe nach alles durch, was wir Tag für Tag essen.

Kapitel 3

Fisch – gesundes Lebensmittel oder Risikofaktor?

Beginnen wir unseren Nahrungsmittelüberblick mit dem Fisch. Dieser Einstieg bietet sich förmlich an, gilt doch Fisch im Gegensatz zu Fleisch, womit wir uns später befassen werden, heutzutage als gesundes Nahrungsmittel schlechthin. Fisch ist eine hochwertige Nährstoffquelle: hoher Gehalt an Proteinen sowie Omega-3-Fettsäuren (mehrfach ungesättigte Fette, die nachgewiesenermaßen Depressionen entgegenwirken)[1] bei relativ niedriger Kalorienzufuhr.

Tabelle 5: Fisch nach Fettgehalt[2]

	Fettgehalt	Fischart
Fetter Fisch	über 5 %	Lachs (roh oder geräuchert), Makrele, Hering, Sardine, Sardelle, Heilbutt, Schwertfisch, Kaiserbarsch ...
Halbfetter Fisch	1 bis 5 %	Wolfsbarsch, Steinbutt, Brauner Drachenkopf, Thunfisch, Meeräsche, Seehecht ...
Magerer Fisch	weniger als 1%	Kabeljau, Seezunge, geräucherter Schellfisch, Goldbrasse, Seehecht, Leng, Rochen ...

Vermindert Fisch unser Krebsrisiko?

Wenn wir an Fisch denken, meinen wir damit ein unter natürlichen Bedingungen lebendes Tier, das unbeeinträchtigt von menschlichen Manipulationen seinen Nahrungsbedarf im Meer deckt. Unbehelligt von Gewinnerzielungsabsichten, von Genmanipulation und menschlicher Dummheit durchmisst es die Weiten des Ozeans, die ja so viel weniger verseucht sind als unsere Böden.

Diese Vorstellung hat sich mittlerweile in den Köpfen festgesetzt, sodass der jährliche Pro-Kopf-Verbrauch an Fisch von zwölf Kilogramm im Jahr 1950 auf 26 Kilogramm im Jahr 2006 gestiegen ist – also auf mehr als das Doppelte in etwas mehr als 50 Jahren! Heute ernähren sich 2,6 Milliarden Menschen oder 43 Prozent der Weltbevölkerung in erster Linie von Fisch oder leben mehr oder weniger vom Fischfang.[3]

Zieht man nur den Gehalt an Nährstoffen heran, so kann Fisch tatsächlich als natürliches Lebensmittel von hervorragender Qualität gelten. Doch schützt regelmäßiger Fischverzehr deswegen auch vor Krebs?

Nun, in dieser Hinsicht hat Fisch nichts oder nur sehr wenig zu bieten. Es wurden wissenschaftliche Studien durchgeführt, die einen Zusammenhang zwischen erhöhtem Fischkonsum und einem verringerten Risiko, an bestimmten Krebsarten zu erkranken, nachweisen sollten. Nach Auswertung der Ergebnisse deuten aus unserer Sicht nur einige wenige Arbeiten darauf hin, dass ein erhöhter Verzehr von Fisch das Risiko an Krebs, genauer gesagt an Darmkrebs[4], zu erkranken, um drei oder vier Prozent senken könnte. Als Schutz vor Krebs hat Fisch also eine zu vernachlässigende Wirkung!

Aus meiner Sicht müssen wir die Frage, die sich uns heute stellt, genau andersherum formulieren: Stellt der steigende Verzehr von Fisch, wie wir ihn heute betreiben, nicht ein Risiko für unsere Gesundheit dar?

Diese Frage beantwortet uns zumindest teilweise die Afssa, das französische Institut für Lebensmittelsicherheit, dessen offizieller Auftrag es ist, über Qualität und gesundheitliche Unbedenklichkeit unserer Nahrung zu wachen. 2006 veröffentlichte die Afssa einen eher alarmierenden Bericht[5], wonach Fisch und Meeresfrüchte für den Großteil der POP genannten langlebigen organischen Schadstoffe in unserer Ernährung verantwortlich sind. So stammen beispielsweise 30 Prozent der Dioxine und 75 Prozent aller polychlorierten Biphenyle (PCB) in unserer Nahrung von Fisch und Meeresprodukten. Die Arsenbelastung unserer Nahrung durch Meeresfrüchte liegt weltweit über 50 Prozent, in Frankreich sogar bei 95 Prozent. Wir haben also die Goldmedaille (oder sollte man lieber die Arsenmedaille sagen?) verdient.

Eine andere Studie, durchgeführt von der Weltgesundheitsorganisation (WHO), besagt, dass 99 Prozent der täglichen Methylquecksilberaufnahme (der giftigsten Quecksilberverbindung also)[6] über die Ernährung, und zwar hauptsächlich über den Verzehr von Fisch[7], erfolgen.

Dasselbe gilt auch für Schadstoffe wie Kadmium oder Blei (s. Tabelle 7 auf Seite 71).

Bestimmte Fischarten – wir werden später noch sehen welche und warum – sind so stark mit Schwermetallen belastet, dass man sie eher als schwimmende Erzlager bezeichnen möchte.

Diese Tatsache allein wäre noch nicht unbedingt bedenklich, hätte das Internationale Krebsforschungszentrum (IARC) der Weltgesundheitsorganisation (WHO)[8] diese Stoffe nicht als »nachgewiesenermaßen krebserregend« eingestuft (s. Tabelle 6 auf Seite 70).

Tabelle 6

IARC-Klassifizierung verschiedener Elemente und Materialien
(Liste nicht vollständig)[9]

IARC-Kategorien	Zugehörige Elemente und Materialien
Krebserregend für Menschen (Gruppe 1)	Arsen, Asbest, Kadmium, H. pylori, Aflatoxine, Salzfische, Tabak, Benzol, Benzo(a)pyren, Chrom (VI), Hormonersatztherapie in der Menopause, nicht-steroidale Östrogene, Äthanol, Hepatitis-B-Virus, Hepatitis-C-Virus, Humane Papillomaviren, Radon, Sonnenstrahlung, Betel, Teer, Kohle-Hausfeuerung.
Wahrscheinlich krebserregend für den Menschen (Gruppe 2A)	Acrylamid, anorganisches Blei, PCB, Braten mit hoher Temperatur, heißer Mate-Tee, Androgene, 5-Methoxypsoralen, Nitrate und Nitrite, UV-Strahlung (UV-A, UV-B, UV-C), arsenfreie Insektizide.
Möglicherweise krebserregend für den Menschen (Gruppe 2B)	Kaffee, Chlorophenoxy-Säuren enthaltende Pflanzenschutzmittel, Blei, Nickel, sauer eingelegte Gemüse, Mixed Pickles.
Nicht als krebserregend für den Menschen erkennbar (Gruppe 3)	Acrolein, Evans-Blau, Koffein, natürliches Carrageen, Cholesterin, chloriertes Trinkwasser, Isolier-Glaswolle, Quecksilber und mineralische Quecksilberverbindungen, Paracetamol, Quercetin, Saccharin, Sulfite, Tee.
Wahrscheinlich nicht krebserregend für den Menschen	Caprolactam.

Die Konzentration an krebserregenden Stoffen erreicht in bestimmten Meeresprodukten bisweilen unvorstellbare Werte: So hat man in einer Probe von bei Toulon gefangenen Tintenfischen 4200 Mikrogramm Arsen auf 100 g nachgewiesen.[10]

Tatsächlich verspeist man, wenn man nicht vorsichtig ist, mit der Fischmahlzeit einen hochgiftigen Cocktail an Schwermetallen.

Glücklicherweise sind nicht alle Fischarten gleichermaßen belastet. Die Werte variieren je nach Art und Fanggebiet[11] (s. Tabelle 9 auf Seite 77). Wenn Sie also mit Bedacht auswählen, vermeiden Sie Schadstoffbelastungen bei sich und Ihren Kindern.

Umweltgifte aus dem Meer

Doch zunächst wollen wir die Liste krebserregender Schwermetalle durchgehen, die sich in Fisch finden: Quecksilber, Blei, Kadmium, Dioxin, PCB und Arsen.

Tabelle 7

Belastung verschiedener Fischarten mit einzelnen Schwermetallen[12]

Fisch	Arsen (µg/100 g)	Methylqueck-silber (µg/100 g)	Kadmium (µg/100 g)	Blei (µg/100 g)	PCB (µg/100 g)
Aal	71	31,5	0,3	2,1	0,5
Goldbrasse	330	9,8	0,02	0,1	0,5
Heilbutt	569	8,2	3,4	10	2,3
Kabeljau	525	5,9	0,04	0,2	0,3
Kleingefleckter Katzenhai	343	23,2	41,8	1,1	0,6
Lachs	166	3,8	0,02	0,1	0,6
Makrele	241	7,2	0,02	0,2	0,9
Meeräsche	161	13	0,1	0,4	0,1
Rochen	218	9,7	3,9	2,7	0,3
Sardelle	94	2	3	0,8	0,4
Sardine	602	9,9	0,2	1,9	0,6
Schwertfisch	100	94,4	6,7	0,02	1,9
Seebarsch/Barsch	190	14,9	0,1	1,2	1,1
Seezunge	143	12,6	0,1	0,4	0,2
Weißer Thun	245	33	1,3	0,04	0,7

Leider ist diese Liste alles andere als vollständig, verseuchen wir doch die Meere und damit auch die Fische seit Jahrzehnten mit

Giftstoffen: mit Giftstoffen, die wir unserseits durch den Verzehr von Meeresprodukten wieder aufnehmen. Und es gibt eine schier unendliche Anzahl solcher Schadstoffe.

Nun haben diese Umweltgifte, die wir mit unserer Nahrung aufnehmen und im Körper speichern, die unangenehme Eigenschaft, dass sie sich nur sehr langsam abbauen.

So liegt beispielsweise die biologische Halbwertzeit von Kadmium bei 30 Jahren[13], jene von Dioxin zwischen sieben und elf Jahren[14] – Zeit genug, um eine schreckliche krebserzeugende Wirkung[15] zu entfalten.

Die Polychlorierten Biphenyle, kurz PCB genannt, verdienen hier eine besondere Erwähnung. Ihre industrielle Verwendung begann um 1930, doch 1987 wurde ihre Produktion endgültig eingestellt, da sie als extrem gesundheitsschädlich eingestuft wurden. Da sie schwer entflammbar sind, fanden sie im großen Maßstab Verwendung im Kondensatoren- und Transformatorenbau, doch auch bei der Herstellung von Isoliermitteln, Lacken und Lötmitteln … Es gibt über 200 PCB-Verbindungen von unterschiedlicher Giftigkeit.[16] Sie verdunsten nicht und sind gewöhnlich auch nicht wasserlöslich.

Dafür aber lösen sie sich in Fett, was erklärt, warum wir sie gehäuft in Fleisch beziehungsweise im Fett von Fischen finden.

Je räuberischer eine Fischart ist, je mehr sie folglich frisst (und je höher sie in der Nahrungskette steht), desto eher ist sie auch mit Umweltgiften belastet.[17]

Dies gilt übrigens in ähnlicher Form für die meisten langlebigen organischen Schadstoffe (POP), die biologisch kaum abbaubar sind.

Vor diesem Hintergrund leuchtet es ein, warum gerade Fischsorten wie Lachs, Roter Thunfisch oder Schwertfisch für unsere Gesundheit am schädlichsten sind.

Tabelle 8

PCB-Gehalt nach Produktgruppen[18]

Produktgruppe	PCB-Gehalt (ng/100 g Bruttoprodukt)
Kopffüßler (Tintenfisch etc.)	450
Muscheln	730
Schalentiere	180
Durchschnittliche Belastung Meeresfrüchte insgesamt	420
Süßwasserfische (ausgenommen Aale)	3020
Fette Süßwasserfische (> 2 %)	5570
Magere Süßwasserfische (< 2 %)	1960
Aale	24100
Zuchtfische	1120
Fette Seefische (> 2 %)	2880
Magere Seefische (< 2 %)	760
Durchschnittliche Belastung Fische insgesamt	1890

Vielleicht können Sie sich, so wie ich, noch gut an die Geschichte des im Bundesstaat Alabama gelegenen US-amerikanischen Städtchens Anniston erinnern. Dort wurden zwischen 1929 und 1971 32000 Tonnen PCB unter freiem Himmel auf einer öffentlichen Deponie gelagert. Die Folge: Anniston ist eine der am stärksten verseuchten Städte in den USA. Die Einwohner sind zu Tausenden an Krebs erkrankt.[19]

Aus der jüngeren Geschichte gibt es noch zwei weitere Bespiele für Massenvergiftungen durch PCB. Durch Unfälle bei der Herstellung von Reisöl trat 1968 in Japan und 1979 in Taiwan PCB aus. In beiden Fällen wurden Tausende von Menschen über die Ernährung mit diesen Giftstoffen verseucht, wodurch es in der Folge zu zahlreichen Krebserkrankungen kam.[20]

Mit jeder Mahlzeit vergiften wir unseren Körper

Wie man sieht, sind Schwermetalle und langlebige organische Schadstoffe – egal, woher sie stammen – unserer Gesundheit alles andere als zuträglich und ziehen ein deutlich erhöhtes Krebsrisiko nach sich.[21]

Wie wir außerdem gesehen haben, nehmen wir Schwermetalle und POPs in der Hauptsache durch den Verzehr von Fisch und Meeresfrüchten auf.

Also sollte uns nun klar sein, dass nicht nur Umweltkatastrophen unseren Körper belasten. Auch der einfache Fischkonsum stellt eine langfristige und fortgesetzte Schadstoffbelastung dar, da wir mit jeder Mahlzeit in kleinen Dosen krebserregende Stoffe aufnehmen.

Mit jeder Mahlzeit sammeln sich mehr von diesen Substanzen, die biologisch kaum abbaubar sind, im Körper und seinen Organen an: in der Leber, im Gehirn, im Fettgewebe, im Blut.

Es ist zu befürchten, dass eine fortgesetzte Aufnahme dieser Substanzen unsere Stoffwechselprozesse in Unordnung bringt und langfristig Krebserkrankungen Vorschub leistet.

So hat eine spanische Studie, die 2004 an der Universitätsklinik von Barcelona durchgeführt wurde, den Nachweis erbracht, dass PCB eine Schlüsselrolle zukommt, wenn gutartige Darmtumoren zu bösartigen werden.[22]

Eine andere Studie aus Schweden stellt fest, dass die ohnehin schon sehr aggressiven Krebserkrankungen der Bauchspeicheldrüse eine zusätzliche Verschlimmerung erfahren, wenn die Betroffenen Pyralenen (einer anderen Bezeichnung für PCB) ausgesetzt sind.[23]

Doch wer liest diese Studien? Wer bringt die Ergebnisse öffentlich zur Sprache? Es gibt diesbezüglich noch eine weitere Studie, die ich sehr aufschlussreich fand. Im Rahmen dieser Studie hat die

Asef (Association Santé Environnement de France) 52 Freiwillige, die in der Nähe von großen, die Umwelt stark belastenden Industrieanlagen an der Rhône leben, um eine Blutprobe gebeten. Diese Blutproben wurden dann auf ihren PCB-Gehalt untersucht. Das Ergebnis: Bei den Probanden, die regelmäßig vor Ort gefangenen Flussfisch aßen, wurden stark erhöhte PCB-Werte gemessen, nämlich bis zu 93 pg/g, was einen extrem hohen Wert darstellt![24]

Also künftig keinen Fisch mehr?

Dies ginge zu weit. Wie verschiedene Studien klar zeigen, fällt die Belastung von Fisch je nach Fangzone und Art ganz unterschiedlich aus. Eine höchst seriöse französische Studie beispielsweise vergleicht vier verschiedene Fanggebiete: Lorient, Le Havre, La Rochelle und Toulon[25] (s. Tabelle 9 auf Seite 77). Es zeigt sich deutlich, dass die Belastungswerte von Fisch, Schalen- und Weichtieren von Gebiet zu Gebiet stark schwanken. Was die Schadstoffbelastung von Fisch, vor allem mit Arsen, angeht, ist die Stadt Lorient in der Bretagne Spitzenreiter, während die am stärksten belasteten Schalen- und Weichtiere hauptsächlich aus der Region um Le Havre kommen.

Die CALIPSO-Studie

CALIPSO: Studie zum Verzehr von Fisch und Meeresfrüchten und der Anreicherung von Spurenelementen, Umweltgiften und Omega-3-Fettsäuren im Gewebe

Die Studie wurde von 2003 bis 2006 von den Instituten Afssa und Inra durchgeführt. Untersucht wurde der Eintrag von Omega-3-Fettsäuren sowie die Belastung mit Umweltgiften bei Personen, die überdurchschnittlich viele Meeresfrüchte konsumieren. An der Studie nahmen 1000 Erwachsene teil, die mindestens zweimal pro Woche Fisch, Weich- oder Schalentiere essen und dauerhaft in einer französischen Küstenregion (Le Havre, Lorient, La Rochelle und Toulon) leben.

Was nun die Fischart betrifft, so sind, unabhängig von der Fangzone, die fettesten Fische am stärksten belastet (s. Tabelle 8 auf Seite 73).[26] Das ist nun freilich problematisch, weiß man doch, dass Fisch hauptsächlich Omega-3-Fettsäuren enthält.

Denn häufig rät man uns, zur Krebsvorbeugung Omega-3-Fettsäuren einzunehmen – deren Wirkung nebenbei bemerkt jedoch gar nicht bewiesen ist. Damit aber stehen wir vor einer schwierigen Entscheidung: Soll ich mehr Omega-3-reichen Fisch essen, aber damit gleichzeitig auch mehr Schwermetalle und hochgradig krebserregende langlebige organische Schadstoffe zu mir nehmen? Oder verzichte ich besser auf diese stark krebserregenden Stoffe, damit aber auch auf Omega-3-Fettsäuren?

Zum Glück können Sie sich mit ein bisschen Fachwissen aus der Affäre ziehen. Wie bereits erwähnt, ist zum Beispiel die Belastung mit Quecksilber bei Raubfischen wie Schwertfisch, Kaiserbarsch, Speerfisch, Siki, Rotem Thunfisch, Aalen oder Katzenhai am höchsten.[27] Verzichten Sie besser auf diese Sorten, auch wenn sie ansonsten reich an bestimmten Nährstoffen sind. So gibt es

Fischarten, die ebenfalls reich an Omega-3-Fettsäuren, aber im Allgemeinen weniger mit Quecksilber belastet sind. Dies trifft zum Beispiel auf Makrele, Sardelle oder Sardine zu, wie aus der Calipso-Studie hervorgeht (s. nachfolgende Tabelle).[28]

Tabelle 9

Schadstoffe in Fischen und Schalentieren, nach Fangorten[29]

		Arsen (µg/100 g)	Methylquecksilber (µg/100 g)	Kadmium (µg/100 g)	Blei (µg/100 g)	PCB (µg/100 g)
Le Havre (Normandie)	Fisch	767	14	8	0,6	0,8
	Schalentiere	719	8	63	6,9	1,6
Lorient (Bretagne)	Fisch	778	17	2	0,9	0,4
	Schalentiere	1090	5	120	4	0,3
La Rochelle (Charente)	Fisch	640	18	1	1	0,6
	Schalentiere	590	3,4	28	6	0,4
Toulon (Mittelmeerküste)	Fisch	829	22	1,3	2	0,8
	Schalentiere	836	5	12	5	0,4

Achten Sie also darauf, woher Fisch und Meeresfrüchte kommen, und greifen Sie zu Sorten, die vergleichsweise wenig belastet sind. Schützen Sie Ihre Gesundheit, indem Sie beim Einkauf alles, was aus Flüssen und Meeren kommt, künftig bewusster auswählen. Die Afssa zum Beispiel empfiehlt, dass Schwangere nicht mehr als 150 g und Kinder unter zweieinhalb Jahren nicht mehr als 60 g Raubfisch pro Woche verzehren sollten.[30]

Und offen gesagt: Mir will nicht einleuchten, warum etwas für uns gut sein soll, was für schwangere Frauen und kleine Kinder schlecht ist!

Zuchtfisch versus Wildfang

Am 9. Januar 2004 veröffentlicht *Science*, wohl eine der vertrauenswürdigsten wissenschaftlichen Zeitschriften der Welt, die Resultate einer wissenschaftlichen Arbeit, die unter der Leitung von Professor Ronald A. Hites durchgeführt worden war.[31] Deren Ergebnisse sorgten weltweit für Aufsehen.

Die Forscher analysierten 700 Lachs-Proben, die sowohl von Zuchtfisch wie aus Wildfang stammten und an 40 über den gesamten Globus verteilten Orten eingekauft worden waren. Sie kamen zu dem Ergebnis, dass der Fisch so hoch mit Giftstoffen belastet war, dass man ihn auf alle Fälle nur gelegentlich verzehren sollte, und ihre Empfehlung lautete: höchstens einmal pro Monat!

Die Afssa musste einräumen, dass die in *Science* veröffentlichten Werte für die Schadstoffbelastung sich mehr oder weniger mit den Zahlen deckten, die sie für Frankreich (dort allerdings etwas höhere Dioxinwerte und etwas weniger PCB) ermittelt hatte, und bestätigte somit die Daten der Studie. Nur bei der in *Science* genannten Toxaphen-Belastung von Lachs (ein hochgiftiges Pestizid, das vom Weltmarkt genommen worden war) gab es Einwände. Das lag aber einzig daran, dass diese in Frankreich nie untersucht worden war.[32] Natürlich wurde diese Studie heftig kritisiert, allen voran von den amerikanischen und kanadischen Behörden, die für Nahrungsmittelsicherheit zuständig sind. Die amerikanische Behörde für Lebensmittelüberwachung und Arzneimittelzulassung FDA wandte gar ein, die Ergebnisse könnten nicht stimmen, weil die Proben roh gewesen seien, außerdem habe man die Haut nicht entfernt. Denn, so hieß es, das Häuten und Grillen würde einen Großteil der im Fett der Fische angesammelten Giftstoffe eliminieren.[33]

Erzählen Sie das mal Liebhabern von Sushi, Lachs-Sashimi oder Makisushi aus gegrillter Lachshaut!

Schließlich forderte das Europäische Parlament von der EFSA[34] ein Gutachten an. Dieses Gutachten bezieht sich auf Fischarten wie Lachs, Forelle, Karpfen, Hering, Sardellen, Thunfisch, Makrele und Sardinen.[35]

Auf die Einzelheiten des sehr umfangreichen Gutachtens möchte ich hier nicht näher eingehen. In einem seiner Kapitel wird erklärt, jüngste Forschungen ergäben, dass die Unterschiede zwischen Zuchtfisch und Wildfisch »gering« seien. In diesem Gutachten wird übrigens auch angemerkt, dass Thunfisch aus Wildfang die höchste Quecksilberbelastung aufweist. Was die Belastung mit PCB angeht, so weisen wilde Heringe aus dem Baltikum und Zuchtlachse die höchsten Werte auf. Unter dem Strich kommt das Gutachten aber zu dem Ergebnis, dass es in puncto Sicherheit der Verbraucher im Großen und Ganzen keinen Unterschied zwischen Zuchtfisch und Wildfisch gebe.

Auch diese Erkenntnis bestätigt uns der gesunde Menschenverstand: Schließlich hat der Fisch die Umweltgifte, mit denen er belastet ist, aus dem Meerwasser aufgenommen, egal, ob es sich nun um Wildfisch oder Zuchtfisch handelt.

Also keinen Fisch mehr auf dem Teller?

Wie bereits gesagt, gibt es für eine solche Empfehlung keinen Grund!

Ich selbst esse sehr gern Fisch. Fisch versorgt uns mit Phosphor, Jod, Fluor, Zink, Kupfer, Selen, Eisen, B-Vitaminen und Vitamin D.[36] All diese Stoffe sind extrem wichtig für eine ausgeglichene Ernährung. Außerdem wirken sie vorbeugend gegen die meisten degenerativen Erkrankungen, die uns drohen:

Auch Krebs gehört dazu. Ich esse gern Fisch, allerdings nicht jede Sorte.

Tabelle 10

Meine Verzehrempfehlungen

	Vermeiden Sie	Nehmen Sie lieber
Fische	Schwertfisch	Makrele
	Kaiserbarsch	Sardelle
	Speerfisch	Sardine
	Siki	Wolfsbarsch
	Roter Thun	
	Kleingefleckter Katzenhai	
	Katzenhai	
Schalentiere und Meeresfrüchte	Wellhornschnecke	Garnelen
	Seespinnen	Herzmuscheln

So ist bei mir Thunfisch gänzlich vom Speisezettel gestrichen, zum einen, weil er so stark belastet ist, zum anderen, weil er vom Aussterben bedroht ist. Ebenso halte ich es mit Schwertfisch. Ich verzichte weitgehend auf Lachs und Katzenhai. Wenn ich Aal esse, achte ich darauf, dass er nicht aus stark verschmutzten Flussabschnitten kommt.

Ich greife lieber zu den relativ wenig belasteten Garnelen und Herzmuscheln statt zu den meist stark belasteten Wellhornschnecken oder Seespinnen.[37]

Bei Süßwasserfisch informiere ich mich, woher er kommt. Grundsätzlich esse ich aber lieber magere Seefischarten, die insgesamt noch kaum belastet sind.

Mit diesen Ausführungen wollte ich Ihnen verdeutlichen, dass Fisch zwar gut für unsere Gesundheit ist, belasteter Fisch aber ein hohes Gesundheitsrisiko mit sich bringt.

Wir haben gesehen, weshalb Fische mit Umweltgiften belastet sind und welche negativen Auswirkungen dies auf unseren Körper hat.

Wir haben ferner gesehen, welche Bedeutung Fisch generell für unsere Ernährung besitzt und nach welchen Kriterien wir Speisefische auswählen sollten, damit wir keine krebserregenden Stoffe zu uns nehmen, die unseren Körper über Jahrzehnte hinweg belasten.

Der Mensch hat, blind für alle warnenden Zeichen, jahrzehntelang die Meere verseucht. Jetzt bekommen wir unseren Giftmüll auf dem Teller serviert.

Es ist höchste Zeit, dass wir wieder zur Besinnung kommen und aufhören, unsere Umwelt zu zerstören. Dann werden eines Tages Roter Thun und Schwertfisch wieder genießbar sein, sogar für unsere Enkelkinder.

In der Zwischenzeit sollten wir auf unser kostbarstes Gut, unsere Gesundheit, achten und unsere Nahrungsmittel mit Bedacht wählen. Darauf möchte ich im letzten Kapitel noch ausführlicher eingehen.

Kapitel 4

Fleisch – Schluss mit der Verteufelung

Soll man nun Fleisch essen oder nicht?

Bei dieser Frage erregen vor allem die so genannten »roten« Fleischsorten die Gemüter. Damit sind gemeint: Rind-, Kalb-, Schweine-, Schaf- und Lammfleisch, Ziegen-, Pferde-, Kaninchenfleisch und Wildbret sowie alle aus diesen Fleischsorten gewonnenen Produkte.

Die Lebensmittelskandale der letzten Jahre tragen nicht wenig zur Verunsicherung bei. Mittlerweile ist allen klar geworden, dass wir im Normalfall recht wenig über Qualität, Herkunft und Aufzuchtbedingungen von Schlachtvieh wissen. Unsere Zweifel erscheinen daher mehr als angebracht.

Tatsächlich aber nimmt der Konsum roter Fleischsorten kontinuierlich ab. In Frankreich sank er von 52 Gramm täglich pro Person im Jahr 2004 auf 46 Gramm täglich im Jahr 2007.[1] (In Deutschland ist er dagegen höher: Er liegt pro Person und Jahr bei zehn Kilogramm Rind- und 43 Kilogramm Schweinefleisch.[2] Das ergibt durchschnittlich 145 Gramm pro Tag.)

Die Tendenz sinkenden Konsums roter Fleischsorten lässt sich seit vielen Jahren nachweisen und hält auch heute noch an. Die Gründe liegen in den zahlreichen Lebensmittelskandalen, angefangen beim Rinderwahn, im Fachjargon *Bovine Spongiforme Enzephalopathie* (BSE).

INCA 2

Studie zum Nahrungsmittelkonsum in Frankreich 2006-2007

Das französische Institut für Lebensmittelsicherheit führt landesweite repräsentative Studien zum Nahrungsmittelkonsum durch. Die erste Studie (INCA 1) begann im Jahr 1999, die zweite (INCA 2) 2006. Auf diese Weise ließen sich sowohl Änderungen in den Konsumgewohnheiten verfolgen als auch die positiven und negativen Effekte der Ernährung auf die Gesundheit überprüfen. INCA 2 beruht auf den Daten von über 4000 befragten Personen, Erwachsenen und Kindern über drei Jahren, die in französischen Städten leben.

Diese Epidemie erwies sich als heilsamer Warnschuss, sowohl für die Verbraucher als auch für die Fleischproduzenten und die für die Lebensmittelsicherheit zuständigen Behörden. Sie führte letztlich zur Einführung von klaren Sicherheitsstandards für die Aufzucht von Schlachtvieh sowie die Aufbereitung und den Transport von Fleisch. Meiner Ansicht nach funktionieren diese Kontrollmechanismen mittlerweile recht gut.

Doch dann gab es neue Nachrichten, die den Fleischkonsumenten das gerade wiedergewonnene Gefühl der Sicherheit von Neuem nahmen. Einigen Experten zufolge erhöht nämlich der Konsum von rotem Fleisch das Risiko, an Darmkrebs zu erkranken.[3]

Diese Behauptung ist meiner Ansicht nach zumindest für die französischen Verbraucher unbegründet, und das werde ich Ihnen gleich beweisen. Die Frage dabei ist, worum es in diesem Bericht, den die Presse begierig aufgenommen hat, eigentlich geht.

Was sagt er über den Konsum von rotem Fleisch und dem Risiko, an Darmkrebs zu erkranken, denn tatsächlich aus?

Die Presse machte sich nicht einmal die Mühe, den Bericht sorgfältig zu lesen, bevor er in die Schlagzeilen gebracht wurde. Die fraglichen Daten möchte ich Ihnen nun hier präsentieren. Besagte wissenschaftliche Studie – eine so genannte »Meta-Studie« – fasste die Ergebnisse sieben anderer Studien zusammen, die zwischen 1990 und 2004 durchgeführt worden waren. Sechs dieser Studien kamen zu dem Schluss, dass es keinen Zusammenhang zwischen dem Konsum roter Fleischsorten und dem Auftreten von Darmkrebs gebe. Nur in einer Untersuchung aus dem Jahr 1994 gaben die Wissenschaftler an, wer häufig rotes Fleisch konsumiere, habe ein um 43 Prozent erhöhtes Darmkrebsrisiko im Vergleich zu Verbrauchern, die wenig rotes Fleisch konsumieren.[4] Das Ergebnis bezog sich also auf den *häufigen* Verzehr solcher Fleischsorten. Die übrigen von den Verfassern der Meta-Studie herangezogenen Studien untersuchten jedoch nicht die Häufigkeit des Fleischkonsums, sondern die Menge des konsumierten Fleischs. Zwei von drei weiteren Studien sahen ebenfalls keinen erkennbaren Zusammenhang zwischen dem Konsum von roten Fleischsorten und dem Risiko, an Darmkrebs zu erkranken. Diese beiden Studien wurden dann mit einer dritten kombiniert, bei der ein Zusammenhang festgestellt wurde (wenn auch nur bei Frauen, nicht bei Männern). Nur dank dieser methodisch unsauberen, wenn nicht sogar unlauteren Zahlenspielerei kamen die Verfasser der Meta-Studie zu dem Schluss – und jetzt halten Sie sich bitte fest! –, dass der Verzehr von durchschnittlich 100 g rotem Fleisch pro Tag das Risiko, an Darmkrebs zu erkranken, um 29 Prozent ansteigen lässt.[5]

Wenn das stimmen würde, hätten wir alle Darmkrebs. Strenge Vegetarier blieben jedoch, so könnten Sie einwenden, sicherlich davon verschont. Weit gefehlt! Wie wir weiter unten sehen werden, sind nicht einmal Vegetarier gegen Darmkrebs gefeit.

Was also soll man da noch glauben? Wie ist das möglich? Steigt die Wahrscheinlichkeit, an Darmkrebs zu erkranken, tatsächlich derart steil an, wenn wir ein paar Scheiben Schinken oder fünf oder sechs kleine Portionen Fleisch pro Woche essen?

Natürlich nicht!

Andererseits ist es natürlich auch nicht so, dass Fisch hochgradig giftig, Fleisch aber sehr gesund ist. Auch das ist nicht der Fall!

Aus diesem Grund wollen wir im Einzelnen durchgehen, was die Forschung zum Zusammenhang zwischen Fleischkonsum und Krebsrisiko tatsächlich sagt, um uns zwischen all den widersprüchlichen Meldungen zurechtzufinden.

Wie kann es sein, dass die Wissenschaftler zu so unterschiedlichen Schlüssen kommen? Und in welcher Hinsicht sind diese für uns überhaupt von Bedeutung?

Um dies richtig einschätzen zu können, müssen wir uns vor allem mit zwei wichtigen Punkten auseinandersetzen.

Wie sind die entsprechenden Studien aufgebaut?

Wie bereits erwähnt, werden solche Daten mit Hilfe entweder von so genannten Fall-Kontroll-Studien oder von Kohortenstudien gewonnen (s. Seite 37ff.).

Wie Sie wissen, sind Fall-Kontroll-Studien weniger aussagekräftig als Kohortenstudien. Der Zusammenhang zwischen dem Verzehr von rotem Fleisch und Darmkrebs wurde in Studien untersucht, die an einer Vielzahl von Personen, also an einer großen Kohorte, durchgeführt wurden. Diese sind also durchaus zuverlässig. Trotzdem möchte ich Sie dazu einladen, genau zu analysieren, was diese Studien besagen.

Eine der berühmtesten Studien zu diesem Thema ist die *Nurse's Health Study* (NHS), eine Kohortenstudie, bei der seit 1980 fast

90 000 Krankenschwestern regelmäßig befragt und untersucht werden.

Ein vorläufiger Bericht (– aber man soll sich eben nie auf vorläufige Ergebnisse verlassen! –) wurde 1990 veröffentlicht, also zehn Jahre nach Beginn der Studie. Die verantwortlichen Wissenschaftler glaubten damals schon, mit Bestimmtheit sagen zu können, dass bei Frauen, die täglich Fleisch essen, das Darmkrebsrisiko um das 2,5-Fache erhöht ist.[6] (Auch hier waren nur Frauen betroffen.)

Aber … 2004 zeigte ein Bericht über dieselbe Kohorte von 90 000 Krankenschwestern, dass die Aussage, es bestehe ein erhöhtes Krebsrisiko, falsch war.[7] Falsch! Das muss man sich einmal vorstellen! Jedenfalls ist dort zu lesen, dass die Tatsache, ob die betroffenen Frauen weniger als dreimal pro Monat oder öfter als fünfmal pro Woche rotes Fleisch essen, keinerlei Einfluss auf die Entwicklung von Darmkrebs habe.

Natürlich werden wir auch noch andere Studien unter die Lupe nehmen, aber so viel vorweg: Die Resultate sind alle mehr oder weniger gleich. Wer sich also nicht weiter mit diesen Zahlen beschäftigen möchte, kann gleich auf Seite 101 weiterlesen.

Die zweite groß angelegte Studie diesbezüglich war die *Health Professional Follow-up Study* (HPFS). Sie wurde an einer Gruppe von 46 000 Männern durchgeführt, die im Gesundheitswesen tätig waren und sich von 1986 an regelmäßig untersuchen und befragen ließen. Hier wird im Abschlussbericht von 2004 erklärt, die Tatsache, ob die Teilnehmer der Studie rotes Fleisch essen, habe keinen Einfluss auf das Darmkrebsrisiko. Wie in der NHS lautete die Fragestellung auch hier, ob man weniger als dreimal pro Monat oder öfter als fünfmal pro Woche rotes Fleisch zu sich nehme.[8]

Die dritte größere Gruppe wurde in den Niederlanden zusammengestellt. Seit 1986 wurden dort 120 852 Männer und Frauen zwischen 55 und 69 Jahren untersucht. Im Abschlussbericht der Studie bestätigen die verantwortlichen Wissenschaftler, dass es keinen Zusammenhang zwischen dem Konsum von rotem Fleisch und höherem Darmkrebsrisiko gebe. Bei dieser Studie fragte man nicht nach der Verzehrhäufigkeit, sondern nach der Menge pro Tag.[9]

Die vierte Kohorte stammt aus Finnland. Hier wurden seit 1972 in einer weiteren Längsschnittstudie 9990 Männer und Frauen zwischen 15 und 99 Jahren befragt. Auch hier lautete das Ergebnis, dass es keinen Zusammenhang zwischen dem Verzehr von rotem Fleisch und Darmkrebsrisiko gebe.[10] (In dieser Studie gab es allerdings deutliche Hinweise, dass das Brustkrebsrisiko bei Frauen, die *braun gebratenes Fleisch* essen, ansteigt. Allerdings sei es laut Studie schwierig herauszufinden, zu welchen Anteilen der Fleischverzehr selbst und die Zubereitungsart jeweils dafür verantwortlich seien. Doch dazu weiter unten.)

Die fünfte Kohortenstudie von Bedeutung kommt aus Norwegen. Dabei wurden etwa 50 000 Personen über einen Zeitraum von 11,4 Jahren befragt. Diese Studie kommt zu folgendem Ergebnis: Die Häufigkeit des Verzehrs von Fleisch im Allgemeinen als Schmorgericht, als Braten oder Hacksteak zeigte keinen beobachtbaren Einfluss auf die Entstehung von Darmkrebs.[11]

Die letzte und wichtigste Studie trägt das Kürzel EPIC (*European Prospective Investigation into Cancer and Nutrition*). Sie wurde an 478 040 Männern und Frauen aus zehn europäischen Ländern durchgeführt. (In Frankreich wurden nur Frauen befragt.) Die Teilnehmer wurden zwischen 1992 und 1998 in die Studie aufgenommen und im Mittel über fünf Jahre befragt. Der Abschlussbericht, der im Juni 2005 im *Journal of National Cancer Institute* publiziert wurde, erklärt auf Seite 911, dass ein Zusammenhang zwischen dem Konsum von rotem Fleisch und der Entstehung von kolorektalen Krebsformen nicht belegt werden könne. Befragt wurden die Probanden dort nach der Menge roten Fleischs, die sie pro Tag konsumierten.[12]

Wie Sie sehen, gibt es auf diesem Gebiet eine Menge ernsthafter und bedeutsamer internationaler Studien, die darauf hindeuten, dass es zwischen Darmkrebs und dem Verzehr von rotem Fleisch keine erkennbare Verbindung gibt.

Diese Behauptung lässt sich mühelos überprüfen. Denn wir müssen dafür nur die Lage der Vegetarier betrachten.

Hier gibt es fünf aussagekräftige Längsschnittstudien (bei denen die Teilnehmer über einen Zeitraum von mehreren Jahren untersucht wurden). Dabei wurden Vegetarier vor und nach ihrer Entscheidung für eine fleischlose Ernährung untersucht beziehungsweise mit Nicht-Vegetariern verglichen, die ansonsten unter gleichen Bedingungen leben. Zwei dieser Studien wurden an Mitgliedern der Siebenten-Tags-Adventisten durchgeführt, die in Kalifornien leben. Diese amerikanische Freikirche verlangt von ihren Gläubigen den strikten Verzicht auf Alkohol und Fleisch. Zwei andere Studien wurden in England, die fünfte in Deutschland durchgeführt. Insgesamt wurden bei diesen fünf Studien 76 000 Teilnehmer befragt. Ihr Ergebnis war, dass Vegetarier zwar seltener an Herzinfarkt sterben, doch ihr Darmkrebsrisiko bis auf die zweite Stelle nach dem Komma ebenso hoch ist wie bei Nicht-Vegetariern.[13]

Über die einschlägigen Studien wissen Sie nun genauso viel wie Spezialisten. Alle hatten ein negatives Ergebnis: Sie besagen, dass kein erhöhtes Risiko besteht.

Und doch geistert dieses Thema immer wieder durch die Medien, wo all die Studien mit negativem Ergebnis regelmäßig unterschlagen werden.

Nun gut, tun wir mal so »als ob«, wie meine Töchter sagen würden. Nehmen wir für einen kurzen Augenblick an, diese Studien über Norweger, Amerikaner, Niederländer und Finnen (mit dem »braun gebratenen« Fleisch) hätten nicht zu einem negativen Ergebnis geführt. Hätte dieses Ergebnis dann auch für uns eine Bedeutung?

Wir sind keine Amerikaner

Der Großteil der Studien über den Zusammenhang zwischen dem Genuss von rotem Fleisch und Darmkrebs, seien es nun Kohorten- oder Fall-Kontroll-Studien, wurden in den Vereinigten Staaten durchgeführt.[14]

Zum Beispiel gilt dies für eine der wichtigsten Studien über das Darmkrebsrisiko und die Menge des Fleischkonsums.[15] Diese Studie ist ebenfalls eine Meta-Studie, die neunzehn andere Untersuchungen zusammenfasst. Davon stammen neun aus Amerika, eine aus Japan und eine aus Australien. Den Autoren war offensichtlich bewusst, dass man dies als methodischen Mangel auslegen könnte. Daher trösteten sie uns Europäer damit, dass die restlichen acht Studien aus europäischen Ländern stammen.

Das mag zwar stimmen, doch kommen die erwähnten acht Studien aus Finnland, Norwegen, Schweden oder den Niederlanden. Und nun frage ich Sie: Glauben Sie tatsächlich, dass Finnen und Norweger dasselbe essen wie Franzosen, Italiener oder Deutsche? Welche gemeinsamen Ernährungsgewohnheiten haben diese Länder denn?

Recht wenige, möchte man meinen. Und wie ist das mit den Vereinigten Staaten? Wenn der Großteil der betreffenden Studien aus den USA stammt, ist das nicht ebenfalls ein bemerkenswertes Faktum?

Natürlich. Bei dem täglichen Fleischkonsum bestehen zwischen Amerika und Frankreich erhebliche Unterschiede. Nehmen wir mal 100 Gramm Rinderfilet. Wenn es aus Frankreich stammt, enthält es 150 Kalorien[16], während das amerikanische 300 enthält.[17] Ein französisches Beefsteak besteht zu 28 Prozent aus Proteinen[18], ein amerikanisches höchstens zu 16 Prozent.[19] Beim Fettgehalt hingegen kehrt sich das Verhältnis um. Das französische Beefsteak enthält vier Prozent Fett[20], während das Beefsteak *made in USA* 24,9 Prozent enthält[21], also das Sechsfache. Das ist ja wohl ein bedeutender Unterschied!

Das Fleisch, das wir essen, ist keineswegs dasselbe wie jenes, das die Menschen jenseits des Atlantiks essen.

Das ist ein ganz entscheidender Unterschied. Nehmen wir einmal an, das enthaltene Fett sei für die Schäden verantwortlich. Dann lassen sich die Ergebnisse, die für 100 g kalorienreiches und fettes amerikanisches Fleisch gelten, auf europäische Verhältnisse wohl kaum übertragen.

Und es gibt noch einen anderen Punkt, den wir berücksichtigen sollten. Er betrifft die Studien, die wir zitiert haben, und zwar jene, die das Darmkrebsrisiko mit der Häufigkeit des Verzehrs von rotem Fleisch in Zusammenhang brachten.

Aber ist das rote Fleisch, das beispielsweise in Frankreich gegessen wird, wirklich dasselbe wie in den USA? Auch hier fällt die Antwort negativ aus.

Wie wir oben bereits sagten, isst ein Franzose im Durchschnitt 50 Gramm rotes Fleisch pro Tag.[22] Ein Amerikaner hingegen 140 Gramm.[23] Also dreimal so viel! Und auch die Portionsgröße unterscheidet sich. Wir essen viel weniger Fleisch pro Portion, und das Fleisch ist noch dazu weniger fett und kalorienreich.

Tabelle 11

Unterschiede im Nährwert zwischen in Frankreich hergestelltem Fleisch[24] und in den USA produzierten Fleisch[25]

	Stück	Land	Nährwert (Kalorien)	Protein (in g)	Lipide	Kohlehydrate (g)	EUFA* (g)	PUFA** (g)	Cholesterin (mg)
Rind	Beefsteak	USA	295	17	25	10	11	1	70
		Frankreich	148	28	4	2	2	1	55
	Braten	USA	297	17	25	10	11	1	70
		Frankreich	134	28	2	0,6	0,7	0,3	50
Schwein	Kotelett	USA	282	16	24	9	11	2	81
		Frankreich	175	19	11	4	5	1	54
Kalb	Schulter (Haxe)	USA	132	19	5	2	2	0,4	82
		Frankreich	134	19	7	3	3	0,3	81
Huhn	Brust	USA	114	23	2	0,4	0,4	0,4	58
		Frankreich	118	22	3	0,8	1	0,6	61
	Keule	USA	187	18	12	3	5	3	83
		Frankreich	231	26	14	4	6	3	122

* EUFA: Einfach ungesättigte Fettsäuren
** PUFA: Mehrfach ungesättigte Fettsäuren

Tabelle 12

Mittlere Portionsgröße beim Verzehr von Fleisch und Geflügel in Frankreich[26] und den USA[27]

Land	Mittlere Portionsgröße
Frankreich	Fleisch: 49,7 g/Tag
	Huhn und Wild: 31,9 g/Tag
USA	Fleisch: 140 g/Tag
	Geflügel: 82 g/Tag

Und damit sind wir noch keineswegs am Ende! Denn schließlich stellt sich uns noch die Frage der Zubereitung.

Tatsächlich wird Fleisch in Amerika anders zubereitet als in Europa. Die Amerikaner essen bevorzugt gegrilltes Fleisch, das an der Oberfläche stark gebräunt, wenn nicht sogar geschwärzt ist. Dadurch bilden sich polyzyklische aromatische Kohlenwasserstoffe, die stark krebserregend sind. Darüber hinaus essen die Amerikaner ihr Fleisch gerne durchgegart, wodurch ebenfalls karzinogene Stoffe produziert werden. Wie die einschlägigen Studien zeigen, essen Franzosen dagegen Fleisch nicht selten roh als Tatar oder Carpaccio.

Am häufigsten allerdings wird Fleisch geschmort und die dabei entstehende Sauce entfettet. Wie man sieht, sind die Zubereitungsarten in Europa ohnehin vielfältiger als in Amerika.

Außerdem werden in Europa selten reine Fleischmahlzeiten verzehrt.

Die Beilagen, die wir zum Steak servieren, verändern aber dessen Wirkung auf unseren Stoffwechsel. Dieser reagiert auf Fleisch anders, wenn dabei Gemüse gegessen wird.

Dazu möchte ich Ihnen ein Beispiel nennen.

In einer kürzlich durchgeführten Studie wurde nachgewiesen, dass etwa 20 Prozent der Franzosen mehr als 70 Gramm rotes Fleisch pro Tag essen, also mehr als 500 Gramm pro Woche. (56 Prozent der Franzosen essen hingegen nicht mehr als 45 Gramm pro Tag.)[28]

Die erste Gruppe nimmt also relativ viel rotes Fleisch zu sich. Übertreibungen sind häufig von Risiken begleitet: Es kann also durchaus sein, dass dieses Essverhalten von einem gewisses Krebsrisiko begleitet ist. Wieso?

Wenn Sie sich einmal die Menschen in Ihrer Umgebung ansehen, werden Sie schnell merken, dass diejenigen, die viel Fleisch essen, im Allgemeinen mehr schädliche, potenziell krebserregende Gewohnheiten pflegen. Bedauerlicherweise lassen die Studien über den Zusammenhang zwischen Fleischkonsum und Krebserkrankung diese meist außer Acht. Menschen, die viel Fleisch essen, nehmen gewöhnlich wenig Ballaststoffe zu sich. Um gedämpftes oder rohes Gemüse reißen sie sich nicht unbedingt und ziehen dagegen oft einen Teller Pommes frites vor – und diese enthalten wiederum viele gesättigte und somit ungesunde Fettsäuren. Meist essen sie auch wenig Vollkornprodukte und Früchte. Gerade Letztere aber enthalten viele Antioxidantien und werden deshalb zum täglichen Verzehr empfohlen.

Die Beobachtung, dass Übertreibungen in die eine oder andere Richtung eine schädliche Wirkung haben, wird uns in diesem Buch noch öfter begegnen. Und wir werden mehr als einmal feststellen, dass die Ratschläge unserer Mütter und Großmütter gar nicht so verkehrt waren.

Über die Stränge zu schlagen ist nicht empfehlenswert. Allerdings ist nichts dagegen einzuwenden, wenn man hin und wieder seinen Wünschen nachgibt! Wenn Sie ab und zu gerne ein gegrilltes Steak essen, dann nur zu!

Ansonsten aber sollte man Mäßigung walten lassen. Wie wir im Kapitel über die Ratschläge zur Krebsvorbeugung noch sehen werden, ist es sinnvoll, beim Verzehr von Fleisch bestimmte Regeln zu beachten: Informieren Sie sich, woher das Fleisch kommt. Kaufen Sie nach Möglichkeit Fleisch aus dem Land, in dem Sie leben. Noch besser ist es, wenn Sie darauf achten, dass die Tiere gut, also natürlich und artgerecht ernährt wurden. Sie sollten Fleisch nicht zu scharf und zu lange in der Pfanne braten. Gegrilltes sollten Sie meiden. Bereiten Sie das Fleisch auf verschiedene Arten zu. Entfetten Sie Ihre Saucen und Fleischsuppen. Und reichen Sie zu Fleischgerichten stets eine gesunde Beilage. Was wir damit meinen, erfahren Sie weiter unten.

Der Mensch konsumiert schon seit Urzeiten Fleisch. Zu Beginn seiner Geschichte lebte er Jahrtausende lang als Jäger und Sammler. Er ernährte sich von Früchten, Beeren und anderen essbaren Pflanzenbestandteilen, die er gesammelt hatte, und von der Jagd. Getreideanbau und Viehzucht waren noch unbekannt. Doch wenn man die archäologischen Funde menschlicher Überreste aus dieser Zeit genauer untersucht, stellt man fest, dass Krebs damals nicht häufiger vorkam als heute – und dies gilt auch dann, wenn man das Lebensalter der Betroffenen mit einbezieht. Krebserkrankungen waren nicht dafür verantwortlich, dass unsere Vorfahren eine viel niedrigere Lebenserwartung hatten als wir heute. Diese hinderte sie übrigens nicht daran, das Feuer zu entdecken, die Bronze, das Rad, den Pflug ... Und hoch entwickelte Zivilisationen zu entwickeln.

Was aber nützt uns heutzutage diese Information?

Tradition im Dienste der Vorbeugung

Ich möchte hier auf eine Tatsache hinweisen, die uns bei der Krebsvorbeugung gute Dienste leisten kann. Diese hat wiederum mit rotem Fleisch zu tun.

Um herauszufinden, worauf eine eventuell schädliche Wirkung von rotem Fleisch zurückzuführen ist, müssen wir uns vergegenwärtigen, welche biologischen Mechanismen bei seinem Verzehr zum Einsatz kommen.

Dazu gibt es mehrere Thesen. Die bei weitem interessanteste berücksichtigt die biologische Wirkung des Hämoglobins – des Bluts also, das im roten Fleisch enthalten ist. Erinnern wir uns: Wir sprachen über dieses Molekül schon im zweiten Kapitel. Es gibt dem Blut (oder vielmehr den roten Blutkörperchen) die rote Farbe. Außerdem transportiert es den Sauerstoff, den es in der Lunge aufnimmt, in den ganzen Körper. Unser Gewebe braucht nämlich Sauerstoff, um den Zellstoffwechsel aufrechtzuerhalten.

Das Hämoglobin hat drei Bestandteile: Häm, Globin (Protein) und Eisen.

Man weiß heute, dass das Häm die Bildung von N-Nitrosaminen fördert, die den Körper stark belasten und krebserregend sind.[29] Das Eisen seinerseits begünstigt die Bildung freier Radikale, die die DNS angreifen und karzinogene Mutationen unterstützen.[30]

Außerdem stimuliert Eisen die Freisetzung von entzündungsfördernden Stoffen[31] und begünstigt die Entstehung von Blutgefäßen, die einen eventuell sich entwickelnden Tumor mit sauerstoffreichem Blut versorgen können.

Dieses Risiko lässt sich zum Beispiel durch eine traditionelle jüdische und muslimische Praxis verringern: das Schächten. Dabei werden die Tiere ausgeblutet, sodass das Fleisch kein Blut mehr enthält, wenn es zubereitet wird.

Küchenchefs aller Länder scheinen sich der Gefahr bewusst gewesen zu sein. Zumindest haben sie eine Methode entwickelt, die ihr entgegenwirkt: Sie lassen gegartes Fleisch kurz ruhen, bevor sie es servieren. Denn wenn das Fleisch aus dem Topf genommen wird, erweitern sich durch den plötzlichen thermischen Schock die Zellen und der Fleischsaft, der Blut enthält, kann austreten. Wenn man den Fleischverzehr von möglichen krebserregenden Nebenwirkungen befreien will, sollte man diese Gewohnheit übernehmen.

Der Zusammenhang zwischen dem Hämoglobin im roten Fleisch und der Entwicklung bestimmter Krebsarten wurde für zahlreiche Tierarten einwandfrei belegt.[32, 33]

Nach der Lektüre zahlreicher Artikel zu diesem Thema halte ich diese Theorie für die einleuchtendste.

Doch es scheint zum Glück ein Mittel zu geben, mit dem dieser unerwünschte Effekt neutralisiert werden kann. Wir haben es in unsere Ratschläge zur Krebsvorbeugung mit aufgenommen. Bei Tieren zumindest wurde die schützende Wirkung einer bestimmten Substanz klar belegt: die Einnahme einer Kalziumtablette nach der Mahlzeit kann die krebsfördernde Wirkung von Hämoglobin auf die Darmschleimhaut verhindern[34,] wie eine französische Forschergruppe dargelegt hat. Wenn Sie also auf blutiges Fleisch ungern verzichten, sollten Sie einmal darüber nachdenken.

Und wie sieht es mit Wurst und Schinken aus?

Die diesbezüglichen Studien stammen – wie jene zu rotem Fleisch im Allgemeinen – ebenfalls vorzugsweise aus den USA[35] und Nordeuropa.[36]

Haben Sie je amerikanische oder skandinavische Würste gesehen? Oder gar gekostet? Haben Sie vielleicht sogar auf einer Verpackung deren Zusammensetzung studiert?

Die Wurstwaren, von denen in diesen Studien die Rede ist, sind reine Industrieprodukte und als solche eine Mischung aus Fett, Nitriten, Nitraten, Salz, Farbstoffen und künstlichen Aromen, die aber durchaus schmecken kann. Wie wir heute wissen, ist ein Großteil dieser Stoffe jedoch hochgradig krebserregend. Dazu zählen vor allem Fette, Nitrite und Nitrate.

Was aber hat dies mit der Hausmacherwurst zu tun, wie es sie im Rest Europas noch gibt? Kann man eine Scheibe Pressschinken aus den USA, die in einer Plastikverpackung steckt, tatsächlich mit mild geräuchertem Knochenschinken vergleichen? Wohl kaum.

Was also über die Wurstwaren in diesen Ländern ausgesagt wird, muss keineswegs auf unsere Verhältnisse zutreffen. Dennoch stellt sich die Frage, ob der Verzehr von Wurstwaren für das Krebsrisiko relevant ist oder nicht. Zweifellos sollte man davon abraten, wenn die Wurst oder der Schinken nicht von bester Qualität sind. Auch ein zu häufiger Verzehr ist nicht empfehlenswert

Trotzdem kann man davon ausgehen, dass das Fleisch von Tieren, die aus traditioneller Viehhaltung stammen, für uns unschädlich ist und dass ein qualitätsorientiertes Handwerk Fleisch- und Wurstwaren herzustellen versteht, die man – in Maßen – genießen darf, ohne gleich ein drastisch erhöhtes Krebsrisiko befürchten zu müssen.

Tabelle 13

Vergleich von amerikanischem und französischem Schinken

Land	Schinkenart	Bestandteile
USA	Kochschinken, in Scheiben, abgepackt	Schinken, Wasser, Salz, Maissirup, Zucker, modifizierte Speisestärke, Natriumphosphat, Natriumerythorbat, Natriumnitrit
	Kochschinken	Schinken, Wasser, Zucker, mindestens 2 % Kaliumlaktat, Salz, Natriumphosphat, Kaliumchlorid, Natriumdiacetat, Ascorbinsäure, Natriumnitrit, Gewürze
Frankreich	Knochenschinken aus Eigenproduktion aus dem Südwesten	Schweineschinken, Salz, Pfeffer.
	Schinken ohne Knochen (Auvergne)	Schweinefleisch, Salz, Zucker, Pfeffer, Gewürze, Salpeter

Und wie ist es mit weißem Fleisch, also mit Geflügel?

Das so genannte »weiße« Fleisch, das kein Hämoglobin und deutlich weniger Fett enthält, stammt meist von Geflügel oder Kleinwild (Truthahn, Huhn, Hase etc.). Keine einzige Studie weltweit hat je einen Zusammenhang zwischen dem Genuss dieser Fleischsorten und der Entstehung von Krebs erkannt.[37] Daher werden wir hier auch nicht weiter darauf eingehen: Denn diese Fleischsorten erhöhen das Krebsrisiko nicht. Sie können also davon essen, so viel Sie wollen.

Wir haben in diesem Kapitel gelernt, es kritisch zu betrachten, wenn jemand sogar methodische Fehler in Kauf nimmt, um seine eigenen Annahmen oder Überzeugungen anderer plausibel erscheinen zu lassen. Denn bewiesen ist letztlich nur das, was eine unabhängige Wissenschaft mehrfach hat belegen können.

Eine methodisch nicht nur unsaubere, sondern sogar falsche Zusammenfassung von Studien, die unterschiedliche Ergebnisse hatten, kann nicht zu zuverlässigen Aussagen führen und keine vernünftigen Vorgaben für unser Ernährungsverhalten liefern. Dasselbe gilt für den Vergleich von Produkten, die unter völlig unterschiedlichen Umständen hergestellt und konsumiert werden. Nicht zuletzt darf man auch nicht vergessen, dass der gesunde Menschenverstand und überliefertes Wissen zu einer harmonischen Entwicklung der Menschheit beitragen können – man sollte also beides berücksichtigen.

Kapitel 5

Milchprodukte und Eier – sinnvoll zur Krebsvorbeugung?

Hier betreten wir zum ersten Mal unsicheres Gelände. Es ist nicht leicht, über den Zusammenhang zwischen dem Genuss von Eiern und Milchprodukten und der Entstehung von Krebs klare Aussagen zu machen!

Das hat verschiedene Gründe. Zum einen umfasst die Gruppe der Milchprodukte sehr viele ganz unterschiedliche Nahrungsmittel: frische Milch (Vollmilch, fettarme oder entrahmte Milch), Käse, der – je nach Fermentationsdauer – unterschiedlich auf den Organismus einwirkt, und Joghurt. Auch Joghurt wird mit Hilfe unterschiedlicher Fermente (Bakterien) hergestellt, die auf unsere Gesundheit verschiedene Wirkungen ausüben können. Darüber hinaus ist es auch von Bedeutung, ob Milchprodukte aus Rohmilch (mit natürlichen Fermenten) oder aus pasteurisierter Milch (unter Zusatz von künstlichen Fermenten) hergestellt werden.

Wie wir gleich sehen werden, gibt es bei der Verdauung von Milch außerdem genetische Unterschiede zwischen Nord und Süd.

Um die Rolle von Milchprodukten bei der Krebsvorbeugung zeigen zu können, müssen wir zwei neue Begriffe einführen und erklären : »präbiotisch« und »probiotisch«.

Doch kann man überhaupt mit Gewissheit sagen, ob der Konsum von Milch und Milchprodukten – den es gibt, seit der Mensch gelernt hat, bestimmte Säugetiere zu melken – für uns vorteilhaft ist? Egal, ob es darum geht, die Kinder großzuziehen oder bei bester Gesundheit zu bleiben? Können wir davon ausgehen, dass Milch, die für kleine Kinder gut ist, auch uns nicht schadet?

Wie Sie spätestens nach der Lektüre dieses Buches wissen werden, fällt die Antwort jedoch keineswegs leicht, wenn man den Zusammenhang von Milchprodukten und der Entstehung von Krebs klären will. Doch dazu mehr auf den folgenden Seiten und in unseren Ratschlägen zur Krebsvorbeugung am Ende des Buches.

Zunächst möchte ich Ihnen wieder das analytische Werkzeug vermitteln, das Sie brauchen, um meine Argumente nachvollziehen zu können. Ich stelle Ihnen nachfolgend drei Fachbegriffe vor. Darunter sind zwei, denen man des Öfteren in den Medien begegnet. Doch aus Gesprächen mit meinen Patienten weiß ich, dass es schwierig ist, sie auseinanderzuhalten. Die Rede ist von »präbiotischen« und »probiotischen« Produkten. Als Drittes müssen wir über ein Enzym namens Galactosidase Bescheid wissen, wenn wir die Wirkung von Milchprodukten auf unseren Körper verstehen wollen. Denn es bestimmt, ob unser Organismus mit Milch überhaupt etwas anfangen kann.

Fangen wir mit Präbiotika und Probiotika an

Unter Probiotika versteht man lebende Bakterien, die man mit der Nahrung zu sich nimmt und die in der Lage sind, Schadstoffe zu neutralisieren. Sie machen verschiedene Toxine im Darm unschädlich[1], die entweder in der Nahrung enthalten sind oder durch die Verdauung erst entstehen. Sie verbessern die Laktoseverarbeitung bei Menschen, die unter Laktoseunverträglichkeit[2] leiden. Sie regen das Immunsystem an und wirken hemmend auf Mutationen, also krebsvorbeugend. Sie zerstören außerdem bestimmte

Mikroorganismen in der Darmflora, von denen man annimmt, dass sie krebserregende Substanzen produzieren.[3]

Probiotika sind also gut für unsere Gesundheit. Dennoch bedeutet dies nicht, dass sich alle gleichermaßen zur Krebsvorbeugung eignen.

Bestimmte Nahrungsmittel (Topinambur, Knoblauch, Banane, Chicoree, Zwiebel, Gerste, Spargel …) sorgen dafür, dass die Darmpassage, also der Durchgang des Speisebreis durch den Darm, schneller erfolgt. Sie enthalten nämlich Komponenten (Fasern, Oligosaccharide …), die für den menschlichen Darm unverdaulich sind. Diese werden Präbiotika genannt. Sobald sie im Darm ankommen, werden sie von den dort vorhandenen Bakterien fermentiert. Dabei entstehen Fermentationsprodukte, die nicht pathogen sind, also keine krankhaften Prozesse auslösen. Diese Produkte nennt man Probiotika.[4] Dank dieser lokalen Probiotikaproduktion kann im Darm ein Enzym entstehen, das Sie bereits kennen: die Glutathion-S-Transferase, die zahlreiche krebserregende Stoffe unschädlich machen kann.[5] Bei diesem Fermentationsprozess entsteht außerdem noch ein anderes Produkt, das wir schon aus der Einführung kennen, nämlich Butyrat. Dieses wiederum kann die genverändernde (genotoxische) Wirkung von Nitrosaminen und Wasserstoffperoxid verhindern. Beide Stoffe sind hochgradig karzinogen.[6]

Wie Sie sehen, sind sowohl Probiotika als auch Präbiotika wichtige Stoffe zur Vorbeugung von Darmkrebs, vor allem, wenn man sie klug kombiniert.[7] Dann nennt man sie Synbiotika.

Und die Galactosidase?

Ein anderes Element, das schützende Wirkung auf den Darm ausübt, ist die Galactosidase. Dieses Enzym entsteht am Beginn des Darms[8] (sofern es gebildet wird) und hilft bei der Verdauung von

Milchzucker (Laktose)(s. dazu Tabelle 14). Die Laktose ist ein Doppelzucker, ein so genanntes Disaccharid, das in Milch und Milchprodukten vorkommt.

Die Galactosidase spaltet nun den Doppelzucker in zwei Einfachzucker, die Glukose und die Galactose, die dann vom Darm absorbiert werden. Fehlt es dem Körper an Galactosidase, kann er die Laktose nicht aufspalten. Wenn die Laktose nicht absorbiert wird, bleibt sie im Darm, wo die Darmflora sie in Säure umwandelt, in Milchsäure.[9] Diese Milchsäure reizt die Darmschleimhaut und führt früher oder später zu Entzündungen. Dadurch entsteht oxidativer Stress. Das heißt, es kommt zur Entstehung von hochgradig aggressiven Sauerstoffradikalen, die die DNS schädigen und zahllose Schreibfehler in Ihren Genen verursachen. Dies kann, zumindest theoretisch, zur Bildung einer Krebszelle führen.

Tabelle 14

Laktosegehalt einzelner Milchprodukte[10]

Milchprodukt	Laktosegehalt in g/100g
Camembert	0,1-1,8
Crème fraîche	2
Edamer/Emmentaler	2
Ziegenkäse	0,1
Quark	2-4
Fettarme Milch	5
Naturjoghurt	3
Ziegenmilch	4
Schafmilch	5

Die Frage der Milchverdauung

Die Galactosidase wird vor allem im kindlichen Körper bis zur Pubertät gebildet. Dann lässt die Produktion allmählich nach.[11] Vor allem weil sie Kalzium und Vitamin D enthält, ist es wichtig, dass Milch richtig verdaut wird. Wenn diese beiden Stoffe fehlen, laufen Kinder Gefahr, an Rachitis zu erkranken. Vitamin D, das für die Speicherung von Kalzium (vor allem in den Knochen) sorgt, kann vom Körper auch selbst gebildet werden. Das dafür zuständige Organ ist die Haut. Wenn die Haut genügend Sonne bekommt, produziert sie Vitamin D. Im Laufe der Evolution ergab sich nun eine bestimmte Entwicklung: Je mehr Sonne die Menschen durch die geografische Lage ihres Wohnortes abbekamen, desto mehr Vitamin D konnte ihre Haut produzieren und desto weniger musste über Milch aufgenommen werden. Die Folge war, dass die Bewohner bestimmter Erdteile irgendwann keine Galactosidase mehr bildeten. Da sie dadurch Milch zunehmend schlechter verdauen konnten, nahmen sie immer weniger davon zu sich. Davon sind vor allem Menschen betroffen, die auf der Südhalbkugel leben. Denn die Bewohner der Nordhalbkugel haben viel weniger Gelegenheit, ihre Haut der Sonne auszusetzen. Daher blieb bei ihnen die Galactosidase entsprechend aktiv, denn sonst wären alle an Rachitis erkrankt. Und so können wir heute Folgendes beobachten: 80 Prozent der Belgier verfügen über eine aktive Galactosidaseproduktion. Bei den Mittelmeeranrainern sinkt diese Zahl auf 25-50 Prozent. Bei den Afrikanern sind es nur noch circa 20 Prozent[12] (s. Tabelle 15). Daher muss man, wenn man von Milchprodukten spricht, immer die eigene ethnische Zugehörigkeit berücksichtigen. Dies gehört auch zu den Gründen, weshalb man – wie wir immer wieder betonen – nach Möglichkeit nicht versuchen sollte, traditionelle und regional gebundene Ernährungsgewohnheiten zu ändern.

Tabelle 15

Laktoseintoleranz weltweit: das Nord-Süd-Gefälle[13]

	Prozentsatz von Einwohnern mit Laktoseintoleranz
Asiaten	95 bis 100 %
Indianer	80 bis 100 %
Schwarze	60 bis 80 %
Askenasische Juden	60 bis 80 %
Lateinamerikaner	50 bis 80 %
Südinder	60 bis 70 %
Nordinder	20 bis 30 %
Mitteleuropäer	9 bis 23 %
Weiße Amerikaner	6 bis 22 %
Nordeuropäer	2 bis 15 %

Milchprodukte und Krebsrisiko

Und was hat das alles nun mit Krebs zu tun? Was sagen uns die zahllosen wissenschaftlichen Untersuchungen über die positive oder negative Wirkung von Milchprodukten bei der Krebsvorbeugung?

Der häufige Konsum von Milchprodukten führt – und dies haben mehrere Studien immer wieder nachgewiesen – zu einer höheren Prostatakrebsrate.[14] Vergessen wir nicht, dass dies die häufigste Krebsart beim Mann ist.[15] Es hat also wenig Sinn, dieses ohnehin schon beträchtliche Risiko noch weiter zu erhöhen!

Für das mit Milchprodukten aufgenommene Kalzium gilt dasselbe (nicht allerdings für Kalziumtabletten): Ein Mann, der täglich durchschnittlich zwei Gramm Kalzium aus Milchprodukten aufnimmt, hat ein um 30 Prozent höheres Risiko, an Prostatakrebs zu erkranken, als einer, der weniger als ein Gramm pro Tag zu sich nimmt.[16] Natürlich gilt dies nur für Männer!

Sollte man also als Erwachsener Milchprodukte generell meiden? Keineswegs, denn sie können möglicherweise auch der

Darmkrebs-Vorbeugung dienen. Möglicherweise, denn einen klaren Beleg gibt es für diese Annahme nicht. Zum einen sind die Angaben in den Studien widersprüchlich. Das mag unter anderem an den unterschiedlichen Konsumgewohnheiten in den einzelnen Ländern liegen, hängt aber natürlich auch von der individuellen Fähigkeit ab, Milch zu verdauen. Eine allgemeine Empfehlung zu geben ist auf diesem Gebiet schwierig.

Andererseits sind die Resultate der einzigen Studie, die sich mit den französischen Verhältnissen befasst – also mit französischen Milchprodukten für Konsumenten mit »französischem« Enzymprofil –, ebenfalls nicht aussagekräftig. Die Studie mit dem Titel E3N-EPIC wurde Ende 2005 der Öffentlichkeit vorgestellt. Sie vergleicht zwei Gruppen: In der einen, mit den »Fällen« , sind 172 Personen, die von Darmkrebs betroffen sind, die Teilnehmer der Kontrollgruppe (67 312 Personen) haben dagegen keinen Darmkrebs. Man befragte sie über ihre Ernährungsgewohnheiten und vor allem über ihren Konsum von Milchprodukten. Die Studie konnte keinen klar erkennbaren Unterschied zwischen den beiden Gruppen offenlegen. Der Konsum von Milchprodukten führt also in Frankreich nicht zu einer eindeutigen Verminderung des Darmkrebsrisikos. Allerdings scheint das Risiko, Darmpolypen (gutartige Geschwülste) zu entwickeln, deutlich reduziert. Gerade diese Darmpolypen bilden aber häufig eine Krebsvorstufe. Wie gesagt, es ist nicht einfach, diese Zusammenhänge zu durchschauen, doch zumindest kamen die auf diesem Gebiet arbeitenden Wissenschaftler zu diesen Schlussfolgerungen.[18]

Das Problem dabei besteht darin, dass fast alle amerikanischen Studien zu einem positiven Ergebnis kamen: Wer vergleichsweise viel Milch trinkt (mindestens 200 bis 300 ml pro Tag) hat im Vergleich zu Wenigtrinkern (weniger als 70 ml pro Tag) ein vermindertes Risiko, an Darmkrebs zu erkranken. Diese Verminderung liegt jedoch nur bei einem vergleichsweise moderaten Wert von zehn Prozent. Interessanterweise (und jetzt wird's richtig kompliziert) zeigt sie sich auch nur bei Krebsformen, die distale Darmabschnitte betreffen, also solche, die weit von der Körpermitte entfernt liegen.[19]

Tabelle 16

Kalziumgehalt einzelner Milchprodukte pro Portion[17]

	Portion	Kalziumgehalt (mg/100 g)	Für die Aufnahme von 2 g Kalzium notwendige Menge
Schafvollmilch	1 Glas (125 ml)	188	11 Gläser (1,3 l)
Ziegenvollmilch	1 Glas (125 ml)	120	17 Gläser (2,2 l)
Kuhmilch, fettarm	1 Glas (125 ml)	115	18 Gläser (2,3 l)
Buttermilch	1 Becher (500 ml)	120	3,5 Becher (1,75 l)
Joghurt natur aus Vollmilch	1 Becher (125 g)	126	16 Becher (2 kg)
Quark 20 % Fett	100 g	123	17 Portionen à 100 g (1,5 kg)
Emmentaler	30 g	1055	7 Portionen
Camembert	30 g	456	15 Portionen (2 Stück)
Roquefort	30 g	608	11 Portionen
Schmelzkäse	30 g	346	20 Portionen

Werfen wir doch gemeinsam einen Blick auf Tabelle 17, die sehr schön zeigt, dass es in den einzelnen Ländern keinen Zusammenhang zwischen dem Konsum von Milchprodukten und dem Darmkrebsrisiko gibt. So gibt es in der Schweiz, in der der Pro-Kopf-Konsum von Milchprodukten am höchsten liegt, prozentual betrachtet, nicht wesentlich mehr Todesfälle durch Darmkrebs als in Italien (wo 26 Prozent weniger Milchprodukte pro Kopf und Jahr konsumiert werden) oder Japan (67 Prozent weniger).

Tabelle 17

Korrelation zwischen dem Konsum von Milchprodukten und Darmkrebs[20]

Land	Konsum von Milch-produkten (in kg/Jahr)	Schwache Laktase-Aktivität (in % der Bevölkerung)	Sterblichkeitsrate für Darmkrebs (auf 100 000 Einwohner)	
			Männer	Frauen
Schweiz	133	10	17,8	10,5
Kanada	122	6	16,9	11,2
Frankreich	116	37	17,4	10,1
Australien	110	6	20,2	13,7
Spanien	109	23	14,6	9,4
Deutschland	102	15	21,3	15,1
Italien	98	50	15,3	9,9
Japan	43	93	15,7	9,8

Was sollen wir davon nun halten? Meiner Ansicht nach ist es in
Fällen mit unklarer Datenlage immer sinnvoll, die Fragestellung
einfach umzudrehen: Brauchen wir denn wirklich Milchprodukte?

Für Kinder ist diese Frage eindeutig mit Ja zu beantworten. Sie
brauchen Milchprodukte für ein gesundes Wachstum. Und es gibt
keinen Grund, ihnen diese vorzuenthalten, denn Probleme mit
der Prostata sind in diesem Alter noch weit entfernt.

Gibt es auch unter Erwachsenen eine Gruppe, die Milchprodukte braucht? Ja, Frauen. Vor allem nach der Menopause. Da in
den Wechseljahren allmählich die Produktion weiblicher Hormone eingestellt wird, neigen Frauen im Allgemeinen zur Entwicklung von Osteoporose. Dabei werden die Knochen entminerali-
siert und ausgesprochen brüchig. Frauen brauchen, vor allem
wenn sie schwanger sind, stillen, in der Menopause oder kurz
davor sind, besonders viel Kalzium und Vitamin D. Daher sollten
sie viele Milchprodukte zu sich nehmen. Das Prostataproblem

bleibt ihnen ja ohnehin erspart, weil sie ein solches Organ nicht besitzen…

Dreimal pro Tag Milchprodukte, das heißt beispielsweise:
- 1 Becher Joghurt (125 g), 1 Glas Milch (150 ml), 250 g Milchreis
- 60 g Quark, 30 g Greyerzer, 1 Becher Hüttenkäse mit frischen Früchten
- 2 Portionen Frischkäse (30 g), 50 g Roquefort, 1 Tasse Kakao (150 ml)
- 1 Milchshake oder Smoothie mit Milch (150 ml), 1 Portion Vanillepudding (150 g), 80 g Camembert

---

Und wie sieht es bei den Männern aus? Meiner Ansicht nach müssen Männer mit Milchprodukten sehr vorsichtig sein. Es ist besser, wenn sie es vermeiden, Milch zu trinken – außer wenn diese Gewohnheit schon viele Jahre in ihrer Familie oder ihrer Region traditionell verankert ist. Ihren Bedarf an Kalzium decken sie besser über Käse – ohnehin ist Käse reicher an Kalzium als Milch. Bei den Probiotika kann man ihnen guten Gewissens nur Joghurt ans Herz legen, doch sollte dieser bestimmte Milchsäurebakterien enthalten, die nachweislich eine positive Wirkung auch für Männer besitzen: *Lactobacillus bulgaricus* oder *Streptococcus thermophilus*.[21] Diese Bakterien bleiben im Normalfall bis zum angegebenen Ablaufdatum des Produkts aktiv. Wenn Sie als Mann überhaupt Milchprodukte zu sich nehmen, sollten Sie diese zusammen mit Präbiotika verzehren. Warum greifen Sie nicht einmal zu einem selbstgemachten Milchshake mit Bananen? Auf diese Weise beschleunigen Sie die Darmpassage. Nehmen Sie danach nach Möglichkeit noch eine ordentliche Portion Radikalfänger zu sich. Diese Antioxidantien helfen Ihnen, Zellschäden in der DNS Ihrer Prostata zu reparieren. Essen Sie Früchte und Gemüse: Tomaten zum Beispiel oder Granatapfelsaft. Oder trinken Sie eine große Tasse grünen Tee.

Eier

Bevor ich dieses Kapitel abschließe, möchte ich noch ein Wort zum Thema »Eier« sagen. Engländer – auch englische Prinzessinnen – lieben Eier.

Eier sind ernährungsphysiologisch betrachtet ausgesprochen ausgewogene Nahrungsmittel. Einen Zusammenhang zwischen dem Verzehr von Eiern und dem Darmkrebsrisiko konnte keine Studie nachweisen.[22] Daher stufen wir sie hier als krebsneutrale Nahrungsmittel, also als empfehlenswert ein. Wenn Sie keine Probleme mit Cholesterin haben, können Sie nach Belieben davon essen.

Kapitel 6

Obst und Gemüse – wertvoll, aber mit Einschränkung

Nun kommen wir zu den farbenfroheren Bestandteilen unserer Ernährung: zu Obst und Gemüse.

In Frankreich läuft seit einigen Jahren eine Kampagne, die über die krebsvorbeugende Wirkung von Früchten und verschiedenen Gemüsesorten informiert. Das Gesundheitsministerium weist im Rahmen seines Nationalen Programms zur gesunden Ernährung (PNNS) darauf hin, dass man täglich mindestens 400 Gramm Obst und Gemüse essen solle: die berühmten »fünf Portionen täglich«.[1]

Die Lebensmittelindustrie ist längst auf diesen Zug aufgesprungen und hat zahlreiche Produkte auf der Grundlage von Obst und Gemüse auf den Markt gebracht. Unermüdlich preist man uns die unschätzbaren antioxidativen Qualitäten dieser Nahrungsmittelgruppe an.

Haben wir also endlich ein Wundermittel zur Krebsvorbeugung gefunden? Schützen Obst und Gemüse wirklich vor Krebs?

Der World Cancer Research Fund (WCRF), ein sehr seriöses Krebsforschungsinstitut, hat in seinem Krebsreport von 2007 darauf hingewiesen, dass Obst und Gemüse zwar durchaus der Krebsvorbeugung dienen können (s. Tabelle 18), bemerkt aber einschränkend: »Die Experten des WCRF stellen fest, dass die Beweislage zum Anti-Krebs-Effekt von Obst und Gemüse in allen seit 1995 durchgeführten Studien sehr viel weniger klar ist, als man gemeinhin angenommen hatte.«[2]

Tabelle 18

Zusammenfassung der Schlussfolgerungen des WCRF zum Zusammenhang zwischen dem Verzehr von Obst und Gemüse und eventuellen Krebserkrankungen

Faktor	Verringerung des Risikos von	Resultate der Studien
Nicht stärkehaltige Gemüse	Krebs der Mundhöhle, des Kehlkopfs, des Rachenraums, der Speiseröhre, des Magens	Wahrscheinlich
Früchte	Krebs der Mundhöhle, des Kehlkopfs, des Rachenraums, der Speiseröhre, des Magens, der Lunge	Wahrscheinlich
Nahrungsmittel mit Carotinoiden	Krebs der Mundhöhle, des Kehlkopfs, des Rachenraums, der Lunge	Wahrscheinlich
Nahrungsmittel mit Beta-Carotin	Krebs der Speiseröhre	Wahrscheinlich
Nahrungsmittel mit Lykopin	Prostatakrebs	Wahrscheinlich

Aha! Um Krebs vorzubeugen, sollen wir uns also von morgens bis abends wahllos mit Obst und Gemüse vollstopfen, obwohl die weltweit führenden Experten sich nicht sicher sind, ob das wirklich sinnvoll ist? Wem sollen wir nun glauben? Und warum sind diese Informationen nicht gesichert?

Dafür gibt es meiner Ansicht nach einen ganz einfachen Grund: Die verschiedenen Frucht- und Gemüsesorten enthalten etwa 100 000 so genannte Phytokomplexe, also bioaktive Pflanzenstoffe. Das können Ballaststoffe sein, Nährstoffe, Vitamine und so weiter.

Überlegen Sie außerdem mal, auf wie viele verschiedene Arten Obst und Gemüse gegessen werden kann: roh oder gekocht, zerkleinert oder im Ganzen, geschält oder ungeschält, zusammen mit anderen Nahrungsmitteln (Steak mit grünen Bohnen), morgens, mittags oder abends, in Bio-Qualität oder mit Pestiziden. Schließlich verläuft auch die Aufnahme durch den Organismus bei Männern, Frauen und Kindern unterschiedlich. In puncto Obst und Gemüse stehen wir vor einer Vielzahl von Einflussfaktoren, die es uns schlicht unmöglich machen, zu einem Urteil zu finden, wenn wir nicht gerade Ernährungswissenschaft studiert haben und deshalb mit der Materie vertraut sind. Wir sollten also aus dem Verzehr von Obst und Gemüse kein quasireligiöses Credo machen!

Wie immer habe ich versucht, die relevanten Informationen zu vereinfachen und daraus Regeln abzuleiten, mit denen jeder etwas anfangen kann. Diese Regeln finden Sie am Ende des Buches, wo wir Ihnen unsere persönlichen Anti-Krebs-Empfehlungen mit auf den Weg geben. Aber vielleicht möchten Sie ja noch mehr über die Eigenschaften von Obst und Gemüse wissen.

Daher werde ich Ihnen auf den nächsten Seiten ein paar Grundbegriffe erläutern, mit deren Hilfe Sie die wissenschaftliche Diskussion gut nachvollziehen können.

Was ist der Unterschied zwischen Mikronährstoffen und sekundären Pflanzenstoffen?

Mikronährstoffe sind Nährstoffe, die der Organismus in kleinen Mengen braucht, damit er funktionieren kann. Gewöhnlich kann der Körper diese nicht selbst herstellen, daher müssen sie mit der Nahrung zugeführt werden. Dies gilt zum Beispiel für alle Spurenelemente, aber auch für einige Vitamine und Mineralstoffe.

Sekundäre Pflanzenstoffe hingegen sind chemische Verbindungen, die in geringen Mengen in Pflanzen enthalten sind. Der menschliche Organismus braucht sie nicht unbedingt, um einwandfrei zu funktionieren. Dies gilt beispielsweise für Antioxidantien wie Polyphenole, Anthocyane und so weiter.

Beide Stoffgruppen spielen möglicherweise eine wichtige Rolle bei der Krebsvorbeugung, worauf wir weiter unten näher eingehen werden.

Wie wir wissen, werden Obst und Gemüse immer wieder wegen ihres Gehalts an Antioxidantien empfohlen. Was steckt nun genau dahinter?

Tabelle 19

Obst- und Gemüsesorten mit hohem Gehalt an Antioxidantien

Früchte		Gemüse	
Bezeichnung	Gehalt an Antioxidantien (ORAC-Wert pro 100 g)	Bezeichnung	Gehalt an Antioxidantien ORAC-Wert pro 100 g)
Trockenpflaumen	5770	Wirsingkohl	1770
Rosinen	2830	Spinat	1260
Heidelbeeren	2400	Rosenkohl	980
Brombeeren	2036	Alfalfasprossen	930
Erdbeeren	1540	Brokkoli	890
Himbeeren	1220	Rote Bete	840
Pflaumen	949	Roter Paprika	710
Orangen	750	Zwiebel	450
Rote Trauben	739	Mais	400
Kirschen	670	Aubergine	390
Kiwi	602		
Rosa Grapefruit	483		

Vereinfacht ausgedrückt haben diese Stoffe die Fähigkeit, Schäden zu reparieren, die freie Radikale in unserem Körper anrichten. Denn diese freien Radikale sind ein ganz normales Stoffwechselprodukt und kommen daher recht häufig vor. Wie wir oben gesehen haben, kommt es in der DNS jeder Zelle täglich zu etwa 10 000 Mutationen.

Wir nehmen Sauerstoff auf und sind der Sonnenstrahlung ausgesetzt. Beides ist dafür verantwortlich, dass sich freie Radikale bilden, die mit den Bestandteilen unserer Körperzellen, vor allem der DNS, reagieren.

Dies betrifft nun natürlich unsere Gene. Die freien Radikale reagieren so heftig mit Sauerstoff, dass sie innerhalb eines Sekundenbruchteils das Innenleben unserer Zellen erheblich schädigen können, egal, ob es sich um die DNS oder um Proteinbestandteile handelt. Daher sind sie ausgesprochen schädlich für unsere Gesundheit. Sie sind für die Alterung und das Absterben unserer Zellen verantwortlich.

Und damit ist der schädlichen Wirkungen noch kein Ende, denn wenn diese freien Radikale Sauerstoff binden, fehlt er der Zelle. Sauerstoff aber ist nötig zur Energiegewinnung. Und unsere Zellen brauchen Energie, wenn sie wachsen, sich erneuern und überleben wollen.[3]

Glücklicherweise ist der menschliche Körper eine höchst ausgeklügelte Maschine. Unser Organismus hat eine geniale Strategie entwickelt, um dem Feind, also den durch die »Zellatmung« produzierten freien Radikalen, zu begegnen. Ein Abwehrsystem aus Antioxidantien hält die oxidativen Schäden, die man auch als »oxidativen Stress« bezeichnet, in Grenzen. Es handelt sich sozusagen um eine Schicht Rostschutzmittel, mit der der Körper die Zellen überzieht. Denn der Rost, der unsere Metallkonstruktionen zerstört, ist ebenfalls Resultat eines Oxidationsprozesses, bei dem Eisen mit Sauerstoff oxidiert wird.

In unserem Körper gibt es bestimmte Stoffe, die der Oxidation entgegenwirken: Vitamin C, Vitamin E, Lykopin und einige andere. Sie machen die freien Radikale unschädlich.[4] Dazu kommt noch die Aktivität der Enzyme, welche die Schäden im Zellinnern wieder beseitigen und so verhindern, dass aus einer gesunden Zelle eine Krebszelle wird.

Dieses System ist sehr wirkungsvoll, aber nur, wenn Antioxidantien und Enzyme richtig zusammenspielen.

Der antioxidative Effekt kann dabei sowohl direkt wie auch indirekt entstehen. Einige Spurenelemente (wie Zink, Selen und Mangan), die in unserer Nahrung enthalten sind, üben eine direkte antioxidative Wirkung aus. Das gilt auch für die Vitamine C und E, die Carotinoide, die Polyphenole und die Allicine der Lauchfamilie. Sie wirken direkt auf die Bausteine der Zelle.

Andere Spurenelemente wie Chrom oder Magnesium wirken eher indirekt. Chrom verbessert die Insulinresistenz des Organismus und wirkt so auf das Körpergewicht und damit auf das Krebsrisiko ein (siehe Kapitel 11). Magnesium ist entzündungshemmend, und wie wir uns erinnern, sind Entzündungen möglicherweise krebsfördernd.[5] Doch wie immer sollten wir uns auch hier ins Gedächtnis rufen, dass es wenig Sinn hat, wahllos irgendwelche Antioxidantien zu schlucken, weil sie uns angeblich vor Krebs schützen. Wir sollten uns vielmehr um eine möglichst ausgewogene Ernährung bemühen und um die richtige Mischung aus Antioxidantien, die wir erst zusammenstellen können, wenn wir wissen, wie sie genau wirken.

Schützende Farben

Um Ihnen diesbezüglich das Leben zu erleichtern, habe ich Obst und Gemüse ganz simpel nach Farben eingeteilt.

Nach Farben?

Aber haben Sie uns, werden Sie jetzt einwenden, denn nicht schon in der Einleitung gewarnt, wir sollten uns vor Scharlatanerien hüten und nicht alles glauben, was man uns über Krebsvorbeugung durch Ernährung erzählt? Und jetzt sollen wir Ihnen abkaufen, dass die Farbe von Obst und Gemüse Auswirkungen auf unsere Gesundheit hat?

Exakt! Ich kann diese Aussage nur wiederholen. Die berühmten sekundären Pflanzenstoffe, die unsere Gene reparieren, unsere DNS stabilisieren, karzinogene Substanzen unschädlich machen können, unser Immunsystem beeinflussen und die unkontrollierte Zellvermehrung verhindern können, sind eben jene, die auch der Pflanze ihre Farbe geben. Die verantwortlichen Phytokomplexe sind die Pigmente von Obst und Gemüse.

Tabelle 20

Phytokomplexe in Obst und Gemüse nach Farben geordnet[6]

Farbe	Phytokomplex	Enthalten in
Grün	Glucosinolate	Brokkoli, Kohl
Orange	Alpha- und Beta-Carotin	Karotten, Mango, Kürbis
Rot	Lykopin	Tomaten
Rot-Violett	Anthocyane	Korinthen, Brombeeren, Erdbeeren, Preiselbeeren, Heidelbeeren
Gelb-Orange	Flavonoide	Honigmelone, Pfirsich, Papaya, Orange, Mandarine
Gelb-Grün	Lutein und Zeaxanthin	Spinat, Mais, Avocado, Melone
Weiß und cremefarben	Allicine und Phytoöstrogene	Knoblauch, Zwiebeln, Soja, Rettich

Warum also sollten wir Obst und Gemüse nicht nach der speziellen Wirkung auf Krebs einteilen, die von dem entsprechenden Phytokomplex abhängt und damit von der Farbe? Jede Farbe hat nämlich ihre eigenen ganz besonderen Qualitäten!

Grün

Verantwortlich für die grüne Farbe sind Glucosinolate. Das sind schwefelhaltige Verbindungen, die aus Aminosäuren gebildet werden.[7] Diese können sich in Isothiocynate und Indolderivate umwandeln. In wissenschaftlichen Untersuchungen wurde ein Zusammenhang zwischen diesen Stoffen und dem verminderten Risiko, an bestimmten Krebsarten zu erkranken, festgestellt. Dies gilt für die Krebsarten des Mund- und Rachenraumes, der Speiseröhre, des Magens und der Lunge.[8]

Der Anti-Krebs-Effekt entsteht, weil durch diese Stoffe bestimmte Enzyme aktiviert werden (s. Seite 64). Diese wiederum machen Karzinogene unschädlich, schützen gegen oxidativen Stress und deaktivieren Enzyme, die den Stoffwechsel der Steroidhormone beeinflussen, die – wie Sie wissen – krebserregend sind.[9]

Indolderivate, die man vorzugsweise in bestimmten Kohlsorten findet, schützen möglicherweise vor Darm- und Magenkrebs, wirken aber auch vorbeugend gegen Lungen-, Speiseröhren-, Blasen- oder Mastdarmkrebs.[10]

Tabelle 21

Obst- und Gemüsesorten mit einem hohen Anteil an Indolderivaten[11]

Obst und Gemüsesorten, die einen hohem Anteil an Indolderivaten enthalten
Brokkoli
Blumenkohl
Kohl
Rosenkohl
Wirsingkohl
Chinakohl
Steckrübe
Kresse
Speiserübe

Eine kürzlich durchgeführte Studie ergab, dass Personen, die wenigstens einmal pro Woche Kohl aßen, ein um 40 Prozent vermindertes Krebsrisiko haben.[12] Außerdem enthalten grüne Blattgemüse einen hohen Anteil an Folsäure und Chlorophyll.[13] Erstere schützt ebenfalls vor Bauchspeicheldrüsenkrebs.[14] Letzteres besitzt eine ähnliche Molekularstruktur wie Hämoglobin, von dem wir bereits wissen, dass es unter Umständen für die karzinogenen Effekte bei Menschen, die viel tierisches Blut (Blutwurst, nicht ausgeblutetes, nicht abgehangenes Fleisch) zu sich nehmen, verantwortlich ist. Chlorophyll wiederum scheint das Hämoglobin in dieser Hinsicht unschädlich zu machen.[15] Im Leben der Pflanzen sorgt es dafür, dass in der Photosynthese Kohlendioxid mittels Sonnenenergie zu Kohlehydraten und Sauerstoff umgewandelt wird. Dadurch hält es die Pflanze am Leben. Wer gerne Fleisch isst, sollte es also unbedingt mit chlorophyllhaltigen grünen Nahrungsmitteln kombinieren, vor allem abends. Dies wurde im Tierversuch mehrfach unter Beweis gestellt.[16, 17] Essen Sie also grünes Gemüse zu Ihrem Fleischgericht.

Orange

Orangefarbene Obst- und Gemüsesorten sind reich an Carotinoiden (Alpha- und Beta-Carotin). Diese verleihen ihnen ihre Farbe.

Tabelle 22

Liste der Obst- und Gemüsesorten, die viel Beta-Carotin enthalten[18]

Orangefarbene Frucht- und Gemüsesorten mit viel Beta-Carotin
Mango
Karotten
Süßkartoffeln
Aprikosen
Hokkaido-Kürbis
Pfirsich
Gartenkürbis

Es gibt etwa zwischen 40 und 50 Carotinoide in unserer Nahrung,
die vom Körper zu Vitamin A umgebaut werden können. Dieses
fördert die Zelldifferenzierung, stimuliert das Immunsystem, reguliert die Vermehrung von Zellen und die Hormonbildung. Alle
Carotinoide sind starke Antioxidantien.[19] Der Körper kann sie
besser aufnehmen, wenn Obst- oder Gemüse püriert oder gekocht
oder mit ein wenig Öl konsumiert werden. Mit Öl, weil Carotinoide fettlöslich sind.[20]

Sie schützen vor Krebserkrankungen des Mund- und Rachenraumes, aber auch der Lunge und der Speiseröhre.[21] Da sie die
Immunabwehr gegen die Humanen Papillomaviren (HPV) verstärken[22], könnten sie auch bei Gebärmutterhalskrebs vorbeugend
wirken. Vermutlich wirken sie auch vorbeugend bei Prostatakrebs.

Gelb-Orange

Die Farbe Gelb-Orange entsteht durch Flavonoide, allen voran durch das Beta-Cryptoxanthin.

Tabelle 23

Liste der Obst- und Gemüsesorten mit hohem Anteil an Bioflavonoiden[23]

Gelb-orangefarbene Früchte und Gemüsesorten mit hohem Anteil an Bioflavonoiden
Orange
Grapefruit
Zitrone
Mandarine
Aprikose
Pfirsich
Nektarine
Papaya
Birne
Ananas
Sultaninen
Gelbe Trauben
Gelbe Paprika

Flavonoide sind stark gegen Viren. Sie wirken anti-entzündlich und antioxidativ. Sie machen freie Radikale unschädlich und verhindern so die Lipidperoxidation, die karzinogene Stoffe produziert.

Flavonoide gehören zu den Polyphenolen, die den Stoffwechsel karzinogener Substanzen beschleunigen, wodurch diese schneller absterben.[24] Eines dieser Flavonoide, das Quercetin, das man in Liebstöckel, gelbem Paprika, aber auch in Kapern und Kakao findet, bremst Cytochrome P450 und Enzyme der Phase I der Bio-Transformation, die die Krebsentwicklung fördern (siehe S. 63ff.).

Quercetin kann die karzinogenen Effekte des Tabakkonsums erwiesenermaßen reduzieren.[25]

Rot

Die Farbe Rot entsteht aus Lykopin, das zur Familie der Carotinoide gehört und daher stark antioxidative Wirkung besitzt. Außerdem kann Lykopin als Wegbereiter für andere Carotinoide dienen, die sich in der Nahrung finden.

Tabelle 24

Liste der roten Obst- und Gemüsesorten mit hohem Lykopin- und Anthocyananteil[26]

Rote Früchte und Gemüsesorten mit hohem Lykopinanteil	Rote Früchte und Gemüsesorten mit hohem Anthocyananteil
Tomatensaft	Himbeeren
Tomatensuppe	Erdbeeren
frische Tomaten	Cranberries
Wassermelone	Rotkohl
Guave	Kidney-Bohnen
Rosa Grapefruit	Kirschen
	Rote Bete
	Rote Äpfel
	Rote Zwiebeln

Anders als die restlichen Mitglieder der großen Familie der Antioxidantien wird Lykopin im Körper nicht in Vitamin A umgewandelt.[27] Es spielt eine wichtige Rolle bei der Informationsweitergabe innerhalb der Zelle, die – wie wir gesehen haben – für die Bildung von Wachstumsfaktoren und die Zellvermehrung wesentlich ist. Lykopin, das vor allem in Tomaten vorhanden ist, schützt erwiesenermaßen gegen Prostatakrebs. Es reduziert das Risiko um etwa 30 Prozent.[28] Möglicherweise senkt es auch das Risiko für andere Tumore wie zum Beispiel im Mund- und Rachenraum, in der Speiseröhre, in Magen und Lunge.[29]

Die aus Tomate gewonnenen Produkte wie Tomatenmark oder Dosentomaten sind häufig noch reicher an Lykopin als frische Ware.[30]

Außerdem kann dieser Phytokomplex vom Körper (um das Vierfache) besser verwertet werden, wenn die Tomaten püriert oder als Saft, als Sauce oder als Ketchup konsumiert werden. Weiter wird die Bioverwertbarkeit verbessert, wenn der Stoff zusammen mit Öl aufgenommen wird, was bei Tomatensauce oder Pizza der Fall ist. Es lebe die italienische Küche!

Blau-Violett

Die blaue Farbe bei Obst und Gemüse kommt von Anthocyanen und Phenolen. Auch sie sind starke Antioxidantien, die die beim Zellstoffwechsel entstehenden freien Radikale entschärfen können.

Tabelle 25

Liste der blauen Obst- und Gemüsesorten, die am meisten Anthocyane und Polyphenole enthalten[31]

Blaue/violette Früchte und Gemüsesorten mit hohem Gehalt an Anthocyanen	Blaue/violette Früchte und Gemüsesorten mit hohem Gehalt an Polyphenolen
Heidelbeeren	Trockenpflaumen
rote Trauben	Korinthen
Korinthen	rote Trauben
Brombeeren	Auberginen
Kirschen	Pflaumen
Holunderbeeren	

Anthocyane sind Krebsschützer. Sie wirken pro-apoptotisch[32], sie unterstützen also den »Selbstmord« von Zellen mit verändertem Genmaterial.

Außerdem wirken sie als biologischer Sonnenschirm. Anthocyane absorbieren nämlich UV-Strahlung, wirken also der potenziell krebserregenden Wirkung von Sonnenstrahlen entgegen.[33] Wenn Sie häufig in der Sonne sind oder eine besonders empfindliche Haut haben, wenn Sie gar schon Hautkrebs hatten, sollten Sie unbedingt große Mengen dieser Stoffe zu sich nehmen.

Wissenschaftliche Studien zeigen, dass die blauen Farbstoffe auch gegen Darmkrebs schützen können, da sie das Zellwachstum in der Darmschleimhaut vermindern.[34] Das Delphinidin, ein anderes Anthocyan, scheint vor Leberkrebs zu schützen.[35] Dieses Molekül blockiert wohl Rezeptoren für die Wachstumsfaktoren, die die Zellvermehrung anregen. Im Besonderen ist davon ein Faktor betroffen, der die Vermehrung von Epidermalzellen fördert (EGF), aus denen verschiedene Zelltypen entstehen können.[36]

Gelb-Grün

Die Farbe Gelb-Grün geht auf zwei Pigmente zurück, das Lutein und das Zeaxanthin, die zur Familie der Xanthophylle und damit zu den Carotinoiden gehören.[37]

Lutein kann den Lebenszyklus der Zelle unterbrechen und die Zellteilung blockieren, außerdem fördert es den programmierten Zelltod geschädigter Zellen.[39] Dies wurde an degenerierten Zellen der Haut, der Bauchspeicheldrüse, der Leber und des Blutes nachgewiesen.[40] Auch bei menschlichen Prostatakrebszellen, die Mäusen eingepflanzt wurden, konnte dieser Effekt nachgewiesen werden.[41]

Tabelle 26

Liste der gelb-grünen Obst- und Gemüsesorten mit hohem Luteinanteil[38]

Gelb-grüne Früchte und Gemüsesorten mit hohem Luteinanteil
Wirsingkohl
Spinat
Romana-Salat
Brokkoli
Erbsen
Honigmelone
Kiwi
Blattgemüse (Rübstiel, Mangold)

Weiß oder Cremefarben

Diese Farbe findet sich bei verschiedenen Nahrungsmittelgruppen: Knoblauch und Zwiebeln, Rettich und Chicorée und schließlich Soja.

Soja ist reich an Phytoöstrogenen und scheint das Brustkrebsrisiko zu senken.[42] Dies wurde schon in mehreren Studien nachgewiesen und erscheint logisch. Mit diesem Mechanismus erklärt man auch, weshalb japanische Frauen so selten unter Brustkrebs leiden. Die Japanerinnen konsumieren sehr viel mehr Soja als beispielsweise Europäerinnen oder Amerikanerinnen.[43] (In den Neunzigerjahren waren dies vier Kilogramm Tofu pro Person in Japan, 150 Gramm pro Person in Europa und den USA.)[44] Scheinbar reduziert ein hoher Konsum an Sojaprodukten für Frauen in den Wechseljahren auch das Risiko, an Darmkrebs zu erkranken.[45] Soja könnte außerdem vorbeugend bei Magenkrebs wirken.[46] Bei Prostatakrebs ist ein vorbeugender Effekt bisher nur für Sojamilch nachgewiesen.[47] Dieser geht auf die Hemmung bestimmter Enzyme zurück, die krebsfördernd wirken (Enzyme der Phase I der Bio-Transformation, s. Seite 64). Die dafür verantwortlichen Stoffe sind die in Soja enthaltenen Saponine und vor allem das Genitein.[48]

Diese beiden Stoffe scheinen sich darüber hinaus negativ auf die Entwicklung der Blutgefäße auszuwirken, die den Tumor versorgen, und bewirken so das Absterben der Krebszellen.[49]

Die zweite Nahrungsmittelgruppe dieser Farbe sind die verschiedenen Rettichsorten, Meerrettich und Chicorée. Sie scheinen das Risiko, an Magenkrebs zu erkranken, deutlich – zwischen 30 und 40 Prozent – zu reduzieren.[50] Außerdem sind sie noch äußerst kalorienarm. Tun Sie sich also keinen Zwang an!

Die dritte Gruppe umfasst Knoblauch und Zwiebeln und all ihre Unterarten. Sie enthalten Allicin, ein starkes Antioxidans, das den Körper entgiftet sowie Krebszellen und Viren bekämpft.[51] Knoblauch muss allerdings geschält und zerkleinert werden, bevor er die darin enthaltene Allinase freisetzt. Wenn man ihn erhitzt, ohne ihn zu schälen, bleibt dieses Enzym inaktiv. Eine zerquetschte oder kleingehackte Knoblauchzehe kann erhitzt werden, das Enzym bleibt trotzdem erhalten.[52]

Alle Allicin enthaltenden Gemüsesorten vermögen das Risiko, an Magenkrebs zu erkranken, zu reduzieren – um bis zu 40 Prozent, wenn man diese häufig zu sich nimmt . Möglich scheint derselbe Effekt übrigens auch für Darmkrebs.[53] Essen Sie daher Zwiebeln und Knoblauch so oft wie möglich.

Wie wir sehen konnten, bestehen zwischen dem Genuss einzelner Obst- und Gemüsesorten und dem Risiko, an Krebs zu erkranken, komplexe Zusammenhänge.

Man kann ganz allgemein sagen, dass Obst und Gemüse gut zur Krebsvorbeugung geeignet sind. Das liegt nicht nur daran, dass die enthaltenen Phytokomplexe aufgrund ihrer Wirkmechanismen in die Entstehung einzelner Krebsarten eingreifen, sondern es gibt darüber hinaus noch weitere Gründe.

Obst und Gemüse enthalten vergleichsweise wenig Kalorien. Sie füllen den Magen und schaffen ein gutes Gefühl der Sättigung. Daher nehmen Sie mit Sicherheit nicht zu, wenn Sie sich hauptsächlich von Obst und Gemüse ernähren. Obst ist zwar reich an Zucker, doch haben diese Zuckerarten einen relativ niedrigen glykämischen Index. Das bedeutet, dass sie den Insulinspiegel nicht so schnell ansteigen lassen. Dementsprechend aber fällt er auch nicht gleich wieder ab, was zu Heißhungerattacken führen würde.

Obst und Gemüse beugen also Übergewicht vor. Wie wir später noch sehen werden, ist Übergewicht einer der bedeutsamsten Risikofaktoren bei der Krebsentstehung.

Außerdem sind Obst und Gemüse gewöhnlich reich an Ballaststoffen sind. Man weiß seit langem, dass eine ballaststoffreiche Ernährung das Darmkrebsrisiko vermindert, zwar nur geringfügig, aber dennoch klar nachweisbar.[54] Direkt oder indirekt erweisen sich Obst und Gemüse folglich als gesundheitsfördernd.

Verursachen Obst und Gemüse denn überhaupt keine Probleme? Hat die ganze Sache wirklich keinen Haken?

Nitrate, Pestizide und andere Giftstoffe

Letztlich sollten wir auch hier unseren Enthusiasmus wenigstens ein bisschen zügeln, wie wir das ja bereits des Öfteren getan haben. Denn tatsächlich nimmt man über Obst und Gemüse einen größeren Anteil krebserregender Stoffe auf als über andere Nahrungsmittel. Wenn man von Schwermetallen und PCBs in bestimmten Fischarten sowie von Arsen und anderen »Nettigkeiten« aus dem Wasser einmal absieht (dazu später), »bereichern« vor allem Obst und Gemüse unsere Nahrung mit Karzinogenen – mit Nitraten, Nitriten, Pestiziden, Fungiziden und anderen chemischen Stoffen. So nehmen wir etwa 70 Prozent der Nitrate, die sich in unserer Ernährung finden, über das von uns konsumierte Gemüse zu uns. 5 bis 20 Prozent dieser Nitrate werden durch die Bakterienflora unseres Verdauungstrakts zu Nitriten umgewandelt. Diese wiederum werden zu N-Nitrosaminen, die hochgradig krebserregend sind. Allein dies sollte schon zur Vorsicht mahnen.[55]

Doch damit ist unsere Aufzählung noch nicht erschöpft. Eine kanadische Studie zeigte erst kürzlich, dass in 15 Prozent der Obst- und Gemüsesorten auf dem Markt Pestizide enthalten sind.[56]

Die Environmental Working Group (EWG) veröffentlichte ebenfalls vor kurzem eine Studie, die den Pestizidgehalt von 47 Obst- und Gemüsesorten untersuchte. Zu diesem Zweck wurden zwischen 2000 und 2007 etwa 87 000 Testkäufe durchgeführt. Das Resultat ist alarmierend! (S. Tabelle 27.) Wer von den am stärksten belasteten zwölf Obst- und Gemüsesorten isst, nimmt im Mittel täglich mindestens zehn Pestizide auf. Beschränkt man sich hingegen auf die 15 am wenigsten belasteten, reduziert sich die Aufnahme von Pestiziden auf zwei pro Tag.[57]

Tabelle 27

Auszüge aus der Untersuchung des Pestizidsgehalts von Früchten und Gemüsesorten (2004)[58]

Nahrungsmittel	Getestete Proben	Proben mit erhöhtem Pestizidgehalt* (in %)	Proben ohne Pestizide
Staudensellerie	11	27	45
Erdbeeren	112	13	30
Auberginen	30	10	73
Kartoffeln	107	7	50
Orangen	103	5	15
Karotten	127	2	68
Äpfel	295	1	18
Birnen	108	1	44
Zucchini	79	1	86
Kiwi	30	0	83

*   Proben, bei denen der Pestizidgehalt über den Grenzwerten lag

Im Jahr 2007 hat die DGCCRF, das im französischen Wirtschaftsministerium angesiedelte Institut zur Marktüberwachung, eine
aufwändige Untersuchung von 3742 Proben von Früchten, Gemü-
se- und Getreidesorten vornehmen lassen, die auf den Märkten
Frankreichs gekauft worden waren. Auch hier ist das Resultat mehr
als erschreckend: 7,2 Prozent der Gemüsesorten und 8,5 Prozent
der Obstsorten wiesen Pestizidrückstände oberhalb der erlaubten
Grenzwerte auf.[59] Vor allem Paprika, Tomaten, Lauch, Salate, Erdbeeren, Mandarinen und Trauben wiesen durchweg eine beeindruckende Anzahl potenziell giftiger Rückstände auf.[60]

Tabelle 28

Zusammenfassung der Resultate von Pestizidkontrollen in Obst und
Gemüse[61]

	Keine Rückstände	Rückstände unterhalb der Grenzwerte	Rückstände oberhalb der Grenzwerte	Am stärksten belastete Produkte	Am geringsten belastete Produkte
Gemüse	58,7 %	34,1 %	7,2 %	Paprika Peperoni Tomaten Lauch Salat Spinat	Karotten Kartoffeln Endivien Gurken
Obst	29,7 %	61,8 %	8,5 %	Erdbeeren Mandarinen Trauben	Pfirsiche Bananen Äpfel

Elementare Hygiene

Was können wir also tun? Zum einen ist es sinnvoll, Obst und Gemüse aus biologischem Anbau zu kaufen. Dann sollte man beides natürlich gründlich und lange waschen. Wenn Sie Ihr Obst und Gemüse nur abspülen, werden die Pestizide dadurch zwar reduziert, aber nicht vollständig entfernt. Mittlerweile gibt es Mittel zum Waschen von Obst und Gemüse, die Sie benutzen sollten, da viele Pestizide nicht wasserlöslich, aber fettlöslich sind.

Natürlich können Sie Obst und Gemüse auch schälen, andererseits müssten Sie dadurch auf wichtige Nährstoffe verzichten, denn Vitamine und Mineralstoffe sitzen nicht selten unter der Schale.[62] Bei Kohl oder Salaten sollten Sie die äußeren Blätter großzügig entfernen. In vielen Fällen – natürlich nicht bei Erdbeeren oder Himbeeren – hilft auch Bürsten.

Kapitel 7

Fette und ihre Zubereitungsarten

Wir möchten dieses so wichtige Kapitel mit einer rätselhaften Tatsache beginnen: Frauen chinesischer Abstammung, die in Hongkong leben, haben weltweit eine der höchsten Lungenkrebsraten.[1] Diese bedauerliche Tatsache trifft auch auf die Frauen in anderen Metropolen Chinas zu – sowie auf Chinesinnen in Singapur, Malaysia, auf Hawaii und in Japan. Epidemiologische Studien zeigen aber: Nur 36 Prozent der Frauen, die in Hongkong an Lungenkrebs erkrankten, rauchten.[2] In Shanghai waren es sogar nur 24 Prozent. Wie ist das möglich? Liegt auf den armen Chinesinnen etwa ein Fluch, da sie, ohne je geraucht zu haben, Opfer dieser so verheerenden Krebserkrankung werden?

Die Antwort ist verblüffend einfach und mittlerweile auch hinreichend belegt: Es liegt an der Art und Weise, wie diese Frauen ihr Essen zubereiten.

So unwahrscheinlich Ihnen dies auch vorkommt, das Massensterben unter Chinesinnen in den Metropolen hat nichts mit Zigaretten oder Smog zu tun. Sie erkranken vielmehr, weil sie in ihrem Wok Öle verwenden, die hochgradig krebserregend sind.

Diese beunruhigende Tatsache, die Ihnen vermutlich unbekannt war, werden wir später noch einmal aufgreifen und Ihnen alle nötigen Einzelheiten dazu liefern.

Fette und Krebs

Fangen wir von vorne an. Erhöhen oder vermindern Fette unser Risiko, an Krebs zu erkranken? Und falls dies zutrifft: Für welche Krebsarten gilt dies? Haben unsere Kochgewohnheiten etwas mit der Krebsentstehung zu tun? Und wenn ja, welche Rolle spielt dabei die Verwendung von Fetten?

Diese drei Fragen zu beantworten, ist schon deshalb nicht ganz einfach, weil es dazu eine höchst umfangreiche Fachliteratur gibt. Diese wollen wir nun gemeinsam sichten.

Vermutlich wissen Sie über Fette weniger als über andere Nahrungsmittelgruppen. Mir jedenfalls drängt sich unweigerlich der Eindruck auf, dass es in der öffentlichen Diskussion ganz schön drunter und drüber geht, sobald die Rede auf Fette in der Nahrung kommt.

So heißt es beispielsweise, man solle Öle mit ungesättigten Fettsäuren zu sich nehmen, da sie gesünder seien.[3] Hier kommt es meist schon zum ersten Missverständnis. Die Verbraucher merken sich nämlich Folgendes: Die sind gut, die haben weniger Kalorien. Doch das stimmt nicht! Alle Öle enthalten 100 Prozent Fett und sollten daher nur in geringen Mengen genossen werden. Wenn Sie tatsächlich Ihr Krebsrisiko reduzieren wollen, sollten Sie nämlich zuallererst darauf achten, dass Sie kein Übergewicht haben. Und zu diesem Zweck sollten Sie so wenig Fett wie möglich konsumieren, ob nun aus ungesättigten Fettsäuren oder nicht. Übergewicht erhöht nämlich das Krebsrisiko ganz beträchtlich.

Der zweite Irrtum in puncto Fette besteht darin, dass die meisten Menschen denken: Was pflanzlich ist, kann nicht schaden. (Nichts falscher als das. Vergessen Sie nicht, dass einige der gefährlichsten Giftstoffe – wie Tabak – aus dem Pflanzenreich kommen.) Viele Menschen gehen davon aus, dass Pflanzenöle ungefährlicher seien als die gesättigten Fettsäuren, die in Milchprodukten oder

Fleisch stecken … Auch das ist falsch! Zahlreiche Pflanzenöle enthalten mindestens ebenso viele gesättigte Fettsäuren wie tierische Produkte (siehe Tabelle 29).

Tabelle 29

Zusammensetzung verschiedener Fette[4]

Fett	Kalorien (kcal/100 g)	Lipid-gehalt (g/100 g)	Gesättigte Fettsäuren (g/100 g)	Einfach ungesättigte Fettsäuren (g/100 g)	Mehrfach ungesättigte Fettsäuren (g/100 g)	Cholesterin (mg/100 g)
Speiseöl im Durch-schnitt	899	99,9	12,7	57,6	27,7	0
Butter	748	82,6	57	21,7	3,1	226
Gänsefett	896	99,6	27,3	57,1	11	100
Margarine	736	81,6	19,4	17	41,6	in Spuren
Schweine-schmalz	900	100	46,7	37,8	9	95

Kann man also sagen, dass man den Verzehr von Fett nach Möglichkeit vermeiden sollte? Nein, das stimmt so auch nicht. Denn bestimmte Vitamine und Spurenelemente, vor allem jene, die zur Krebsvorbeugung beitragen, sind nur in Fett löslich. Ohne Fett kann der Körper sie nicht oder nur eingeschränkt aufnehmen, und dies schadet Ihrer Gesundheit. Damit unser Körper richtig arbeitet, sollte unsere tägliche Nahrungsaufnahme 30 bis 35 Prozent Fette enthalten.[5]

So weit, so gut. Aber welche Fette?

Dazu müssen Sie zunächst einmal wissen, dass es vier Typen von Fettsäuren gibt:

1) Mehrfach ungesättigte Fettsäuren: Man findet sie in zahlreichen pflanzlichen Ölen (Soja-, Mais-, Sonnenblumenöl), in fettreichen Fischsorten (Lachs, Makrele, Stint, Hering und Auster), in Leinsamen und in Walnüssen (Sorten aus Grenoble).

2) Einfach ungesättigte Fettsäuren: Sie finden sich im Olivenöl, Rapsöl, Sonnenblumenöl (hoher Anteil an Ölsäure), in Avocados und Nüssen (Cashew, Mandeln, Erd- und Pekannüsse …)

3) Gesättigte Fettsäuren: Man findet sie in Kokosfett, Palmöl, Palmherzen und tierischen Fetten (Schwein, Rind) sowie in Butter und Käse.

4) Transfettsäuren: Sie kommen in kleinen Mengen in bestimmten Nahrungsmitteln vor (Milchprodukte, Rind und Lamm), doch sie werden auch bei der Raffination von Raps- und Sojaöl sowie bei der Härtung flüssiger Fette (beispielsweise zu Margarine) gebildet.

Tabelle 30

Zusammensetzung pflanzlicher Öle[6]

Fett	Kalorien (kcal/ 100 g)	Lipidgehalt (g/100 g)	Gesättigte Fettsäuren (g/100 g)	Einfach ungesättigte Fettsäuren (g/100 g)	Mehrfach ungesättigte Fettsäuren (g/100 g)
Erdnussöl	899	99,9	19,8	45,2	30,1
Natives Olivenöl	898	99,8	15,1	77,2	7
Rapsöl	900	100	7,6	58,9	29,7
Walnussöl	899	99,9	9,3	17	69
Traubenkernöl	900	100	9,6	18,2	67,8
Sojaöl	899	99,9	14,1	20,5	60,5
Sonnenblumenöl	900	100	11,5	20	64,4

Fett	Kalorien (kcal/ 100 g)	Lipidgehalt (g/100 g)	Gesättigte Fettsäuren (g/100 g)	Einfach ungesättigte Fettsäuren (g/100 g)	Mehrfach ungesättigte Fettsäuren (g/100 g)
Pflanzenöl, kommerzielle Mischung	899	99,9	10,5	42,4	44,9

Produkte mit einem hohen Gehalt an gesättigten oder Transfettsäuren haben häufig eine ansprechende Struktur und einen vollmundigen Geschmack.

Öle mit hohem Gehalt an einfach oder mehrfach ungesättigten Fettsäuren sind dagegen reich an Omega-3, Omega-6 und Omega-9-Fettsäuren.

Omega-3-Fettsäuren

Nun, wo Sie die verschiedenen Typen von Ölen und Fetten kennengelernt haben, wollen Sie vermutlich wissen, welches am besten für Sie ist.

Da aber muss ich Sie enttäuschen, denn es gibt bis heute keinen eindeutigen Beweis dafür, dass der Verzehr von Omega-3- (oder 6- oder -9) Fettsäuren vor Krebs schützt.[7] Zumindest gibt es keine einigermaßen überzeugende wissenschaftliche Studie über die Wirkung auf Menschen, die es verdiente, hier erwähnt zu werden.

Indirekte Studien über den Verzehr von stark Omega-3-haltigen Fischsorten haben zwar bei einigen Krebsarten solche Hinweise ergeben, diese wurden aber bedauerlicherweise von anderen Studien widerlegt.[8] Im Bericht des World Cancer Research Fund von 2007 fanden Omega-3-Fettsäuren als vorbeugender Wirkkomplex gegen Krebs nur ein einziges Mal Erwähnung.[9]

Und dazu kommt noch Folgendes: Wenn man Omega-3- und Omega-6-Fettsäuren dem Sonnenlicht aussetzt, wandeln sie sich relativ rasch in gesundheitsschädliche Substanzen um. Dabei entstehen toxische Stoffe wie freie Radikale oder Lipidperoxide, die das Genmaterial in der Zelle angreifen können.[10] Das liegt daran, dass Öle, die viele Omega-3- beziehungsweise Omega-6-Fettsäuren enthalten, sehr instabil sind und schnell ranzig werden. Dann werden die ungesättigten Fettsäuren zu Krebserregern umgewandelt. Es kommt also vor, dass man ein Öl zu sich nimmt, das man für besonders gesund hält, das sich aber unter Einwirkung des Sonnenlichts in hochgradig krebserregende Lipidperoxide zersetzt. Mein Rat ist also, solche Öle vor Licht zu schützen und sie möglichst schnell zu verzehren. (Kaufen Sie nur kleine Mengen!)

Es gibt zwar heute zahlreiche Studien, die die möglicherweise schützende Wirkung von Omega-3-Fettsäuren untersuchen, doch leider ist ein Nachweis bisher nicht gelungen. Einer der bekanntesten Spezialisten, Professor D. MacLean, hat im Jahr 2006 im renommierten *Journal of American Medical Association* (JAMA) einen Artikel publiziert, in dem er den Omega-3-Fettsäuren diese Wirkung sogar abspricht.[11]

Erhitzte Öle und Fette

Nicht nur Licht wirkt zersetzend auf Öle und Fette, sondern auch deren unsachgemäße Erwärmung. Das Prinzip ist ganz einfach. Je instabiler ein Öl ist (– was auf die Öle zutrifft, die reich an ein- oder mehrfach ungesättigten Fettsäuren sind –), desto weniger verträgt es hohe Temperaturen. Der Luftsauerstoff verbindet sich mit dem Öl, es nimmt eine immer dunklere Farbe an und am Ende kommt es zur Rauchentwicklung. An diesem Punkt wird das Öl schädlich. (Diesen so genannten Rauchpunkt haben wir in Tabelle

31 für verschiedene Öle zusammengefasst.)Der Glycerolanteil des Fettmoleküls verwandelt sich in Acrolein. Das Fett nimmt einen stechenden Geruch an, und es entwickeln sich massenhaft Lipidperoxide, die für unsere Zellen schädlich sind.[12] Dann wirkt das Öl krebserregend: Denn in erhitzten Ölen finden sich mehr als 50 flüchtige organische Verbindungen, die entweder mutagen (mutationsfördernd auf das genetische Material der Zelle) oder karzinogen wirken. Dazu gehören Benzol, Benzo(a-)pyren, Anthracen, Acrolein und Formaldehyd[13] (s. Tabelle 6 auf Seite 70).

Auch wenn diese Begriffe Ihnen nichts sagen, so hören sie sich doch sicher schon unheimlich genug an! Denn es handelt sich dabei um hochgradig karzinogene Stoffe, die in der Lage sind, jede unserer gesunden Zellen in wenigen Minuten in eine Krebszelle zu verwandeln! Wenn das passiert ist, ist es schon zu spät. Denn diese Zelle wird sich unaufhörlich teilen und vermehren. Aus einer Zelle werden zwei, dann vier, dann acht, 16, 32 und so weiter. Eines Tages werden Sie den Befund bekommen, dass Sie einen Tumor haben.

Aus diesem Grund wurde das Garen mit heißen Ölen von der Weltgesundheitsorganisation als Karzinogen der Stufe 2A eingeordnet, also »wahrscheinlich krebserregend«[14] (s. Tabelle 6, S. 70). Ob dies eintritt, hängt jedoch entscheidend von dem Öl ab, das Sie verwenden, und von der Temperatur, die es erreicht. Und natürlich auch davon, ob Sie für verschiedene Garvorgänge immer dasselbe Öl verwenden. Das kommt nämlich relativ häufig vor: So ermittelte das DGCCRF, das französische Institut zur Marktüberwachung im Wirtschaftsministerium[15], anhand von 2538 Stichproben in Restaurants aller Preisklassen, dass bei jeder sechsten Probe die Öle zersetzt und damit gefährlich waren. Die meisten davon hätten schon längst ausgetauscht werden müssen.

Tabelle 31
Rauchpunkt verschiedener Öle[16]

Öl	Rauchpunkt bei (Grad Celsius)
Erdnussöl	227
Erdnussöl kaltgepresst	160
Haselnussöl	221
HO-Sonnenblumenöl, kaltgepresst (mit höherem Ölsäuregehalt)	160
Macadamiaöl	199
Mandelöl	216
Olivenöl, kaltgepresst, erste Pressung (nativ extra)	160
Palmöl	240
Rapsöl kaltgepresst	177
Rapsöl kaltgepresst, erste Pressung	107
Rapsöl raffiniert	204
Sesamöl, kaltgepresst	177
Sojaöl, kaltgepresst	160
Sonnenblumenöl, kaltgepresst	107
Traubenkernöl	216
Walnussöl, kaltgepresst	160

Der Garprozess

Wenn Sie frische Lebensmittel in eine Pfanne mit heißem Öl geben, dann dringt aus diesen Lebensmitteln Wasser, das sich mit dem Öl vermischt. Die Hitze der Ofenplatte verteilt sich auf die gesamte Pfanne. Beides trägt dazu bei, dass das Öl den Rauchpunkt erst gar nicht erreicht.

Wenn Sie aber einen Wok verwenden, wie die Asiaten, dann erreicht das Öl am Boden des Woks gewöhnlich gut 240 Grad Celsius[17] und schon entstehen all diese polyzyklischen aromatischen Kohlenwasserstoffe, die wir oben angesprochen haben.

Diese Daten werden durch mehrere Studien am Menschen, die ich schon im Eingangskapitel aufgeführt habe, belegt. Sie sind die Lösung für das zu Anfang dieses Kapitels gestellte Rätsel. Man kann sogar einen Zusammenhang herstellen zwischen der Häufigkeit von Lungenkrebs bei nicht-rauchenden Asiatinnen und der Häufigkeit, mit der sie ihren Wok wöchentlich benutzen.[18] Eine weitere Studie am Personal von 23 asiatischen Restaurants zeigte ebenfalls ein erhöhtes Krebsrisiko für chinesische Köche.

Und welches Öl ist nun am besten?

Natürlich spielt es auch eine Rolle, welches Öl verwendet wird. Zunächst einmal, weil – wie Sie in Tabelle 31 sehen konnten – der Rauchpunkt nicht bei allen Ölen gleich ist. Aber natürlich spielt auch der Anteil an gesättigten Fettsäuren eine Rolle. Eine Entstehung von aromatischen Kohlenwasserstoffen bei hohen Temperaturen wurde vor allem für Rapsöl, Perillaöl und Hanföl nachgewiesen.[19]

Wenn man also im Wok mit Leinöl kocht, geht man ein geringeres Risiko ein (auch wenn die Wok-Küche sogar mit Leinöl Lungenkrebs auslösen kann), als wenn man Rapsöl verwendet (- dieses erhöht das Krebsrisiko um 65 Prozent). Kocht man hingegen mit Perilla- oder Hanföl, erhöht sich das Risiko um 325 Prozent. Am ungefährlichsten erscheint das Erdnussöl mit seinem ausgesprochen hohen Rauchpunkt.[20]

Verstehen Sie mich nicht falsch: Die Wok-Küche soll hier genauso wenig verteufelt werden wie das Rapsöl. Mir geht es vielmehr darum, dass das verwendete Öl so gewählt wird, dass einzelne Risiken sich nicht überlagern und damit verstärken. Wer raucht, sollte sich überlegen, ob er ständig mit dem Wok kocht, denn er hat ohnehin schon ein erhöhtes Lungenkrebsrisiko.

Andererseits lassen sich die aromatischen Kohlenwasserstoffe und ihre mutagene und karzinogene Wirkung auch wieder unschädlich machen. Einer Studie aus Taiwan zufolge kann eine ordentliche Portion Quercetin (von dem wir im Kapitel über Nahrungsergänzungsmittel noch mehr hören werden) den schädlichen Effekt auf unsere Gesundheit abfedern. Damit stünde uns also ein Mittel zur Vorsorge zur Verfügung.[21]

Nun wissen Sie also, dass Fette und Öle nicht nur dick machen und so unser Krebsrisiko erhöhen. Sie wirken auch krebsfördernd, wenn wir sie nicht vor Licht geschützt aufbewahren oder sie zu stark erhitzen.

Acrylamid – ein krebserregendes Nebenprodukt unserer Küche

Doch damit nicht genug. Denn es gibt noch eine weitere hochgradig schädliche Substanz, die sich bei der Zubereitung von Lebensmitteln bilden kann: Acrylamid.

Die Weltgesundheitsorganisation stuft Acrylamid als »wahrscheinlich krebserregend für den Menschen« ein[22] (s. Tabelle 6, Seite 70). Darauf reagierten viele Behörden für Nahrungsmittelsicherheit wie die Afssa in Frankreich[23], die BPIC in Kanada[24] (die in der Folge zahlreiche Lebensmittelproben untersuchte) und die EFSA in Europa[25]. Was also ist Acrylamid?

Unter Einwirkung hoher Temperaturen reagieren die Kohlehydratmoleküle vorzugsweise in stärkehaltigen Lebensmitteln mit einzelnen Aminosäuren. Diese chemische Reaktion trägt den Namen »Maillard-Reaktion«. Dabei entsteht, wenn die Aminosäure Asparagin beteiligt ist, Acrylamid.[26] Dieses wiederum ist hochgradig krebserregend. Wenn Sie also ein Nahrungsmittel stark erhitzen, das viel Asparagin enthält, entsteht dabei das karzinogene

Acrylamid. Asparagin macht 40 Prozent der in Kartoffelchips enthaltenen Aminosäuren aus, 14 Prozent der Aminosäuren in Getreide, 18 Prozent in proteinreichen Roggenprodukten.[27]

Die Afssa hat erst kürzlich einen Bericht veröffentlicht, in dem sie den Acrylamidgehalt in 200 Proben aus einem Querschnitt von Lebensmitteln angibt, die wir tagtäglich im Supermarkt kaufen.[28]

Tabelle 32

Acrylamidgehalt einiger Produkte, die im Einzelhandel oder in großen Handelsketten verkauft werden[29]

Produkt	Acrylamidgehalt (in µg/kg)
Kaffee und Kaffeeersatz	485
Salzige Snacks	428
Pommes frites und Chips	395
Kekse und Backwaren	191
Frühstücksflocken	127
Toast, Kräcker, Zwieback	91
Schokolade und Schokoriegel	75
Produkte für Kinder	41
Fertiggerichte	35
Milchprodukte	13

Natürlich können wir hier keine Marken nennen. Doch die genauen Ergebnisse dieser Studie können einem Gänsehaut einjagen!

Milchprodukte erscheinen mit einem Acrylamidgehalt von 10 bis 35 µg/kg noch vergleichsweise harmlos, Pommes frites und Kartoffelchips hingegen können es bis auf stattliche 2600 µg/kg bringen. Mit Honig gesüßte Frühstücksflocken weisen nur 410 µg/kg auf, salzige Snacks auf Kartoffelbasis hingegen schlagen mit bis zu 850 µg/kg zu Buche. Getränke auf Kaffee- oder Zichorienbasis enthalten – vor allem, wenn sie in der Schweiz hergestellt wurden – bis zu 1000 µg/kg, und zwar ohne Ausnahme.[30] Für eine hochgradig krebserregende Substanz wie Acrylamid ist das schon ganz ordentlich, nicht wahr?

Tabelle 33

Produkte, die nur wenig Acrylamid enthalten (in Auszügen)[31]

Produkt	Herkunftsland	Acrylamidgehalt (in µg/kg)
Buttermilchgetränke	Frankreich	< 10
Dunkle Schokolade	Schweiz	< 10
Lasagne	Schweiz	< 20
Madeleine	Frankreich	< 10
Milchdesserts	Frankreich	< 10
Pommes frites (tiefgekühlt)	Frankreich	< 50
Schokoladenkuchen	Frankreich	< 10
Sonstiges Schokoladengebäck	Frankreich	32
Zuckerhaltige Kekse	Frankreich	< 10
Zwieback	Frankreich	10

Tabelle 34

Produkte mit hohem Acrylamidgehalt (in Auszügen)[32]

Produkt	Herkunftsland	Acrylamidgehalt (in µg/kg)
Frühstücksflocken mit Honig	Frankreich	410
Gespritzte salzige Snacks	Frankreich	600
Kaffeepulver	Schweiz	567
Kekse	Frankreich	550
Kräcker	Frankreich	250
Lebkuchen	Frankreich	300
Maissnacks	Frankreich	245
Pommes frites	Schweiz	2600
Salzige Snacks auf Kartoffelbasis	Frankreich	900
Zichorienkaffee	Schweiz	1300

Über den Acrylamidgehalt deutscher Lebensmittel können Sie sich auf der Webseite des Bundesamts für Verbraucherschutz und Lebensmittelsicherheit informieren.[33] Dort erfahren Sie alles über Acrylamidfunde und die 2002 eingeführten Signalwertberechnungen.

Wir haben uns bislang mit dem Krebsrisiko beschäftigt, das bestimmte Öle, bestimmte Zubereitungsarten sowie acrylamidhaltige Produkte mit sich bringen. Was müssen Sie über Fette und Öle sonst noch wissen? Oder über andere Zubereitungsarten?

Was den krebserregenden Effekt anderer Fette, vor allem von Butter, angeht, können wir Entwarnung geben: Es gibt bisher keinen überzeugenden Hinweis darauf, dass Butter krebserregend wirkt, wenn man vom Krebsrisiko durch Übergewicht einmal absieht. Endlich auch einmal eine gute Nachricht!

Der zweite Punkt, auf den ich hier hinweisen möchte, ist hingegen weniger erfreulich. Wir haben uns damit schon beim Thema »Fleisch« auseinandergesetzt. Es geht dabei um das Grillen. Seltsamerweise scheinen viele Menschen anzunehmen, dass man, wenn man sich gesund ernähren will, möglichst häufig gegrilltes Fleisch oder gegrillten Fisch zu sich nehmen sollte.

Tatsächlich aber ist diese Art der Zubereitung hochgradig gesundheitsschädlich, zumindest wenn man das Krebsrisiko betrachtet. Schuld daran ist hier die Entstehung schädlicher Stoffe bei hohen Temperaturen, zum Beispiel polyzyklischer Kohlenwasserstoffe und heterozyklischer Amine. Beide Stoffgruppen sind stark krebserregend. Sie entstehen, wenn Fisch oder Fleisch mit offenem Feuer in Berührung kommen, also Temperaturen über 500 Grad Celsius ausgesetzt sind. Daher empfiehlt das französische Institut für Nahrungsmittelsicherheit (Afssa), diese Zubereitungsart nur gelegentlich zu wählen und darauf zu achten, dass das Grillgut mindestens zehn Zentimeter von der offenen Flamme entfernt gegart wird.[34]

Dies bedeutet jedoch nicht, dass Sie nun für den Rest Ihres Lebens aufs Grillen verzichten müssen. Achten Sie nur darauf, nicht zu oft Gegrilltes zu essen, am besten nicht mehr als ein paar Mal pro Jahr.

Besser wäre es ohnehin, Fleisch oder Fisch öfter roh zu essen – was immerhin 28 Prozent der Franzosen tun. Allerdings ist auch hier Vorsicht geboten: Roten Thun, Schwertfisch und Lachs sollten Sie auf keinen Fall roh konsumieren.[35] Wenn Sie gebratenes Fleisch essen möchten, sollten Sie rosa Gebratenes vorziehen.

Kapitel 8

Zucker und zuckerhaltige Produkte – nicht ganz weglassen

Vor kurzem nahm mich einer meiner Freunde, ein bekannter Komiker, beim Abendessen auf den Arm: »Du sagst doch auch, dass weißer Zucker, der Auszugszucker, der mit Knochenmehl raffiniert wird, stark krebserregend ist, oder?«

Ich dachte natürlich, jetzt wiehert gleich jeder los! Weit gefehlt. Die Herrschaften, mit denen wir das Abendessen einnahmen, waren tatsächlich der gleichen Meinung wie mein Freund!

Einmal abgesehen davon, dass Zucker nicht mit Hilfe von Knochenmehl gewonnen wird, ist es höchste Zeit, dass diese Substanz eine seriöse Würdigung erfährt. Daher habe ich beschlossen, ihr hier ein ganzes Kapitel zu widmen.

Ah, der Zucker! Das Wort genügt schon, damit vor unseren Augen eine bunte Welt aus Bonbons, Kuchen, Schokolade und anderen Leckereien ersteht. Wer träumt schon von Blumenkohl oder Beefsteak?

Der Geschmack von Süßem beruhigt uns, tut uns gut, macht uns Lust auf mehr … und mehr und … Wenn Sie auf Ihren Gaumen hören und sich keinerlei Schranken auferlegen würden, hätten die Konditoren und Pralinenmeister ununterbrochen zu tun. Zuckerhaltige Lebensmittel lassen uns von den vergangenen Tagen der Kindheit träumen, von den überlieferten Rezepten unserer Großmütter und der Weichheit des mütterlichen Schosses.

Woran liegt das? Nun, unser Geschmackssinn sitzt in zahlreichen Rezeptorzellen auf der Zunge und im Mund. Ein Baby hat 7000 dieser Zellen. Bis zum Alter von 60 Jahren sinkt die Zahl jedoch auf circa 2000. Diese Zellen sind auf bestimmte Geschmacksrichtungen sozusagen spezialisiert: salzig, süß, sauer, bitter. Die Rezeptoren für den süßen Geschmack sind nicht nur am zahlreichsten, sie entstehen auch als erste. Die »süßen« Geschmacksknospen bildet der Fötus schon im Mutterleib aus.[1]

Tabelle 35
Süßkraft verschiedener Produkte

Produkt	Relative Süßkraft
Acesulfam (E940)	130-200
Aspartam (E951)	200
Fruktose	110-120
Glukose	70
Haushaltszucker (im Durchschnitt)	100
Honig	100
Invertzucker	100-110
Laktose (Milchzucker)	30
Saccharin	300-500

Zuckerkonsum und Krebsrisiko

Gibt es nun eine Verbindung zwischen dem Konsum von Zucker oder Zuckeraustauschstoffen und dem Krebsrisiko?[2]

Zur Beantwortung dieser Frage möchten wir Ihnen hier einen kleinen Fingerzeig geben: Der berühmte Bericht des World Cancer Research Fund über den Zusammenhang zwischen Ernährung und Krebs, den wir hier schon so oft zitiert haben, umfasst 600 Seiten. Eine Seite davon ist dem Zucker und den Zuckeraustauschstoffen gewidmet![3] Eine Seite, die noch nicht mal ganz voll ist …

Aber meine Überzeugung, dass Sie mehr zu diesem Thema wissen wollen, ist nun mal unerschütterlich. Und so möchte ich Ihnen hier die wichtigsten Informationen an die Hand geben, damit Sie sich selbst ein Urteil bilden können. Damit Sie Gelesenes und Gehörtes überprüfen, darüber nachdenken und mit Ihrem gesunden Menschenverstand entscheiden können, wie Sie es künftig mit der Ernährung und dem Krebsrisiko halten wollen, zu Ihrem eigenen Wohl und dem Ihrer Lieben.

Fangen wir also mit den wirklich zuckerhaltigen Produkten an.

Wie kommt es, dass so viele Pseudoexperten vollmundig verkünden, Zucker sei krebserregend, obwohl die wohl renommierteste Institution auf dem Globus vom Gegenteil ausgeht?

Die Antwort darauf ist recht simpel: Die Herren und Damen Pseudoexperten wollen Ihnen Angst machen und bedienen sich dabei eines methodischen Tricks.

Die Auswirkungen von Insulin und IGF1

Was wissen wir über Zucker? Eines jedenfalls ist sicher, und wir werden uns dieser Tatsache in einem eigenen Kapitel widmen: Übergewicht wirkt krebsfördernd.

Wie aber kommt man von dieser Erkenntnis zum Verbot von Zucker im Allgemeinen? Das ist schon ein bisschen komplizierter, aber ich werde versuchen, es Ihnen zu erklären: Es gibt ein Hormon im Körper, das kontrolliert, was mit den Zuckern und Fetten, die wir zu uns nehmen, passiert. Dieses Hormon ist das Insulin. Es steuert, was unser Körper aufnimmt, und trägt so zur Energiegewinnung bei. Wenn wir viel Zucker im Blut haben (durch einen

Überschuss in der Nahrung oder zu niedrigen Energieverbrauch), sorgt das Insulin dafür, dass er gespeichert wird. Ist hingegen zu wenig Blutzucker vorhanden, bewirkt das Insulin, dass der Reservezucker aus Leber und Muskeln freigesetzt wird. Das Insulin legt darüber hinaus noch einen zweiten Energiespeicher an, nämlich die Fettzellen. Wenn Energie gebraucht wird, löst es die Fettdepots auf, damit wieder Zucker hergestellt werden kann. Das geschieht zum Beispiel bei einer Hungersnot oder wenn Sie abnehmen wollen.

Wie Sie sehen, ist Insulin ein sehr wichtiges Hormon. Ist eine Person aber fettsüchtig, verrichtet das Insulin seine Arbeit nicht mehr korrekt. Es ist von dem Überangebot an Energie durch die zu reichhaltige Nahrung überfordert und fängt an, überall im Körper Fettdepots anzulegen. Wer zu viel Arbeit hat, schafft sie eben am Ende nicht mehr. Was aber passiert dann?

Tabelle 36

Zucker- und Fettgehalt verschiedener zuckerhaltiger Produkte[4]

Produkte (je 100 g)	Kcal	Kohlehydratgehalt (in g)	davon Zucker (in g)	Fett (in g)
Apfel-Crumble	223	32,8	23,7	9
Apfelkuchen	271	37,4	14,8	11,6
Baba au rhum (ein französischer Napfkuchen)	277	28,8	23,3	13,4
Bonbons (im Durchschnitt)	339	75,4	75,2	3,5
Brownie	444	47,9	40	25,3
Butterkekse	446	73,8	22,1	13,1
Cookie	511	62,6	34,5	25,9
Eclair	254	31,3	22,6	11,8
Engl. Früchtekuchen	409	61,2	42,4	16,1
Flan	201	27,9	10,3	8,1
Fruktose	380	95	95	0

Produkte (je 100 g)	Kcal	Kohlenhydratgehalt (in g)	davon Zucker (in g)	Fett (in g)
Honig	316	78,6	78,6	0
Konfitüre (im Durchschnitt)	220	54,4	54,4	0,27
Madeleine (Mandelge-bäck)	441	54,3	19,2	22,2
Meringue	394	91,6	91,6	0,7
Milchschokolade	547	57,5	56,5	32,1
Millefeuille-Gebäck	292	43,7	21,1	11,3
Nussnougatcreme (Brot-aufstrich)	510	57,1	56,5	28,9
Zucker	400	100	100	0

Nun, unsere Bauchspeicheldrüse stößt immer mehr Insulin aus, damit der Ansturm an Nährstoffen bewältigt werden kann. Der Insulingehalt im Blut ist dann außerordentlich hoch, man spricht dabei von Hyperinsulinämie.

Irgendwann ist das Organ endgültig überfordert, was vor allem bei stark übergewichtigen Personen vorkommen kann. Dann entwickelt sich Fettsucht-Diabetes (bei Jugend-Diabetes produziert die Bauchspeicheldrüse dagegen gar kein Insulin).

Insulin fungiert normalerweise als Kontrollstation für Zucker im Blut und in den Zuckerspeichern. Wenn permanent viel Insulin im Blut ist, entwickelt es jedoch noch andere Eigenschaften. Zum Beispiel stimuliert es das Zellwachstum und die Zellteilung.[5] Und zwar unterschiedslos bei allen Zellen, bei gesunden und karzinogenen.

Liegt Insulin im Blut in zu hoher Menge vor, stimuliert es die Leber. Diese stößt dann ein weiteres Hormon aus, das die Zellteilung fördert: IGF1. Unter bestimmten Umständen ersetzt IGF1 Insulin sogar, was die Zellvermehrung noch weiter anregt.

IGF1 – oder Insulin, das es aufgrund seiner strukturellen Ähnlichkeit ersetzt – ist sehr gefährlich, da es gesunde Zellen zu Krebszellen umwandeln kann, wenn es mit karzinogenen Substanzen zusammenwirkt. Außerdem verhindert IGF1 den programmierten Zelltod (Apoptose) und fördert die Fähigkeit zur Zellteilung.[6]

Darüber hinaus wirken Insulin im Übermaß und IGF1 auch indirekt krebserregend, indem sie die Produktion von Sexualhormonen wie zum Beispiel Östrogen fördern.[7] So wird das Wachstum von eventuell vorhandenen Krebszellen in der Brust gefördert. Dasselbe gilt für die männlichen Hormone, die das Prostatakrebsrisiko erhöhen. Dieser mittlerweile bekannte Mechanismus ist einer der Gründe, weshalb Übergewicht ein so bedeutender Risikofaktor für Krebserkrankungen ist.

Vermutlich wollen Sie jetzt wissen, was Zucker dabei für eine Rolle spielt. Überhaupt keine – zumindest gilt das für Zucker in unserer Nahrung. Nun kommen wir zu dem methodischen Fehler, der den eingangs zitierten alarmierenden Meldungen zugrunde liegt. Bei dem oben beschriebenen Mechanismus geht es nicht um den Zuckergehalt unserer Nahrung, sondern um Blutzucker. Aber wir neigen nun einmal dazu, Insulinausschüttung und Diabetes mit Zucker zu assoziieren.

Natürlich gibt es auch Studien, die den Zusammenhang zwischen dem Verzehr von Zucker und bestimmten Krebsarten untersuchen. Diese Studien konzentrieren sich auf krebsartige Erkrankungen der Prostata, des Darms, der Eierstöcke, der Brust, der Bauchspeicheldrüse und der Gebärmutter. Da ich die Dinge ein wenig vereinfachen möchte, will ich gleich vorwegschicken, dass bei Krebserkrankungen der Bauchspeicheldrüse[8], der Prostata[9], der Eierstöcke und der Gebärmutter[10] keine seriöse Untersuchung einen wie auch immer gearteten Zusammenhang mit dem Zuckerkonsum der Betroffenen erkennen konnte.

Was Brustkrebs betrifft, haben sich zwei groß angelegte Kohortenstudien als negativ erwiesen. Eine erste, über 15 Jahre angelegte Studie wurde an mehr als 60 000 Schwedinnen durchgeführt.

Darunter waren 2952 Frauen, die im Laufe der Untersuchungszeit Brustkrebs entwickelten. Sie hatten nicht mehr Zucker zu sich genommen als die etwa 57 000 Frauen, die nicht an Brustkrebs erkrankten.[11]

Die zweite Studie begleitete etwa 60 000 Französinnen über einen Zeitraum von zwölf Jahren. Diese Frauen waren bereits in der Menopause. Auch diese Studie zeigte, dass nicht der Zuckerkonsum auf höheres Brustkrebsrisiko hindeutet, sondern vielmehr ein hoher Taillenumfang, der ein Anzeichen für Übergewicht ist.[12]

Eine umfassende Meta-Studie, die alle bis 2008 veröffentlichten Studien zusammenfasste, kam zu dem Ergebnis, dass kein Zusammenhang zwischen der Menge aufgenommenen Zuckers und dem Brustkrebsisiko vorliegt – weder vor noch nach der Menopause.[13]

Bleibt also noch der Darmkrebs. Hier liegen zwei Kohorten-Längsschnittstudien[14] vor, die an mehr als 130 000 Personen durchgeführt worden sind. Diese wurden über einen Zeitraum von fast 20 Jahren immer wieder befragt und untersucht. Die Studien kamen zu dem Ergebnis, dass es zwischen Zuckerkonsum und Darmkrebsrisiko bei Frauen keinen erkennbaren Zusammenhang gibt. Bei Männern hingegen zeigte sich ein leicht erhöhtes Risiko, allerdings nur bei übermäßigem Konsum von Frucht- und Haushaltszucker und übergewichtigen Männern!

Da Übergewicht im Allgemeinen schon einen Risikofaktor darstellt, ist es in diesem Fall schwierig herauszufinden, ob tatsächlich der Zucker für das erhöhte Krebsrisiko verantwortlich ist.

So kam eine kürzlich durchgeführte Meta-Studie, die alle bislang veröffentlichten wissenschaftlichen Arbeiten zu diesem Thema zusammenfasste, zu dem Schluss, dass es keine erkennbare Verbindung zwischen Zuckerkonsum und Darmkrebs gibt.[15]

Doch es kommt noch besser! Eine große Kohortenstudie mit dem Titel *Multiethnic Cohort Study*, die an mehr als 191 000

Erwachsenen durchgeführt wurde, führte sogar zu einem gegenteiligen Ergebnis. Ein erhöhter Konsum von Kohlehydraten scheint Frauen sogar vor Darmkrebs zu schützen.[16] Aber natürlich nur, wenn sie dabei schlank bleiben!

Und Süßstoff?

Am Ende dieses Kapitels wollen wir uns noch kurz mit Süßstoffen beschäftigen – häufig werden sie auch als »Zuckerersatzstoffe« bezeichnet. 1996 entstand im Internet eine Massenhysterie. Zahlreiche Seiten verbreiteten plötzlich die Behauptung, Aspartam sei krebserregend!

Was ist aus diesem Verdacht heute, also 15 Jahre später, geworden? Zunächst einmal müssen wir uns klarmachen, dass Aspartam kein künstliches Produkt ist. Es wurde 1965 entdeckt und besteht im Wesentlichen aus zwei Aminosäuren: L-Asparaginsäure und L-Phenylalanin. Es enthält fast keine Kalorien und süßt etwa 200 Mal so stark wie Zucker. Daher ist es ein ausgezeichneter Ersatz für Zucker. 1981, 16 Jahre nach seiner Entdeckung, stuften die Weltgesundheitsorganisation und die Ernährungs- und Landwirtschaftsorganisation der Vereinten Nationen Aspartam als für den Menschen vollkommen ungefährlich ein. Die beiden Organisationen empfehlen einen Verzehr von nicht mehr als 40 mg pro Kilo Körpergewicht und Tag. Die amerikanische Lebensmittelüberwachungsbehörde FDA hält sogar einen Verzehr von 50 mg pro Kilo Körpergewicht und Tag für unschädlich. Das wären für einen Mann mit 80 Kilo Körpergewicht 3200 mg pro Tag, also mehr als 150 Tabletten! Nur zum Vergleich: Ein Diabetiker, der nur mit Aspartam süßt, nimmt täglich etwa 10 mg pro Kilo Körpergewicht[17] zu sich. Sie können also vollkommen beruhigt sein!

Welche Krebsart auch untersucht wurde: Keine seriöse Studie hat je erwiesen, dass Aspartam in irgendeiner Weise krebserregend sein könnte. Ich persönlich bin der Auffassung, dass wir uns wegen Aspartam wirklich keine Sorgen machen müssen.

Agavensirup und Stevia

Daneben gibt es noch eine Menge anderer Süßstoffe wie zum Beispiel Agavensirup oder Stevia. Was müssen wir uns darunter nun vorstellen, und was gibt es darüber zu sagen?

Agavensirup, der aus einer mexikanischen Agavenart gewonnen wird, welche man auch zur Tequilaherstellung verwendet, wurde zugeschrieben, »besser« zu sein als Zucker. Eine gewagte Aussage, nicht wahr? Denn wie wir gesehen haben, ist Zucker durchaus gesund. Welchen Grund gäbe es also, ein gesundes Produkt durch ein anderes gesundes Produkt zu ersetzen? Wenn wir uns aber den antioxidativen Eigenschaften zuckerhaltiger Produkte zuwenden, müssen wir feststellen, dass Agavensirup nicht »besser« ist als Zucker[18] und deutlich weniger Antioxidantien enthält als Ahornsirup oder Honig! Als ich meinem Freund Jaime de la Garza, dem Präsidenten des nationalen Krebsforschungsinstituts von Mexiko, die Frage stellte, ob denn die mexikanischen Indios, die ihre Gerichte ja traditionell mit Agavensirup süßten, etwa weniger Krebserkrankungen entwickelten, lachte er nur laut auf und meinte: »Schön wär's!«

Ein weiterer natürlicher, pflanzlicher Süßstoff ist das mittlerweile schon recht weit verbreitete Stevia. Stevia süßt – je nach verwendeter Pflanzenart[19] – zwischen 140 und 250 Mal stärker als Zucker. In Frankreich und in der Schweiz ist Stevia bereits als Süßmittel zugelassen, für andere europäische Länder sind die Verfahren teils noch anhängig.[20] In einzelnen Ländern Südamerikas, in den USA und in Japan wird Stevia bereits als Süßmittel benutzt. In

Europa ist es noch nicht zugelassen, weil vermutet wird, dass es in Tierversuchen bei Ratten zu Unfruchtbarkeit führte.[21] Da es hierzu also noch keine klaren Informationen gibt, ziehe ich es vor, mich beim Thema »Stevia« der Stimme zu enthalten!

Kapitel 9

Und was trinken wir?

Mehr noch als feste Nahrung braucht unser Körper Flüssigkeit. Wenn wir nichts trinken, sterben wir sehr viel früher, als wenn wir nichts essen. Bleiben wir drei Tage lang ohne Flüssigkeitszufuhr, stellen sich die ersten Symptome der Dehydrierung ein. Falls hier nicht sofort Abhilfe geschaffen wird, stirbt man nur wenige Tage später.

Warum ist das so? Weil unser Körper zu 65 Prozent aus Wasser besteht.[1] Bei Kindern ist dieser Wert sogar noch höher.

Wir, die wir in den entwickelten Ländern der Welt leben, sind hier vom Glück begünstigt: Wir haben jederzeit Zugang zu sauberem und damit unbedenklichem Wasser. Dies gilt aber nur für 20 Prozent der Weltbevölkerung.[2] Dazu kommt, dass verseuchtes Wasser auch heute noch Jahr für Jahr für den Tod von 1,6 Millionen Menschen verantwortlich ist.[3]

Gesundes Wasser?

Kehren wir nach Europa zurück. Immer wieder hören wir, unser Wasser sei gesund – ob es nun in Flaschen verkauft wird oder aus dem Wasserhahn kommt. Stimmt das nun?

Zumindest für Frankreich lässt sich dies nicht ganz bestätigen: Denn fast fünf Millionen Franzosen haben 2008 Wasser getrunken, das Pestizide enthielt, die die erlaubten Grenzwerte überschritten.[4] Auch in Deutschland hat die Pestizidbelastung nach Aussagen von Greenpeace[5] enorm zugenommen.

Tabelle 37

Pestizidbelastung des Trinkwassers in Frankreich im Jahr 2008[6]

Belastung	Haushalte (in absoluten Zahlen)	(in %)	Betroffene (in Mio.)	(in %)
Grenzwertkonformes Wasser	21 618	84 %	56,4	91,2 %
Pestizidgehalt über Grenzwert, aber ohne Nutzungsbeschränkung	1169	4,5 %	4,9	8 %
Pestizidgehalt häufig über Grenzwert; Nutzungseinschränkung als Trink- und Kochwasser	96	0,4 %	0,1	0,1 %
Keine Daten erhältlich	2858	11,1 %	0,5	0,7 %

Diese Situation beunruhigt mich, denn nicht wenige dieser Pestizide wurden als krebserregend eingestuft. Noch schlimmer finde ich es allerdings, dass die Belastung des Wassers nur alle fünf Jahre überprüft wird, bei kleineren Abnehmereinheiten sogar nur alle zehn Jahre. Beruhigend ist das nicht gerade! (In Deutschland schreibt die Trinkwasserverordnung regelmäßige Untersuchungen vor. Leitungswasser wird mindestens einmal jährlich auf Pestizide, Arzneistoffe und andere chemische bzw. mikrobiologische Verunreinigungen untersucht. A.d.Ü.)

Dabei sind Pestizide keineswegs die einzige potenziell krebserregende Stoffgruppe, die unser Trinkwasser belastet. Sehen wir uns doch einmal an, wie es um eine Substanz bestellt ist, die die Weltgesundheitsorganisation eindeutig als giftig eingestuft hat: Arsen.[7]

Tabelle 38

Arsenbelastung in verschiedenen Ländern[8]

Land	Geschätzte tägliche Belastung
Frankreich	Erwachsene: 62 µg/Tag
	(bis zu 163 µg/Tag)
	Kinder: 43 µg/Tag
	(bis zu 103 µg/Tag)
Kanada, Polen, USA; Großbritannien	Erwachsene: 17 bis 129 µg/Tag
	Kinder: 1,3 bis 16 µg/Tag
Deutschland	durchschnittlich 1 µg /Kilo Körpergewicht wöchentlich

Mehrere Studien haben zweifelsfrei gezeigt, dass das Arsen im Wasser das Lungenkrebsrisiko um das Dreifache erhöht. Das heißt, es steigt um 300 Prozent an! Die karzinogene Wirkung von Arsen im Wasser ist für Lungenkrebs einwandfrei nachgewiesen.[10] Außerdem erhöht sich möglicherweise auch das Risiko, Blasenkrebs und Hautkrebs zu entwickeln.

Dann nehmen wir halt Wasser aus der Flasche, werden Sie jetzt vermutlich einwenden. Das nützt leider nicht viel. Die Situation auf dem Mineralwassermarkt ist keineswegs besser. Eine jüngst in Frankreich durchgeführte Untersuchung ergab, dass der Arsengehalt in 20 getesteten Mineralwassersorten über dem für Trinkwasser erlaubten Grenzwert von 10 µg/Liter lag. Bei einigen lag der Wert sogar über 50 µg/Liter.[11] Auch in Deutschland zeigten sich ähnlich schockierende Ergebnisse: Die Verbraucherschutzorganisation Ökotest führte 2009 an 149 Mineralwassersorten einen Test auf Umweltgifte durch und fand: dreimal Arsen, achtmal Bor und zwölfmal Uran.[12]

Ob sich die Lage seitdem gebessert hat, ist schwer zu beurteilen. Immerhin wurden in beiden Fällen die Namen der betroffenen Marken veröffentlicht.[13]

Die Resultate dieser Tests werden gerne von Unternehmen publiziert, die versuchen, teils sehr kostspielige Wasserfiltersysteme zu verkaufen. Wie die nachstehende Tabelle zeigt, sind die Filter gewöhnlich nicht in der Lage, Schwermetalle, Nitrate, Pestizide oder organische Stoffe auszufiltern.

Tabelle 39

Vergleich von stillem Mineralwasser mit gefiltertem Leitungswasser

Geprüfter Wert	Wirkung des Filtersystems	Stilles Mineralwasser
Mineralstoffgehalt	Wird verändert. Der Mineralstoffgehalt ändert sich von Ort zu Ort. Wie das Filtersystem wirkt, hängt vom Aufbau des Filters und dem Alter der Kartusche ab.	Stabil und auf dem Etikett angegeben.
Nitratgehalt	Kein Einfluss.	Unter 10 mg/l. Stabil und auf dem Etikett angegeben.
pH-Wert	Von Natur aus variabel und durch Filter beeinflussbar.	Stabil und auf dem Etikett angegeben.
Chlorgehalt	Variabel. Kann zu etwa 50 % herausgefiltert werden.	Nicht vorhanden, nicht nachweisbar.
Geschmack, Geruch	Variabel, je nach Alter der Kartusche.	Stabil. Messbar.
Pestizidgehalt	Variabel. Kann zu etwa 65 % herausgefiltert werden.	Theoretisch nicht vorhanden.
Schwebstoffgehalt	Wird herausgefiltert.	Stabil. Im Vergleich zu Leitungswasser um das 30-Fache vermindert.
Krankheitserreger	Reichern sich im Filter an und vermehren sich dort.	Keine pathogenen Stoffe.
Silberpartikel	Werden herausgefiltert.	Nicht nachweisbar.
Spurenelemente	Variabel. Werden herausgefiltert.	Stabil.
Organische Verbindungen	Variabel. Werden kaum herausgefiltert.	Natürlich. Stabil. Geringe Belastung: unter 0,5 mg/l.
Schwermetalle	Werden teilweise herausgefiltert.	Blei, Quecksilber, Kupfer und Zink nicht nachweisbar.

Nitrate und Nitrite

Wenn wir über Trinkwasser reden, sind auch Nitrate ein wichtiges Thema.[14] Auch hier sind die Daten der im Mai 2009 veröffentlichten Studie der Direktion für Gesundheit aufschlussreich.[15] Dass Mineralwasser keine Nitrate enthält, ist ebenfalls nicht gesichert. Daher mein Rat: Erkundigen Sie sich regelmäßig bei Ihrem Wasserversorger nach den jüngsten Messungen. Die Werte sind normalerweise im Internet abrufbar.

Tabelle 40

Wasserqualität einiger Städte in Frankreich[16] und Deutschland

Stadt	Chlor	Nitrate
Paris, westlicher Teil	0,16 mg/l	36 mg/l
Brest	0,20 mg/l	25 mg/l
Lille	0,06 mg/l	23 mg/l
Nantes	0,23 mg/l	14 mg/l
Paris, nordöstlicher Teil	0,13 mg/l	11 mg/l
Straßburg	0,10 mg/l	11 mg/l
Rennes	0,20 mg/l	10 mg/l
Bordeaux	0,16 mg/l	9 mg/l
Lyon	0,07 mg/l	6 mg/l
München		7,6 mg/l
Berlin		3,5 mg/l (Durchschnitt)
Hamburg		2,5 mg/l (Durchschnitt)
Düsseldorf		12,5 mg/l

Wenn das Wasser, das bei Ihnen zuhause aus dem Hahn kommt, von guter Qualität ist, brauchen Sie also weder Filter noch Mineralwasser. Das wären nur sinnlose Ausgaben. Müssen Sie jedoch feststellen, dass es nicht unbedingt das beste ist, sollten Sie auf Mineralwasser ausweichen.

Und Wein?

Es gibt allerdings noch ein weiteres wichtiges Getränk, und dieses kann – meiner Ansicht nach zu Recht – als Inbegriff von Kultur gelten: der Wein.

Über Wein im Allgemeinen wurde in letzter Zeit viel Unsinn geschrieben. Fangen wir also wie immer mit den grundlegenden Fragen an: Bringt der Genuss von Wein ein Krebsrisiko mit sich?

Wieder stellen wir fest, dass diese Frage nur beantwortet werden kann, wenn die Menge berücksichtigt wird: Der Genuss von Wein in Maßen ist jedenfalls nicht gefährlich. Ähnlich ist es auch beim Arsengehalt des Trinkwassers.

Damit ich Ihnen dies verdeutlichen kann, bin ich zuerst auf das Thema »Wasser« eingegangen. Wenn es krebserregend wäre, täglich leicht arsenhaltiges Wasser zu trinken, hätten wir alle Krebs. Denn Arsen kommt, allerdings nur in geringen Mengen, in Wasser vor. Wir wären dann schon längst ausgestorben.

Ähnlich verhält es sich mit Wein. Wäre Wein schon vom ersten Glas an krebserregend, wie das Nationale Krebsforschungsinstitut in Frankreich dies jüngst verkündete[17], hätten wir alle längst Krebs … in der Mundhöhle, im Darm, in der Leber. Zum Glück widersprach das Gesundheitsministerium diesen Äußerungen sofort.[18] Denn in diesem Fall hätte Krebs sich schon bei unseren Vorfahren epidemisch ausgebreitet. Dies gilt vor allem für die antiken Städte, wo man – um Gesundheitsschäden durch das hochgradig belastete Wasser aus den Bleileitungen zu vermeiden – lieber Wein trank.

Glücklicherweise tut Dummheit nicht weh! Wie aber sehen nun die wissenschaftlich gesicherten Erkenntnisse zum Zusammenhang zwischen Weinkonsum und Krebsrisiko aus?

Auch hier wollen wir die Gesamtheit der Forschungsarbeiten zu Rate ziehen, die wir im letzten Bericht des World Cancer Research Fund finden.[19]

Beginnen wir mit den Krebserkrankungen des Mund-Rachen-Raums, den ich einfachheitshalber als »Mundhöhle« bezeichne. Der Bericht wertet hier insgesamt 26 Fall-Kontroll-Studien aus. 21 davon sind für unsere Zwecke brauchbar. Von diesen signalisieren wiederum 16, dass das Risiko bei exzessiven Trinkern im Vergleich zu moderaten deutlich erhöht ist. Fünf wiederum belegen jedoch, dass exzessives Trinken sogar vor Krebsarten der Mundhöhle schützt!

Wenn man diese Studien aufrechnet und einen Durchschnittswert ermittelt, könnte man sagen: Wer zu viel Wein trinkt, erhöht sein Risiko, an einer Krebsart der Mundhöhle zu erkranken, um zwei Prozent … Rufen wir uns ins Gedächtnis, was in der Einführung zu der Zuverlässigkeit solcher Fall-Kontroll-Studien gesagt wurde, dann können wir unschwer feststellen: Zwei Prozent sind kein Wert, aus dem sich eindeutige Hinweise ableiten lassen. Möglicherweise gibt es also gar kein gesteigertes Risiko.[20]

Dazu kommt noch eine weitere wichtige Tatsache: Der Bericht wurde 2006 veröffentlicht, beruht also auf Daten aus dem Jahr 2005. Im Juni 2006 aber machten amerikanische Wissenschaftler eine beeindruckende Entdeckung, die mittlerweile durch zahlreiche Untersuchungen bestätigt ist: Die Krebsarten des Mund-Rachen-Raumes gehen auf Viren zurück, die Humanen Papillomaviren (HPV). Diese Viren sind auch für Gebärmutterhalskrebs verantwortlich, sie werden oft übertragen, sobald Oralverkehr praktiziert wird.[21] Glücklicherweise werden die meisten diese Viren, die auch andere Regionen des Anogenitalbereichs befallen, wieder los und entwickeln eine lokale Immunität, die während des restlichen Sexuallebens vor weiteren Infektionen schützt. Doch leider gelingt dies, wie man mittlerweile weiß, nicht in allen Fällen. Wenn dann noch andere Risikofaktoren wie Tabakgenuss hinzukommen, kann sich Krebs in der Mundhöhle entwickeln.

Allerdings dürfen wir hoffen, diese Krebsart sowie die drei anderen, die sich durch eine HPV-Infektion entwickeln können (an Penis, Gebärmutterhals oder Anus), besiegen zu können, denn mittlerweile ist ein Impfstoff gegen HPV erhältlich.

Doch kehren wir zu der Frage zurück, ob der Genuss von Wein das Risiko, an Krebsarten der Mundhöhle zu erkranken, beeinflusst. Wenn man eine Studie über Mundhöhlenkrebs bei starken Weintrinkern durchführt und am Ende feststellen muss, dass bei mehr als der Hälfte der untersuchten Fälle die Krebserkrankung anderen Ursprungs ist, und wenn man diese Tatsache jedoch bei der sorgfältigen Zusammenstellung der beiden Gruppen (Fälle und Kontrollgruppe) nicht berücksichtigt hat, hat man keine andere Wahl: Man muss sich eingestehen, dass die bisher erzielten Resultate null und nichtig sind, und wieder von vorne anfangen. Nur so funktioniert seriöse wissenschaftliche Arbeit. Wie sehr man sich auch bemüht haben mag: In einem solchen Fall ist man gezwungen, die früheren Ergebnisse in die Mottenkiste zu stecken – sie können höchstens noch als netter Beitrag zur Medizingeschichte dienen. Warum? Ganz einfach: Stellen Sie sich vor, in einer Kontrollgruppe mit exzessiven Trinkern gäbe es überdurchschnittlich viele Probanden, die HPV-infiziert sind. In diesem Fall könnten Sie keine Aussage darüber machen, ob die Krebsarten der Mundhöhle, die Ihre Teilnehmer entwickeln, auf die Viren oder auf den exzessiven Weinkonsum zurückgehen. Möglicherweise treten in Ihrer Gruppe eben deshalb vermehrt Krebsfälle auf, weil es darin überdurchschnittlich viele HPV-Infizierte gibt.

Ein anderes Beispiel: Stellen Sie sich vor, dass in einer Gruppe von mäßigen Trinkern viele Probanden sind, die keinen Oralverkehr (Cunnilingus oder Fellatio) praktizieren. Das könnte erklären, weshalb es in dieser Gruppe weniger Fälle von Mundhöhlenkrebs gibt als in der anderen. Noch dazu, wo der Unterschied, wie wir gesehen haben, mit zwei Prozent vergleichsweise gering ist …

Ich möchte Ihnen gerne noch die restlichen Ergebnisse vorstellen, die von verschiedenen Studien über einen möglichen Einfluss von Weingenuss auf die Entstehung anderer Krebsformen erzielt wurden. Diese werde ich jedoch nicht weiter kommentieren.

Was Speiseröhrenkrebs betrifft, gibt es zehn Fall-Kontroll-Studien. Neun davon gehen von einem erhöhten Risiko aus, doch die Hälfte dieser Untersuchungen ist nicht brauchbar, weil man »vergessen« hat, den Tabakkonsum der Probanden zu erfassen.[22] Denn wir wissen ja, dass Tabakgenuss einer der Hauptrisikofaktoren für die Entwicklung von Speiseröhrenkrebs ist. Wie dem auch sei: Die Autoren des oben genannten amerikanischen Berichts setzen ein lediglich um vier Prozent erhöhtes Risiko an.

Dasselbe gilt für Darm-, Brust- und Leberkrebs. Ich werde hier die entsprechenden Daten nicht wiederholen, um Sie nicht zu langweilen.[23] Die Schlussfolgerungen sind nämlich immer die gleichen. Das Risiko liegt bei Menschen, die übermäßig Wein trinken, um moderate drei bis sechs Prozent höher als bei den maßvolleren Trinkern der Kontrollgruppe. Meiner Ansicht nach ist diese Differenz zu gering, um wirklich als relevant gelten zu können.

Wie kommt es also, dass das Nationale Krebsforschungsinstitut in Frankreich erklärt, Wein sei krebserregend und zwar schon vom ersten Glas an, obwohl dies allen unseren Beobachtungen widerspricht?

Die Experten des World Cancer Research Fund[24] jedenfalls kommen in ihrem Bericht zu dem Schluss, dass nicht genau zu bestimmen ist, ab wann Weingenuss schädlich werden könnte.

Sie geben an, dass es ab einem Konsum von 30 g Ethanol pro Tag (was etwa 0,4 l Wein entspricht) zu einer gesundheitlichen Gefährdung kommen könnte.

Das französische Gesundheitsministerium hat etwa einen Monat nach der unglücklichen Äußerung von Seiten des Krebsforschungsinstitutes offiziell verlautbaren lassen, dass bei zwei kleinen

Gläsern Wein bei Frauen und drei kleinen Gläsern Wein bei Männern – was dem durchschnittlichen Konsum in Frankreich entspricht – keine gesundheitlichen Risiken zu erkennen seien.[25]

Die Eigenschaften von Resveratrol

Im Gegenteil: Mäßiger Genuss von Wein ist sogar der Gesundheit zuträglich, auch im Hinblick auf das Krebsrisiko. Denn Wein enthält eine bestimmte Substanz, die vor Krebs schützt: das Resveratrol.[26] Allerdings sollte man dann Rotwein den Vorzug geben: Dieser enthält im Durchschnitt 2000 mg/l an Polyphenolen (Flavonoide, Flavine, Anthocyane und Stilbenderivate wie das Resveratrol), also etwa fünf- bis zehnmal so viel wie Weißwein oder Traubensaft (die jedoch auch Resveratrol enthalten).[27]

Tabelle 41
Resveratrolgehalt (durch Hochleistungsflüssigkeitschromatographie am Jahrgang 1997 ermittelt)[28]

Rebsorte	Trans-Resveratrol (mg/l)	Cis-Resveratrol (mg/l)	Resveratrol gesamt (mg/l)
Gamay	40	3	43
Pinot noir	19	6	25
Regent	10	4	14
Gamay rosé	9	3	11
Chardonnay	0,8	1	2

Dieses Antioxidans ist, seit es von japanischen Forschern entdeckt wurde, Gegenstand zahlreicher wissenschaftlicher Untersuchungen geworden. Es gehört zur Familie der Stilbene und stellt gleichsam die Immunantwort der Rebe auf die zahlreichen Schadfaktoren dar, denen sie ausgesetzt ist, wie UV-Strahlung oder Ozon. Zunächst einmal wurden nur die hervorragenden anti-entzündlichen Qualitäten des Resveratrols festgestellt. Allmählich aber fand man heraus, dass diese Substanz für das so genannte »Französische Paradox« verantwortlich ist, wie Professor Serge Renaud es nannte.[29] Dieses Paradox lässt sich wie folgt formulieren: Wie man viel Fett essen und viel Rotwein trinken kann und trotzdem von Herz-Kreislauf-Erkrankungen verschont bleibt!

Die jüngeren Untersuchungen widmen sich vorzugsweise den krebsschützenden Eigenschaften des Resveratrols. Es scheint in allen Phasen positive Wirkung zu entfalten: bei der Umwandlung einer gesunden Zelle in eine Krebszelle (Beginn der Erkrankung), bei der unkontrollierten Vermehrung zu Lasten des gesunden Gewebes (Entwicklung des Tumors) und bei der Ausbreitung der Erkrankung (Progression des Tumors).[30]

Auf jeder dieser drei Stufen zur klinischen Entwicklung eines Tumors kann das Resveratrol das Risiko vermindern und die entsprechenden Prozesse blockieren. Es stimuliert den programmierten Zelltod (Apoptose), indem es den zelleigenen Genschutz (p53) aktiviert. Es verbessert die Regeneration angegriffener Gene, ungeachtet dessen, ob der Schaden nun durch chemische Stoffe, Strahlung oder polyzyklische aromatische Kohlenwasserstoffe entstanden ist.[31]

Diese Eigenschaften wurden bei verschiedenen Krebsarten nachgewiesen: bei Hautkrebs[32], Prostatakrebs[33], Darmkrebs-[34], Bauchspeicheldrüsen-[35] und Speiseröhrenkrebs[36]. Aus diesem Grund gehen im Moment viele Versuche der Frage nach, unter welchen Bedingungen Resveratrol seine krebsschützende Wirkung für den Menschen am besten entfalten kann.

Alkoholsorten	30 g Ethanol entsprechen:
Champagner	2,5 Gläser
Pastis	2 Gläser
Rum	5 Gläser à 20 ml
Wein	2 Gläser à 150 ml
Whisky	weniger als 1 Glas von 15 ml
Starkbier	1 Flasche à 0,5 l

Quelle: CIQUAL 2008

Wein soll also der Gesundheit schaden? Weit gefehlt! Er kann sich sogar positiv auswirken, wenn er in Maßen genossen wird.

Nun haben wir also alles zusammengetragen, was wir über einen möglichen Zusammenhang zwischen Wassertrinken oder Weingenuss und Krebsentwicklung wissen müssen. Was fehlt also noch bei unseren Überlegungen?

Hervorragend: Granatapfelsaft!

Mit Fruchtsäften haben wir uns zwar schon in dem Kapitel über Obst auseinandergesetzt, ein oder zwei wichtige Punkte möchte ich hier aber noch klären. Zunächst einmal ein allgemeiner Hinweis: Fruchtsäfte sind im Normalfall sehr kalorienreich. Das sollten Sie also bei der täglichen Kalorienbilanz berücksichtigen. Denn Übergewicht ist einer der Hauptrisikofaktoren für Krebs.

Tabelle 42 zeigt zum Beispiel deutlich, dass Traubensaft sehr viel kalorienreicher ist als beispielsweise Ananassaft. Wählen Sie also Ihren Fruchtsaft so, dass Sie nicht allerhand versteckte Kalorien aufnehmen.

Tabelle 42

Kalorien- und Zuckergehalt verschiedener Fruchtsäfte[37]

Fruchtsaft	Kaloriengehalt (kcal/100 ml)	Zuckergehalt (g/100 ml)
Reiner Traubensaft	68	15
Mangonektar	63	15
Granatapfelsaft	61	12
Aprikosennektar	59	13
Multivitaminnektar	50	12
Ananassaft	49	12
Multivitaminsaft rein	48	11
Orangensaft, rein	48	10
Apfelsaft, rein	44	11
Orangensaft, frisch gepresst	41	9
Grapefruitsaft, rein	37	8
Saftschorle	44	11

A.d.Ü.: Fruchtsäfte sind Säfte aus der Frucht. Der Zusatz »rein« bedeutet, dass der Saft zu 100 Prozent aus der angegebenen Frucht besteht. Fruchtnektare sind Säfte aus Fruchtsaftzubereitung und Zucker. Der Zuckeranteil ist gewöhnlich höher.

Sind also alle Fruchtsäfte gut zur Krebsvorbeugung geeignet? Nicht unbedingt.

Tatsächlich steht einer dieser Säfte im Verdacht, für die Entwicklung der geradezu epidemisch auftretenden malignen Melanome mit verantwortlich zu sein.

Diese Hautkrebsart, die zu Anfang einem Schönheitsfleck gleicht, ist eine der gefährlichsten Krebsformen überhaupt. Sie hat bei einer Größe von vier Millimetern im Durchmesser (was im Vergleich zu anderen Krebsarten winzig klein ist) schon eine Zehnjahres-Sterblichkeitsrate von 50 Prozent.[38]

Alle Studien zeigen, dass die Neuerkrankungen beim malignen Melanom ständig zunehmen. In den entwickelten Ländern verdoppelt deren Zahl sich sogar alle zehn Jahre. In den USA zum Beispiel gab es noch 1935 nur einen Fall pro 1500 Einwohner, für das Jahr 2000 zählt man bereits eine Neuerkrankung pro 75 Einwohner.[39] Tendenz steigend!

Forscher in aller Welt suchen schon seit Jahren nach der Ursache. Lange Zeit nahm man an, die übermäßige Sonneneinstrahlung, der Kinder heutzutage ausgesetzt sind, sei verantwortlich. Das ist auch vollkommen richtig: Kinder sollten keine Sonnenbäder nehmen, und schon gar nicht, wenn sie noch sehr klein sind. Vor allem zwischen 11 und 16 Uhr sollten sie die Sonne meiden.

Mit der Zeit aber erkannte die Forschung, dass Sonnenbestrahlung allein nicht die Ursache sein konnte. Warum? Natürlich hat sich unser Verhältnis zur Sonne geändert. Der Urlaub ist kurz, und so eilen wir, sobald es geht, an den Strand. Wir können uns in ein Flugzeug setzen und jederzeit in sonnigen Ländern Urlaub machen. Doch wenn das einen so großen Einfluss auf unsere Gesundheit haben sollte, dann hätte es zu Beginn der 70er-Jahre zu einem abrupten Anstieg der Erkrankungen kommen müssen, dann aber zu einer Stagnation. Denn der Wandel des Freizeitverhaltens vollzog sich zu dieser Zeit. Weshalb Melanomerkrankungen 30 Jahre später jedoch immer noch zunehmen, lässt sich auf diese Weise nicht erklären.

Im Jahr 2008 veröffentlichten Forscher an der Hautklinik der Universität von Tennessee in Memphis, USA, eine interessante Studie. Sie behandelt die Frage, ob der Konsum von Orangensaft bei den vermehrt auftretenden Melanomerkrankungen möglicherweise eine entscheidende Rolle spielt.[40] Tatsächlich enthält Orangensaft viele Fucumarine, vor allem Psoralene. Diese steigern die Lichtempfindlichkeit der Haut, sind also hochgradig krebserregend, wenn der Konsument der Sonneneinstrahlung ausgesetzt ist. Aus diesem Grund hat man zum Beispiel vor einigen Jahren alle

Sonnenschutzmittel verboten, denen Bergamotteöl zugesetzt war. Denn Bergamotten enthalten Psoralene.

Die Wissenschaftler, die diese Studie erstellt haben, gehen davon aus, dass es zwischen dem Konsum von Zitrussäften und dem Auftreten von malignen Melanomen einen klaren Zusammenhang gibt. Eine zweiten Studie, eine Kohortenstudie an zahlreichen Krankenschwestern, konnte das Risiko, ein solches Melanom zu entwickeln, in einen klaren statistischen Zusammenhang mit dem Konsum von Orangensaft stellen.[41]

Sollen wir also aufhören, Orangensaft zu trinken?

Das lässt sich so nicht mit Sicherheit sagen. Ich bin jedenfalls der Ansicht, dass Menschen mit einem erhöhten Hautkrebsrisiko vielleicht ein bisschen vorsichtiger sein sollten. Dazu gehören Blonde und Rothaarige, Blau- oder Grünäugige, alle, die leicht einen Sonnenbrand bekommen, viele Muttermale haben oder bei denen ein direkter Verwandter bereits ein malignes Melanom hatte. Sie sollten, bis ein Gegenbeweis erbracht wurde, vielleicht besser auf Saft aus Zitrusfrüchten verzichten.

Ohnehin ist meiner Ansicht nach ein anderer Fruchtsaft generell viel gesünder, und zwar nicht nur für Menschen mit erhöhtem Hautkrebsrisiko: Granatapfelsaft.

Zahlreiche Studien belegen, dass er die Entwicklung von krebsartigen Prostatazellen verlangsamt, wenn er in großen Mengen getrunken wird. Außerdem blockiert er das System der Wachstumsfaktoren und ihrer Rezeptoren. Vor allem ein uns bekannter Stoff wird so an der Ausbreitung gehindert: der IGF1 (*Insulin Growth Factor*), den wir bereits in dem Kapitel über Zucker kennengelernt haben.[42] [43]

Außerdem wirkt Granatapfelsaft positiv auf Brustkrebsformen, die mit Östrogenen in Zusammenhang stehen (also vorzugsweise jene, die nach dem 50. Lebensjahr diagnostiziert werden). Er hemmt ein wichtiges Enzym, die Aromatase, die für die Produktion von körpereigenen Östrogenen mit verantwortlich ist. Diese aber fördern unter bestimmten Umständen die Entwicklung von Krebszellen in der Brust.[44, 45]

Granatäpfel sind reich an Antioxidantien, die vor allem im Saft und in der Schale zu finden sind.[46] Wissenschaftliche Untersuchungen haben gezeigt, dass die antioxidative Wirkung von Granatapfelsaft etwa drei- bis viermal so hoch ist wie jene von Rotwein oder grünem Tee.[47] Darüber hinaus wirken die Antioxidantien im Granatapfel sinnvoll zusammen. Das bedeutet, dass die antioxidative Wirkung von Granatapfelsaft höher ist als beispielsweise jene eines aus Granatapfel gewonnenen Phenol-Extrakts oder als jene, die das darin enthaltene Punicalagin allein erzeugt oder als jene aller Granatapfel-Ellagitannine zusammen.[48]

Granatapfelsaft zeigt von allen Antioxidantien die stärkste Wirkung auf In-Vitro-Zellkulturen von Darmkrebszellen, deren Entwicklung er zwischen 30 und 100 Prozent hemmt.[49] Man hat Mäusen, bei denen man auf chemischem Weg Lungenkrebs hervorgerufen hatte, Granatapfelsaft zu trinken gegeben. Dabei konnte man feststellen, dass im Vergleich zur nicht-behandelten Kontrollgruppe die Tumoren nach acht Monaten um 66 Prozent geschrumpft waren.[50]

Wie Sie sehen, ist dieser Saft tatsächlich ein Wundermittel und eine der wirksamsten Waffen im Kampf gegen Krebs! Die experimentellen Daten geben zu allerlei Hoffnung Anlass. Mittlerweile werden Studien am Menschen vorgenommen. Einige davon sind bereits abgeschlossen und zeigen ebenso spektakuläre Resultate.

Eine dieser Studien möchte ich Ihnen hier vorstellen. Sie wurde an Männern durchgeführt, bei denen Prostatakrebs bereits operativ entfernt wurde und die gerade ein so genanntes »Rezidiv« entwickelten, also einen neuen Tumor.[51] Dies kann man erkennen, weil dann im Blut ein »prostata-spezifisches Antigen« (PSA) auftritt – der PSA-Spiegel steigt an. Zunächst wurde untersucht wie schnell sich der Krebs bei ihnen entwickelte. Dann verabreichte man ihnen täglich Granatapfelsaft. Und tatsächlich entwickelte der Tumor sich deutlich langsamer als vorher!

Diese Studie wollte ich Ihnen deshalb vorstellen, weil sich bislang nur wenige Substanzen bei einer schweren Krebserkrankung als so effektiv erwiesen hatten.

Sie können Granatäpfel roh essen, die Körner schmecken beispielsweise gut im Salat. Die stärkste Wirkung zeigt aber industriell gepresster Granatapfelsaft. Dessen stärkere Wirkung erklärt sich dadurch, dass die industrielle Pressung auch die wasserlöslichen Tannine aus der Fruchtschale enthält.[52]

Welche Wirkung haben warme Getränke?

Nachdem wir einen Blick auf Fruchsäfte geworfen haben, wenden wir uns nun zwei warmen Getränken zu: Kaffee und Tee.

Beginnen wir mit Kaffee. Ich glaube, die Erinnerung an das Jahr 1981 ist bei vielen, die diese Zeit bewusst erlebt haben, noch recht lebendig. Damals hieß es plötzlich, Kaffee lasse das Risiko, an Bauchspeicheldrüsenkrebs zu erkranken, deutlich ansteigen.[53] Und gerade diese Krebsart löste damals allerlei Ängste aus! Ist daran nun etwas Wahres? Wurden die Resultate der Studie, um die es hier geht, durch andere Wissenschaftler bestätigt? Muss man also mit Kaffeegenuss vorsichtig sein?

In dieser Hinsicht kann ich Sie beruhigen: Seit dieser berühmten Studie wurden Dutzende andere durchgeführt, die durchweg zu demselben Resultat führten: Es gibt keinen Zusammenhang zwischen dem Genuss von Kaffee und der Entstehung von Bauchspeicheldrüsenkrebs. Diese Tatsache wurde mehrfach bestätigt und fand so auch Eingang in den Bericht des World Cancer Research Fund.[54]

Möglicherweise ist sogar das Gegenteil der Fall. Etwa 30 Studien untersuchen den Zusammenhang zwischen Kaffeekonsum und Darmkrebs und weitere 20 jenen zwischen Kaffeekonsum und Leberkrebs. Alle diese Studien lassen eher vermuten, dass Kaffee vorbeugend wirkt.[55] [56]

Dasselbe gilt für Brustkrebs, zumindest bei Frauen vor der Menopause. Eine Studie zeigte, dass bei jungen Frauen, die täglich mindestens vier Tassen Kaffee tranken, das Risiko einer Brustkrebserkrankung deutlich sank.[57] 2006 wurde eine weitere Studie im renommierten *International Journal of Cancer* publiziert. Sie wurde an 1690 Frauen durchgeführt, die ein mutiertes Gen geerbt hatten, das die Ausbildung von Brustkrebs fördert (Mutationen am so genannten BRCA-Gen). Auch hier stellte man fest, dass der Genuss von mindestens sechs Tassen Kaffee pro Tag das Risiko, im Laufe des Lebens einen solchen Tumor auszubilden, deutlich senkte.[58]

Bleibt noch festzustellen, dass all diese Effekte sich nur bei koffeinhaltigem Kaffee ergaben. Koffeinfreier scheint in dieser Hinsicht neutral zu sein.

Und Tee? Tee ist ein weltweit ausgesprochen weit verbreitetes Getränk und enthält viele Antioxidantien. Natürlich gibt es viele Teesorten, doch zur Krebsvorbeugung scheint der grüne Tee am wirksamsten zu sein. Er enthält zahlreiche antioxidative Substanzen. Am wichtigsten ist hier wohl das EGCG (Epigallocatechingallat). Dies ist ein wirksames Polyphenol, das die Krebsentwicklung behindert, indem es den programmierten Zelltod (Apoptose) der Krebszellen fördert. Außerdem bremst es die Entwicklung neuer Blutgefäße, die den heranwachsenden Tumor mit Sauerstoff und Nährstoffen versorgen (Neoangiogenese). Indem das EGCG die Entwicklung neuer Blutgefäße am Tumor verhindert, sorgt es des weiteren dafür, dass er keine Metastasen über die Blutbahn in den Körper schicken kann.[59]

Hierzu gibt es auch schon Studien am Menschen. Hervorzuheben ist eine Studie der Mayo-Klinik in den USA: Dort verabreichte man Patienten, die verschiedene Formen von Leukämie oder Lymphknotenkrebs (Lymphom) hatten, große Mengen grünen Tee, woraufhin sich deutliche klinische Verbesserungen einstellten.[60] In Atlanta ist eine weitere Studie im Gange, die untersucht, ob die Polyphenole des grünen Tees die Wirksamkeit bestimmter Medikamente gegen Lungenkrebs verbessern.

2009 zeigte eine Studie an Menschen mit präkanzerösen Verletzungen im Mund-Rachen-Raum, dass der regelmäßige Genuss von grünem Tee über mindestens drei Monate das Risiko, Krebs im Mund-Rachen-Raum zu entwickeln, um mehr als 50 Prozent senken konnte.[61]

Wie Sie sehen, sind sowohl Tee als auch Kaffee gut für unsere Gesundheit.

Gilt das nun für alle Teesorten? Leider nicht. Es gibt sogar unwiderlegbare Beweise, dass eine bestimmte Teesorte die Entwicklung von Speiseröhrenkrebs und Tumoren im Mund-Rachen-Raum fördert. Es handelt sich dabei um Mate. Mate ist ein Aufguß einer südamerikanischen Pflanze namens *Yerba mate*. Deren Blätter werden geröstet und dann zu einem grünen Pulver vermahlen. Das Getränk wird in Argentinien, Paraguay und Chile häufig getrunken. Man trinkt es über den Tag verteilt sehr heiß aus einer kleinen Kalebasse, meist mit einem Halm. Möglicherweise sind jedoch nicht die Inhaltsstoffe für die Erkrankungen verantwortlich, sondern ein Element der Mate-Prozedur, sei es nun das Gefäß, die Temperatur oder der über den Tag verteilte, häufige Konsum.[62] Diese Art des Mategenusses führt jedenfalls zu einem 15-prozentigen Anstieg des Risikos, an Speiseröhrenkrebs zu erkranken. Lassen Sie also nach Möglichkeit die Finger davon!

Kapitel 10

Nahrungsergänzungsmittel – nützlich oder schädlich?

Nahrungsergänzungsmittel sind das Gebot der Stunde – zumindest behaupten dies alle, die damit Geld verdienen. Zahllose Bücher wurden über dieses Thema veröffentlicht, aber die Autoren scheinen sich über die positive beziehungsweise negative Wirkung so mancher Stoffe nicht unbedingt einig zu sein. Der Versprechen sind dennoch viele: Schönheit, Fitness, Jugend … Trotz aller Widersprüche: Die meisten glauben gerne daran!

In Frankreich wurden im Jahr 2008 28000 verschiedene Nahrungsergänzungsmittel zum Kauf angeboten.[1] Jeder fünfte Erwachsene und jedes zehnte Kind hat im Jahr vor der Befragung mindestens einmal Nahrungsergänzungsmittel zu sich genommen.[2]

Wie aber soll man sich in diesem Dschungel aus Wundermittelchen und Wirkstoffen überhaupt zurechtfinden? Wie können wir sicher sein, etwas einzunehmen, was unserer Gesundheit nutzt und sie nicht etwa noch zusätzlich schädigt?

Ich möchte Ihnen helfen, sich besser zurechtzufinden – vor allem, wenn Sie bereits an einer Krebserkrankung gelitten haben oder daran leiden. Und natürlich auch, wenn Sie diesem Risiko vorbeugen wollen. Als Krebsforscher möchte ich Ihnen helfen, jene Produkte auszuwählen, die Ihrer Gesundheit zuträglich sind.

Zunächst einmal möchte ich aber eines deutlich festhalten: Nahrungsergänzungsmittel sind keine Medikamente, auch wenn Sie Ihnen helfen können, schwere Krankheiten wie Krebs besser bewältigen zu können (s. Tabelle 43).

Tabelle 43
Unterschiede zwischen Medikamenten und Nahrungsergänzungsmitteln

Medikament	Nahrungsergänzungsmittel
Bekämpft eine bestimmte Krankheit	Sorgt für besseres Aussehen und allgemeines Wohlbefinden
Wird von Kranken eingenommen	Wird von Menschen eingenommen, die gesund bleiben wollen.
Verschreibung durch den Arzt erforderlich	Ist frei verkäuflich und hilft, wenn man einen gesünderen Lebensstil pflegen möchte
Hat eine krankheitsspezifische Wirkung, wirkt heilend	Hat eine physiologische Wirkung und versorgt den Körper mit bestimmten Nährstoffen

Nahrungsergänzungsmittel können Sie nicht von Krankheiten heilen! Das wäre nichts als ein schöner Traum – glauben Sie bitte niemandem, der Ihnen dies weismachen möchte. Denn eine Heilung durch Nahrungsergänzungsmittel ist unmöglich, ganz egal, wie das fragliche Produkt zusammengesetzt ist und in welcher Dosierung Sie es einnehmen. Nahrungsergänzungsmittel sollen das Wohlergehen steigern, eine gute Gesundheit aufrechterhalten und möglicherweise Krebs zu vermeiden helfen, aber sie können keine Krankheiten heilen. Und schon gar nicht eine so schwere und komplexe Erkrankung wie Krebs! Nahrungsergänzungsmittel, die Ihnen eine Heilung von Krebs versprechen, sollten Sie auf der Stelle wegwerfen.

Nichtsdestotrotz stellen viele Nahrungsergänzungsmittel eine nicht zu vernachlässigende Hilfe dar, wenn Sie sich einer Krebsbehandlung unterziehen oder unterzogen haben.

Ich hatte Krebs: Was jetzt hilft

Fangen wir mit dem einfachsten, vielleicht auch drängendsten Aspekt an: Oft ist es notwendig, dass man während und nach einer Krebserkrankung Nahrungsergänzungsmittel einnimmt. Hier geht es also nicht um Vorbeugung!

Erfahrungsgemäß führt eine Krebserkrankung zu einer Lebenssituation, die von extremen Belastungen geprägt ist: Depressionen, Appetitlosigkeit, eine bleierne Müdigkeit, die sowohl von der Krankheit ausgelöst wird als auch von den verschiedenen Behandlungsmethoden (Operation mit der damit verbundenen Narkose, Strahlen- oder Chemotherapie). Tabelle 44 zeigt, was ich in dieser Situation empfehle: Ginseng, Gelee royale, Bierhefe, Macapulver, Weizenkeime, das Vitamin-C-reiche Camu-Camu (enthält 30 Mal mehr Vitamin C als Orangen), Zink und Magnesium. All das gibt Ihrem Organismus jenen kleinen Schubs, den er braucht, um wieder zu Kräften zu kommen – physisch ebenso wie psychisch. Mit Hilfe dieser Mittel können Sie aktiv gegen Krebs vorgehen. 70 Prozent aller Menschen[3], die Krebs haben, nehmen diese Mittel.

Gegen Ende der Chemotherapie können Sie das Wachstum der Haare anregen, indem Sie Bierhefe und Vitamin B1 und B6 aufnehmen.

Produkte auf der Grundlage von grünem Tee, Kaffee und entwässernden Pflanzen (Esche, Mädesüß) helfen Ihnen, wieder an Gewicht zu verlieren. Denn vor allem Brustkrebsbehandlungen führen manchmal zu erheblicher Gewichtszunahme.

Tabelle 44

Nahrungsergänzungsmittel, die während und nach einer Krebserkrankung empfehlenswert sind

Problem	Meine Empfehlung
Stress, Erschöpfung, Depression	Ginseng, Gelee royale, Bierhefe, Macapulver, Weizenkeime, Camu-Camu, Zink, Magnesium
Förderung des Haarwuchses	Bierhefe, Vitamin B1 und B6
Übergewicht	grüner Tee, Koffein, entwässernde Pflanzen: Esche, Mädesüß

Am besten fragen Sie Ihren Apotheker nach entsprechenden Produkten. Denn Nahrungsergänzungsmittel enthalten häufig eine Vielzahl von Wirkstoffen, die mit bestimmten Medikamenten in eine negative Wechselwirkung treten können. So kann es gefährlich sein, Mittel einzunehmen, die das Blut verdünnen[4], bevor eine Operation ansteht. Außerdem können Nahrungsergänzungsmittel mit Polyphenolen die Ausscheidung bestimmter medikamentöser Rückstände behindern, was sich schädlich auswirkt.[5]

In welcher Situation Sie sich befinden, wie Ihre Bedürfnisse und Ihr Gesundheitszustand auch sein mögen: Nehmen Sie das Thema »Nahrungsergänzungsmittel« bitte sehr ernst!

Nahrungsergänzungsmittel – Schutz oder Gefahr?

Uns interessiert jedoch hauptsächlich die Frage, ob Nahrungsergänzungsmittel vielleicht Krebsrisiken mindern können. Sie lässt sich allerdings nicht leicht beantworten. Außerdem hätten Irrtümer in diesem Fall folgenschwere Konsequenzen.

Anders als weithin angenommen haben Nahrungsergänzungsmittel nämlich nicht immer nur positive Auswirkungen auf unseren Körper. Ganz im Gegenteil! Einige dieser Mittel sind nämlich nachgewiesenermaßen krebserregend. Manche fördern sogar die Entstehung hochgefährlicher Krebsarten wie Lungenkrebs.

Welche zählen nun also zu diesen Übeltätern? Eines der gefährlichsten Nahrungsergängzungsmittel ist zweifellos Beta-Carotin.

Einige Studien sprechen da eine klare Sprache: Beta-Carotin fördert das Auftreten von Lungenkrebs bei Männern, die rauchen oder geraucht haben. In den Neunzigerjahren führte man in den USA eine groß angelegte Studie an aktiven und ehemaligen Rauchern durch, ihr Titel war *Beta-Carotene and Retinol Efficacy Trial* (CARET)[6]. Diese Studie wurde vorzeitig abgebrochen, als die verantwortlichen Wissenschaftler feststellten, dass die Probanden, die täglich 30 mg Beta-Carotin erhielten, ein um 28 Prozent höheres Lungenkrebsrisiko hatten als die Teilnehmer der Kontrollgruppe, die dagegen ein Placebo bekamen. Noch deutlich stärker war diese Wirkung bei starken Rauchern und Männern, die mit Asbest in Berührung gekommen waren.

Die CARET-Studie

Beta-Carotin and Retinol Efficacy Trial

(Test zur Wirkung von Beta-Carotin und Retinol)

Diese klinische Studie aus Amerika wurde Anfang der Neunzigerjahre an fast 18 000 Personen durchgeführt, die ein erhöhtes Lungenkrebsrisiko hatten, weil sie seit langem rauchten. Die Studie hatte sich zum Ziel gesetzt, die Auswirkungen einer täglichen Beta-Carotin-Gabe auf das Auftreten von Lungen- und anderen Krebsarten sowie Herz-Kreislauf-Erkrankungen zu untersuchen. Die Studie wurde frühzeitig abgebrochen, weil in der Gruppe der Teilnehmer, die Beta-Carotin erhielten, ein Anstieg von Lungenkrebserkrankungen beobachtet wurde.

Zu diesem Thema gab es vier weitere Studien, darunter auch die bekannte ATBC-Studie.[7, 8, 9, 10] Sie alle gelangten zu demselben Ergebnis: Beta-Carotin ist gesundheitsschädlich und für manche Personengruppen sogar hochgefährlich: für aktive und ehemalige Raucher sowie für Personen, die Tabakrauch beziehungsweise anderen Faktoren ausgesetzt sind oder waren, die das Lungenkrebsrisiko steigern (z. B. Asbeststaub oder Kohlenwasserstoffe in der Luft).

Die ATBC-Studie

Alpha-Tocopherol Beta-Carotene Cancer Prevention Study (Studie über die Wirksamkeit von Alpha-Tocopherol und Beta-Carotin zur Krebsvorbeugung)

Die ATBC-Studie wurde zwischen 1985 und 1993 an etwa 30 000 Rauchern in Finnland durchgeführt. Sie sollte feststellen, ob Beta-Carotin beziehungsweise Vitamin E positive Auswirkungen auf Lungenkrebs hat. Die Resultate haben jedoch sogar einen Anstieg von Lungenkrebsfällen bei jenen Personen gezeigt, die Beta-Carotin bekamen.

Aus diesem Grund rate ich zur Vorsicht beim Verzehr großer Mengen beta-carotinhaltiger Lebensmittel, wenn Sie zur Risikogruppe gehören.

In Frankreich wurde eine vergleichsweise große Kohortenstudie mit dem Titel »SUVIMAX« durchgeführt. 13 017 Erwachsene beiderlei Geschlechts wurden nach dem Zufallsprinzip einer von zwei Gruppen zugewiesen. Die eine Gruppe bekam täglich eine Kapsel mit Vitamin C, Vitamin E, Beta-Carotin, Selen und Zink, während der anderen Gruppe ein Placebo verabreicht wurde. Nach sieben Jahren wurden folgende Ergebnisse verzeichnet: Die Krebserkrankungsrate bei Männern (nicht bei Frauen!)[11] nahm allgemein ab. Gleichzeitig stellte man fest, dass bei Männern, die schon vor der Behandlung mit den Nahrungsergänzungsmitteln einen erhöhten PSA-Wert (Prostata-spezifisches Antigen) gehabt hatten, häufiger Prostatakrebs auftrat.[12] Außerdem wurden bei Rauchern mehr Lungenkrebsfälle beobachtet. Frauen erkrankten hingegen öfter an Hautkrebs.[13] Insgesamt also eine recht verworrene Situation!

Die SUVIMAX-Studie

(Supplément en vitamines et minéraux antioxydants)

Nahrungsergänzung mit Vitaminen und Mineralstoffen

Die SUVIMAX-Studie wurde von 1994 bis 1995 an einer Gruppe von 13 000 Freiwilligen durchgeführt. Ihr Ziel war es, die Auswirkungen ergänzend zur Nahrung eingenommener Vitamine und antioxidativ wirkender Mineralstoffe auf Herz-Kreislauf-Erkrankungen, Krebserkrankungen und die durch diese Krankheiten bedingte Sterblichkeit zu untersuchen.

Es gibt noch ein weiteres Nahrungsergänzungsmittel, das sich ähnlich schlecht auf das Krebsrisiko auswirkt[14]: Retinol. Das ist nicht weiter verwunderlich, denn Retinol ist wie Beta-Carotin ein Vitamin-A-Derivat. Lassen Sie möglichst die Finger davon!

Vitamin E und Eisen

Doch es gibt sogar noch ein weiteres Vitamin, das ebenso gefährlich zu sein scheint wie Beta-Carotin – und zwar eines, das von den meisten für ausgesprochen gesundheitsfördernd gehalten wird: Alpha-Tocopherol bzw. Vitamin E.

Das Nationale Krebsforschungszentrum in den USA musste deswegen kürzlich eine Studie frühzeitig abbrechen. Diese wurde an 35 000 Erwachsenen durchgeführt und trug den Titel »SELECT« (*Selenium and Vitamin E Cancer Prevention Trial;* Versuch zur Krebsvorbeugung durch Selen und Vitamin E).[15] Die Teilnehmer wurden dabei in vier Gruppen von je circa 8000 Personen eingeteilt. Die erste Gruppe erhielt Vitamin E und Selen, die zweite Gruppe nur Vitamin E, die dritte nur Selen und die vierte ein Placebo. Man konnte die Studie nicht fortführen, weil die Teilnehmer, die Vitamin E erhielten, häufiger Prostatakrebs entwickelten als die anderen. Vor allem Männer sollten deshalb auch Vitamin E meiden!

Auch Eisen scheint nicht ungefährlich zu sein: So gibt es eindeutige Hinweise, dass es das Darmkrebsrisiko[16] ansteigen lässt, und zwar gleichermaßen bei Männern wie bei Frauen. Einige Studien ermittelten sogar ein um das Dreifache erhöhtes Risiko. Dies bedeutet allerdings nicht, dass man bei Eisenmangel – der etwa häufig bei Frauen mit starker Regelblutung auftritt – kein Eisen nehmen sollte.

Die SELECT-Studie

(Selenium and vitamin E cancer prevention trial; Test zur Wirkung von Selenium und Vitamin E zur Krebsvorbeugung)

Die 2001 begonnene Studie wurde an 35 000 Männern durchgeführt und sollte die Wirkung einer Nahrungsergänzung mit Selen und/oder Vitamin E testen, vor allem aber ihre vorbeugende Wirkung gegen Prostatakrebs. Da in den Gruppen, die Vitamin E erhielten, vermehrt Prostatakrebserkrankungen auftraten, musste die Studie abgebrochen werden.

Nützliche Nahrungsergänzungsmittel

Glücklicherweise gibt es auch Nahrungsergänzungsmittel, die sich positiv auswirken und tatsächlich vor Krebs schützen können.

Fangen wir mit Selen an. Selen schützt nämlich vor Prostatakrebs. Zwei jüngere Studien haben dies unter Beweis gestellt.[17, 18] In einer dieser Studien wurden 974 Menschen ausgewählt, die an Hautkrebs erkrankt waren (was mit der Wirkung von Selen allerdings nicht in Zusammenhang steht).[19] In der Gruppe, die Selen erhielt, traten 17 Krebsfälle auf, in der Placebogruppe 35 Fälle. Es gibt außerdem Hinweise, dass Selen als Nahrungsergänzungsmittel das Risiko, an Lungen- oder Darmkrebs zu erkranken, senkt. Das ist gar nicht mal schlecht für ein Produkt, das auch ansonsten keinerlei Nebenwirkungen hat, wenn es in normaler Dosierung eingenommen wird. Männer über 50 sollten deshalb auf jeden Fall Selen nehmen.

Auch Kalzium zeigt positive Auswirkungen. Es gibt zahlreiche Studien, die klar belegen, dass Kalzium das Darmkrebsrisiko um 20 bis 25 Prozent reduziert, wenn es regelmäßig genommen wird.[20] Die Studien wurden an insgesamt 534 000 Personen durchgeführt und dauerten zwischen 6 und 16 Jahren. Daher empfiehlt auch der Bericht des World Cancer Research Funds dieses Mineral, und wir schließen uns an. Drei weitere, kürzlich durchgeführte Studien zeigten außerdem, dass Kalzium nicht nur vor Darmkrebs schützt, sondern auch das Risiko, erneut Darmpolypen zu entwickeln, um 20 bis 50 Prozent reduziert.[21] Denn gerade aus diesen Darmpolypen entwickelt sich häufig Krebs. Wenn bei einer Darmspiegelung ein Tumor oder Polypen festgestellt werden, sollte man beginnen, regelmäßig Kalzium einzunehmen. Sprechen Sie darüber am besten mit Ihrem Arzt.

Vitamin D

Hier stellen sich die Dinge ein wenig komplexer dar. Zunächst einmal, weil ich nicht glaube, dass – wie es in den Medien so häufig heißt – mehr als 50 Prozent der europäischen Bevölkerung an Vitamin-D-Mangel leiden.

Europäer sind gewöhnlich gut genährt, und auch die Sonneneinstrahlung ist in den meisten Ländern ausreichend. (Denn der Körper kann Vitamin D unter Sonneneinstrahlung selbst herstellen, übrigens auch bei bedecktem Himmel.) Zudem machen viele sonnenhungrige Menschen in warmen Ländern Urlaub. Darüber hinaus werden in Europa viele Vitamin-D-haltige Lebensmittel (Milchprodukte, Sardinen, Eier, Fischöl, Fleisch) konsumiert. Deshalb kann ich mir beim besten Willen nicht vorstellen, dass mehr als 50 Prozent der Europäer Vitamin-D-Mangel haben sollen.

Was aber weiß der gesunde Menschenverstand gegen diese Widersprüche einzuwenden? Die Erklärung ist vermutlich folgende: Der Normalwert, unterhalb dessen ein Mangel besteht, ist womöglich viel zu hoch angesetzt.

Nach diesen Vorbemerkungen sollten wir nun einen Blick auf Studien am Menschen werfen, die sich mit der Wirkung von Vitamin D auf Krebs beschäftigen. Es gibt zwölf wissenschaftliche Untersuchungen zur Einnahme von Vitamin-D-Präparaten, die sich vor allem auf Darmkrebs konzentrieren. Sechs dieser Studien gehen von einer minimalen Senkung des Krebsrisikos aus, doch diese fällt so gering aus, dass sie statistisch nicht bedeutsam ist. Zwei weitere stellen fest, dass Vitamin D als Nahrungsergänzungsmittel weder positive noch negative Auswirkungen auf das Erkrankungsrisiko hat. Die restlichen vier kommen zu dem Schluss, dass das Krebsrisiko ganz leicht ansteigt, aber auch hier ist der Anstieg zu gering, um als statistisch bedeutsam gelten zu können.

Die Meta-Studie, die diese zwölf Studien zusammenfasst, schließt aus alldem, dass die Nahrungsergänzung mit Vitamin D keinen Einfluss auf das Krebsrisiko hat. Diesbezüglich hätte es also keinen Sinn, Vitamin D einzunehmen.

Andere Studien, die den Einfluss von Vitamin-D-reichen Lebensmitteln wie zum Beispiel Milchprodukten auf die Krebsentwicklung untersuchen, kommen jedoch zu dem Schluss, dass diese Nahrungsmittel das Darmkrebsrisiko senken können, wenn auch in geringem Maße.[22] Andererseits führt massiver Konsum von Milchprodukten zu einem deutlichen Anstieg des Prostatakrebsrisikos, und so kann man den Konsum von Milchprodukten tatsächlich nur Frauen und Kindern empfehlen.[23]

Was hilft denn nun zur Krebsvorbeugung?

Es gibt natürlich auch die Möglichkeit, Vitamine, Mineralstoffe und Spurenelemente mit der Nahrung zu sich zu nehmen. Tatsächlich führt dies häufig zu einer verbesserten Wirksamkeit. In der folgenden Tabelle möchte ich Ihnen zeigen, welche Stoffe in welchen Lebensmitteln enthalten sind, wie sie wirken und bei welchen Krebsarten positive Effekte zu erwarten sind.

Tabelle 45

Natürliche Wirkstoffe in Lebensmitteln[24]

Aktives Element	Natürliche Quelle	Wirkungsweise	Positiver Effekt auf folgende Krebsarten
Polyphenole, EGCG (Grüner Tee)	Grüner Tee (Camellia sinensis)	antioxidativ, anti-mutagen, anti-entzündlich, hemmt Zellvermehrung und Neoangiogenese, stützt das Immunsystem	Haut, Lunge, Mund-Rachenraum, Kopf, Hals, Speiseröhre, Magen, Leber, Bauchspeicheldrüse, Dünndarm, Dickdarm, Blase, Prostata, Brustdrüse

Aktives Element	Natürliche Quelle	Wirkungsweise	Positiver Effekt auf folgende Krebsarten
Kurkuma	Kurkumapulver (Curcuma longa)	antioxidativ, anti-entzündlich, hemmt Zellvermehrung und Neoangiogenese, stützt das Immunsystem	Haut, Lunge, Mund-Rachenraum, Kopf, Hals, Speiseröhre, Magen, Leber, Bauchspeicheldrüse, Dünndarm, Dickdarm, Blase, Prostata, Brustdrüse, Lymphome, Gebärmutterhals
Luteolin	Artischocken, Brokkoli, Stangensellerie, Kohl, Spinat, grüner Paprika, Granatapfel, Pfefferminze, Tamarinde und Blumenkohl	antioxidativ, anti-entzündlich, hemmt Zellvermehrung und Neoangiogenese	Eierstock, Magen, Leber, Darm, Brust, Mundhöhle, Adenokarzinom der Speiseröhre, Lunge, Nasen-Kehlkopf-Raum, Gebärmutterhals, Leukämie, Haut und Bauchspeicheldrüse
Resveratrol	Rotwein, rote Trauben (vor allem in der Haut), Maulbeeren, Erdnüsse, rotes Weinlaub, Pinienkerne	antioxidativ, anti-entzündlich, hemmt Zellvermehrung und Neoangiogenese	Eierstock, Brust, Prostata, Leber, Gebärmutter, Leukämie, Lunge, Magen
Genistein	Soja und Sojaprodukte, roter Klee (Trifolium pratense), Pistazien (Pistacia vera)	antioxidativ, anti-entzündlich, hemmt Zellvermehrung und Neoangiogenese	Prostata, Brust, Haut, Darm, Magen, Leber, Eierstock, Bauchspeicheldrüse, Speiseröhre, Kopfraum, Hals- und Rachenraum
Granatapfel	Saft, Kerne, Öl aus den Kernen	antioxidativ, anti-enzündlich, hemmt Zellvermehrung und Neoangiogenese	Prostata, Haut, Brust, Lunge, Darm, Mundhöhle, Leukämie
Lykopin	Tomate, Guave, Hagebutte, Wassermelone, Papaya, Aprikose, rosa Grapefruit; vor allem in roten Tomaten und Tomatenprodukten	antioxidativ, anti-entzündlich, hemmt Zellvermehrung und Neoangiogenese, stützt das Immunsystem	Prostata, Lunge, Brust, Magen, Leber, Bauchspeicheldrüse, Darm und Rektum, Kopfraum, Hals- und Rachenraum, Haut

Aktives Element	Natürliche Quelle	Wirkungsweise	Positiver Effekt auf folgende Krebsarten
Ellagsäure	Granatapfelsaft, Öl aus Granatapfelkernen, Nüsse, Blaue Heckenkirsche (Lonicera caerulaea), Erdbeeren, andere Beeren, Rinde des Myrobalanenbaums (Terminalia arjuna), Blätter und Früchte von Terminalia belerica, Rinde, Blätter und Früchte von Terminalia muelleri	antioxidativ, hemmt Zellvermehrung und Neoangiogenese	Neuroblastome, Haut, Bauchspeicheldrüse, Brust, Prostata, Dickdarm, Dünndarm, Speiseröhre, Blase, Mundhöhle, Leukämie, Leber
Lupeol	Mango, Olive, Feige, Erdbeere, rote Traube	antioxidativ, anti-mutagen, anti-entzündlich, hemmt Zellvermehrung	Haut, Lunge, Leukämie, Bauchspeicheldrüse, Prostata, Darm, Leber, Kopf- und Halsraum
Betulinsäure	Im Pflanzenreich häufig, vor allem in der Rinde. Besonders in: Birke (Betula ssp.), Pfingstrose (Paeonia ssp.), Ziziphus mit Unterarten, Syzigium mit Unterarten, Kakibaum, (Diospyros ssp.)	anti-entzündlich, fördert den programmierten Zelltod, stützt das Immunsystem	Haut, Eierstock, Darm, Gehirn, Nierenzellkarzinom, Gebärmutter, Prostata, Leukämie, Lunge, Brust, Kopf- und Halsraum
Gingkolid B	Ginkobaum (Ginko biloba)	antioxidativ, hemmt Neoangiogenese	Eierstock, Brust, Gehirn

Wenn Sie an Studien zur Wirkung bestimmter Nahrungsmittel teilnehmen oder mehr darüber erfahren möchten, melden Sie sich auf der Webseite des US National Instituts of Health an: www.clinicaltrials.org.

In Deutschland können Sie sich beim Krebsinformationsdienst des Deutschen Krebsforschungszentrums anmelden. Telefonisch unter: 0800 420 30 40, im Internet unter: www.krebsinformationsdienst.de.

Kurkuma

Das vermutlich interessanteste Anti-Krebsmittel in der Nahrung ist wohl Kurkuma. Das in der Küche häufig als Gewürz verwendete gelbe Pigment wird aus der Wurzel von *Curcuma longa* gewonnen. Es wurde schon in der Antike als Heilmittel verwendet. Jüngere Studien weisen nach, dass Kurkuma karzinogene Substanzen unschädlich machen kann, die Vermehrung von Krebszellen hemmt und deren programmierten Zelltod (Apoptose) fördert. Die Wirkung des Gewürzes verstärkt sich, wenn es mit anderen Mitteln wie Genistein, grünem Tee, oder dem Piperin des schwarzen Pfeffers kombiniert wird. Außerdem steigert es die Wirksamkeit der Chemotherapie. Als seine Wirkung gegen die Neuentwicklung von Darmpolypen bei Männern getestet wurde, erwies es sich nach sechsmonatiger Einnahme zusammen mit Quercetin als sehr nützlich. Auch wenn es bei malignen Tumoren der Haut auf der Haut angewendet wird, leistet es gute Dienste. Offensichtlich ist es auch zur Vorbeugung verschiedener Krebserkrankungen gut geeignet.[25]

Genistein

Genistein ist ein pflanzliches Östrogen, das in Sojabohnen und Sojasprossen reichlich vorkommt. Es gibt zahlreiche Hinweise darauf, dass Genistein das Risiko, an Prostata-, Brust- und Gebärmutterschleimhautkrebs zu erkranken, reduziert. Offensichtlich steigert es die Wirksamkeit der Strahlenbehandlung und bestimmter Medikamente, die bei einer Chemotherapie benutzt werden. Wie Kurkuma kann auch Genistein die Zellteilung hemmen und den programmierten Zelltod der Krebszellen fördern.[26]

Zwei Studien belegen, dass Genistein Prostatakrebs in seiner Entwicklung hemmt und auch die Rückfallgefahr reduziert.[27, 28]

Gemeiner Bocksdorn (Lycium barbarum)

Viele Stoffe werden auf ihre krebsvorbeugenden Eigenschaften im Augenblick erst geprüft. Einer davon ist der Wirkstoff des Gemeinen Bocksdorns (*Lycium barbarum*), ein Polysaccharid, das sich in Gojibeeren findet. Es scheint den programmierten »Selbstmord« (Apoptose) von Krebszellen anzuregen, weil es den Zellwächter p53 aktiviert.[29] Außerdem verhindert es die Zellvermehrung bei Prostata-[30], Darm-[31], Magen-[32], Brust-[33] und Leberkrebs[34].

Es ist noch zu früh, um seine Wirksamkeit bei der Krebsvorbeugung als gesichert zu betrachten, doch eingehende wissenschaftliche Untersuchungen werden uns bald Klarheit verschaffen.

Denn auch die Schutzwirkung von Ellagsäure, Lupeol, Betulinsäure, Luteolin, Resveratrol, Lykopin, der Polyphenole von Granatapfel und Grüntee sowie der Anthocyane roter Beeren[35] wurde erst nach und nach entdeckt.

Auch alte Hausrezepte geraten immer wieder ins Blickfeld der Forscher. Man versucht, ihre Wirksamkeit sowohl am Menschen wie auch *in vitro* nachzuweisen. Ich möchte mich hier jedoch darauf beschränken, Ihnen Mittel zu empfehlen, deren Wirksamkeit zweifelsfrei belegt ist.

Kapitel 11

Sport ist gut für die Gesundheit

Nun sind wir schon beim letzten Kapitel unserer Ausführungen angelangt. Danach werden wir alle wichtigen Informationen noch einmal zusammenfassen.

In diesem Kapitel beschäftigen wir uns jedoch weder mit Nahrungsmitteln noch mit Getränken. Denn als wir uns mit der gesundheitlichen Wirkung von Fleisch, Milchprodukten, Zucker und Fett auseinandergesetzt haben, habe ich immer wieder darauf hingewiesen, dass es vor allem darauf ankommt, alles in Maßen zu genießen: damit unser Gewicht nicht Jahr für Jahr ansteigt. Und genau darum soll es im Folgenden gehen: Wir werden die Zusammenhänge zwischen Krebs und Übergewicht beziehungsweise Fettsucht untersuchen und dabei zeigen, in welchem Ausmaß die Menschen in entwickelten Ländern unter ernährungsbedingten Krankheiten leiden. Ich möchte Sie auf die Ursachen dieses Problems und deren Auswirkungen auf unser Krebsrisiko hinweisen .

Denn Übergewicht erhöht tatsächlich das Krebsrisiko. Dies gilt speziell für Blasen-, Bauchspeicheldrüsen, Darm- und Magenkrebs, aber auch für Brust-, Nieren-, Speiseröhren- und Gebärmutterschleimhautkrebs. Heutigen Untersuchungen zufolge ist Übergewicht für etwa fünf Prozent all dieser Krebserkrankungen verantwortlich.[1] [2]

Warum werden wir dick?

Tabelle 46
Übergewicht in verschiedenen Ländern (2008)[3]
(BMI über 30 kg/m²)

Land	Übergewichtige in Prozent der Bevölkerung
Kanada	26
Großbritannien	24
Deutschland	23
Frankreich	14
Brasilien	12
Russland	10
China	4
Nigeria	3
Indien	2
Pakistan	2
Tansania	1

Wenn Sie den menschlichen Körper aufmerksam betrachten
– und bei Kindern sieht man es noch am deutlichsten –, stellen Sie
fest, dass er geschaffen ist, um sich zu bewegen: 650 Muskeln und
214 Knochen, die durch Sehnen und Gelenke verbunden sind[4] …
Können Sie sich all die Bewegungen, zu denen Sie fähig sind, auch
nur ansatzweise ausmalen? Wir sind einfach unglaublich beweg-
lich … und nutzen dieses Geschenk der Natur immer weniger.

Tabelle 47

Energieverbrauch bei verschiedenen Aktivitäten

Aktivität	Energieverbrauch (kcal/Stunde)
Schlafen, Ruhen im Sitzen oder Liegen	60
Sitzende Tätigkeiten: Fernsehen, Computer, Essen, Gesellschaftsspiele …	90
Tätigkeiten im Stehen: Anziehen, Badezimmer, kleinere Verrichtungen	120
Gymnastik, Gartenarbeit, Gehen, Haushalt, berufliche Tätigkeiten von mittlerer Intensität (nicht sitzend)	170
Schwere Gartenarbeit, berufliche Tätigkeiten von hoher körperlicher Intensität	200
Sport: Ski, Schwimmen, Laufen …	> 300

Wir bewegen uns nicht mehr. Denn wir leben in einer Welt, in der wir 24 Stunden am Tag Zugriff auf Nahrung haben. Zudem nehmen wir immer mehr gezuckerte oder fette Nahrungsmittel zu uns, die eigentlich Energie für körperlich anstrengende Tätigkeiten zur Verfügung stellen sollten. So sammelt sich die nicht verbrauchte Energie im Körper an, u. a. in Form von Triglyzeriden. Wir setzen Fett an, und der fein austarierte Mechanismus unseres Körpers gerät ins Stottern! Genau aus diesem Grund werden wir hier über Sport und seine Auswirkungen auf das Krebsrisiko sprechen.

Zunächst einmal aber wollen wir klären, was wir eigentlich unter Übergewicht und Fettsucht verstehen. Zunächst zur Fettsucht: Sie ist die zur Krankheit gewordene Gewohnheit zu häufiger Nahrungsaufnahme. Sie hängt von verschiedenen Faktoren ab: Lebensstil, sitzende Tätigkeit, Essgewohnheiten, seelische, genetische und soziale Einflussfaktoren. Darauf aber werden wir später noch zurückkommen …

Die Weltgesundheitsorganisation hat 1997 eine Definition für Übergewicht festgelegt, diese lautet: übermäßige Ansammlung von Körperfett, das der Gesundheit schadet.[5]

Bei Übergewicht legen die Fettzellen (Adipozyten) an Umfang zu, weil immer mehr Fett eingelagert wird. Von Fettsucht spricht man, wenn die Fettzellen nichts mehr aufnehmen können. Um Fettsucht diagnostizieren zu können, muss man jedoch das reale Körperfett exakt messen. Auf diese Weise kann man mühelos feststellen, ab wann es ein erhöhtes Sterblichkeitsrisiko gibt. Das ist jedoch für die meisten Arztpraxen zu kompliziert. Daher behilft man sich mit einer einfacheren Prozedur. Mit ihr kann man zwar nicht feststellen, wo genau die größten Fettdepots liegen, doch lässt sie indirekte Schlüsse zu.

Zu diesem Zweck misst man den so genannten Body Mass Index (BMI). Dabei wird das Gewicht in Kilogramm durch das Quadrat der Körpergröße in Metern geteilt. Ein Beispiel: Eine Frau von 60 kg Gewicht, die 1,65 m groß ist, hat einen BMI von 22,03.

Ein Erwachsener, dessen BMI über 25 liegt, ist übergewichtig. Als fettsüchtig gilt er, wenn der BMI über 30 liegt (s. Tabelle 48). Mit Hilfe dieses Werts lassen sich Erkrankungswahrscheinlichkeit und Sterblichkeitsrisiko bestimmen.

Jetzt rechnen Sie vermutlich schon ... Aber warten Sie noch ein bisschen. Damit Sie wegen Ihres Gewichts nicht unnötig in Panik geraten, möchte ich zunächst einige Erklärungen anschließen.

Tabelle 48

Interpretation des BMI[6]

Zustand	BMI-Maßzahl
Untergewicht	< 18,5
Normalgewicht	18,5-24,9
Übergewicht	25-29,9
Adipositas Grad I	30-34,9
Adipositas Grad II	35-39,9
Adipositas Grad III	> 40

Außerdem dürfen wir nicht vergessen, dass das Adipositasrisiko auch vom Alter abhängt (Tabelle 49). Darüber hinaus spielen die Fettverteilung sowie Art und Dauer der Adipositas eine gewisse Rolle.

Tabelle 49

BMI im Altersdurchschnitt in Frankreich 2009[7]

Alter	18-24	25-34	35-44	45-54	55-64	> 65
BMI/Durchschnitt	22,3	24,4	25,1	25,8	26,5	26,4

Wenn ein Kind unter fünf Jahren fettsüchtig wird, bleibt es dies auch im Erwachsenenalter. Eine Studie der Regionalen Gesundheitsbehörde der Stadt Paris hat 2002 festgestellt, dass schon 6,2 Prozent aller Kinder dort fettsüchtig sind. Diese Kinder kamen vor allem aus den sozialen Brennpunkten.

Das Nationale Gesundheitsamt stellte Anfang 2008 in einem Bericht fest, dass sich die Zahlen für Fettsucht bei Kindern stabilisiert hatten, dafür aber nur einer von sechs Erwachsenen fettsüchtig ist.[8]

Doch auch in China, wo die Menschen seit jeher nicht nur klein, sondern auch normalgewichtig waren, ist eine Zunahme des

Körpergewichts zu beobachten: Mittlerweile sind 184 Millionen Chinesen übergewichtig und 31 Millionen fettsüchtig.[9]

Wie Sie sehen, ist Übergewicht heute eine wahre Menschheitsgeißel. Und Fettsucht wird man nicht so leicht los wie ein paar Kilo zu viel. Diese Erkrankung ist recht komplex. Sie verläuft in verschiedenen Phasen, wobei die Anfangsphase durch eine ungeheure Ansammlung von Energie gekennzeichnet ist, die als Fett gespeichert wird. In der nächsten Phase muss der Körper sich dann an die neuen Verhältnisse gewöhnen und seine Energiebilanz aufrechterhalten: Er kämpft um jedes einzelne Pfund, das er behalten will, und richtet den gesamten Stoffwechsel darauf aus.

Bleibt die Frage, wieso wir so dick geworden sind. Noch vor etwa 15 Jahren dachte man, Adipositas sei ein rein amerikanisches Phänomen, das mit den falschen Ernährungsgewohnheiten dort zusammenhänge. Ernähren wir Europäer uns jetzt also genauso? Hängen auch wir nur noch vor der Spielekonsole und lassen uns zu jeder Tages- und Nachtzeit vom Pizzalieferanten versorgen? Ernähren auch wir uns von Fertiggerichten, die fast nur aus Fett und Zucker bestehen?

Tabelle 50

Veränderung der Ernährungsgewohnheiten in Frankreich zwischen 1994 und 1999

	Bei Kindern	Bei Erwachsenen
Backwaren	+ 84 %	+ 90 %
Fruchtsäfte	+ 17 %	+ 4 %
Limonaden	+ 17 %	+ 17 %
Zuckerhaltige Kekse	+ 24 %	+ 0 %
Nudeln und Reis	+ 32 %	+ 24 %
Zucker	- 37 %	- 8 %

Die Wissenschaft hat auf die Frage nach der epidemischen Zunahme des Übergewichts verschiedene Antworten gefunden.

Einige machen die Lebensmittelindustrie verantwortlich, die immer mehr Lebensmittel mit hohem glykämischem Index produziert.[10] Diese Lebensmittel sind voller Maissirup, der sehr fructosehaltig ist. Es wird auch sehr kritisch beurteilt, wenn in Schulen Süßigkeitenautomaten aufgestellt werden.[11]

Doch Vorsicht: Diese Studien haben keineswegs den Beweis erbracht, dass unsere neuen Ernährungsgewohnheiten für das Ansteigen des allgemeinen BMI verantwortlich sind. Die Studie von Burdette und Whitaker[12] untersucht den Zusammenhang zwischen Fettsucht und dem Verzehr von Fast Food. Sie kommt zu dem Ergebnis, dass es hier keine Ursache-Wirkung-Beziehung gibt. Bislang scheint der gestiegene Limonadenkonsum die vielversprechendste Spur zu sein. Dies lassen zumindest drei Viertel der amerikanische Studien über die Ernährungsgewohnheiten von Kindern vermuten.[13]

Andere Studien machen das Sitzen vor dem Fernseher und den Konsum energiereicher Lebensmittel (Chips, Fast Food und so weiter) dafür verantwortlich. Eine jüngere Meta Studie kommt zu dem Schluss, dass es zwar einen statistisch belegbaren Zusammenhang zwischen diesen Gewohnheiten und Übergewicht gibt, aber noch keinen klaren Beweis.[14]

All diese Studien stellen die Bedeutung der hier angeführten Faktoren keineswegs in Abrede. Sie weisen nur darauf hin, dass auch andere Möglichkeiten in Betracht gezogen werden müssen.

Einige Wissenschaftler gehen davon aus, dass Übergewicht mit Schlafmangel zu tun hat. Zumindest gilt bei Erwachsenen und Kindern: Die Anzahl der nächtlichen Schlafstunden ist umgekehrt proportional zu einem erhöhten BMI und dem Fettleibigkeitsrisiko.[15]

Und was stimmt jetzt? Wie Sie sehen, sind die Gründe für Übergewicht und Fettsucht vielfältig. Epidemiologische Studien zeigen, dass die Mechanismen noch nicht ausreichend erforscht sind. Doch auch wenn die einzelnen Ursachen statistisch wenig ins Gewicht fallen, so ist ihr Zusammenwirken doch unbestreitbar mit Übergewicht verbunden.

Warum aber trägt nun Übergewicht zum Krebsrisiko bei? Weil dabei mehrere biochemische Bedingungen aufeinandertreffen, die den Stoffwechsel von Krebszellen beeinflussen.

Wir wollen hier nicht zu detailliert auf die Mechanismen eingehen, wie Übergewicht das Krebsrisiko erhöht. Schließlich haben wir uns damit ja schon in dem Kapitel über Zucker beschäftigt. Nur so viel sei hier gesagt: Fettzellen, Adipozyten, funktionieren wie Hormonpumpen. Sie stimulieren die Freisetzung von Insulin, jenes Hormons also, das unseren Energiestoffwechsel und somit den Verbrauch beziehungsweise die Einlagerung von Energiereserven regelt. Wenn Insulin im Übermaß im Blut vorhanden ist, regt es die Zellvermehrung an und folglich auch die Vermehrung von Krebszellen. Dies geschieht entweder auf direktem Weg oder auf indirektem, wenn das Insulin die Leber zur Freisetzung eines anderen Hormons anregt: IGF1 (*Insulin Growth Factor 1*). Dieses Hormon spielt eine wichtige Rolle bei der Entwicklung von Tumoren. Beide zusammen, Insulin und IGF1, regen die Aktivität von Enzymen an, die in unserem Körper zur vermehrten Produktion von Sexualhormonen führen – von Östradiol bei Frauen und Testosteron bei Männern. Dies wiederum hat zur Folge, dass es in der Brust der Frau sowie in der Prostata des Mannes zu vermehrter Zellteilung kommt – was wiederum das Risiko, an Brust- oder Prostatakrebs zu erkranken, erhöht.

Sport als Vorbeugung?

Und wie hängen nun Übergewicht, Sport und Krebs zusammen? Wir haben uns im letzten Abschnitt mit dem Krebsrisiko durch Übergewicht beschäftigt. Sport aber kann die Entwicklung bestimmter Krebsarten hemmen. Denn durch die verschiedenen körperlichen Aktivitäten steigt der Energieverbrauch an.[16] Je mehr Sie sich bewegen, desto seltener werden Zucker und Fette aus der Nahrungsaufnahme zu Lipiden umgewandelt und in den Fettzellen eingelagert. Wird der Zusammenhang allmählich deutlich? Schließlich ist die Gleichung recht einfach:

Gespeicherte Energie = Nahrungsenergie abzüglich Energieverbrauch.

Körperliche Bewegung vermindert also die Energie, die gespeichert werden muss, weil wir sie nicht verbrauchen. Daneben gibt es noch andere Formen des Energieverbrauchs:

– die Thermoregulation: Das ist der Prozess, der dafür sorgt, dass unsere Körpertemperatur stets bei circa 37,2 Grad Celsius liegt, egal, wie hoch oder niedrig die Umgebungstemperatur ist;
– den Grundumsatz: die Energie, die die grundlegenden Körperfunktionen speist und dafür sorgt, dass unser Körper funktioniert. Je nachdem, ob Sie schlank, Raucher, Mann oder Frau sind, fällt der Grundumsatz höher oder niedriger aus.

Daher verlieren Sie nicht nur an Gewicht, wenn Sie schlanker werden. Sie vermindern auch Ihr Krebsrisiko. Wenn Sie sich bewegen, müssen die Muskeln sich zusammenziehen, um den Körper zu mobilisieren. Dieses Zusammenziehen verbraucht Energie. Um sich diese Energie zu besorgen, muss der Muskel körpereigene Glukose verbrauchen (also die, die bereits im Körper gespeichert ist). Oder er muss körperfremde Glukose mit der Nahrung zuführen. Je länger die Kontraktion andauert und je intensiver sie ausfällt, desto mehr Glukose wird verbraucht. Auf diese Weise werden Zucker- und Fettmoleküle aus der Nahrung aufgebraucht, die anderenfalls im Organismus gespeichert würden, in den Fettzellen eben.

Ob nun Kohlehydrate (rasche Verstoffwechslung) oder Lipide (langsamere Verstoffwechslung) verbraucht werden, hängt von der Intensität der Übung, von der Nahrungsaufnahme und vom Trainingszustand des Betroffenen ab.

Und wie funktioniert das Ganze nun zur Vorbeugung? Nun, der Körper löst seine Fettreserven auf, womit auch die oben beschriebenen Wachstumsfaktoren neutralisiert beziehungsweise gar nicht erst ausgeschüttet werden, da es nicht zu erhöhter Insulinkonzentration im Blut kommt. Die körperliche Bewegung neutralisiert also die Effekte einer allzu energiereichen Ernährung.

Wir kennen die Auswirkungen von Sport auf Krebszellen deshalb so gut, weil es viele sportbegeisterte Krebsforscher gibt wie meinen Freund Dr. Thierry Bouillet, der die Vereinigung Krebs, Kampfsport und Information (CAMI) gegründet hat. Er und viele andere Wissenschaftler haben sich eingehend mit der Wirkung sportlicher Aktivität bei Krebs beschäftigt: unter anderem in Studien an Männern und Frauen, die an Prostata- oder Brustkrebs sowie Darmkrebs erkrankt waren. Mehrere groß angelegte Studien bewiesen eindeutig den positiven Effekt von körperlicher Bewegung bei Krebserkrankungen.[17, 18, 19]

Sport verbessert nicht nur die Lebensqualität (wie drei zu diesem Thema veröffentlichte Studien beweisen[20])und das Selbstwertgefühl, sondern reduziert auch die Erschöpfung, die häufig bei Krebstherapien auftritt. Da darüber hinaus noch die Verträglichkeit der Medikamente gesteigert wird, erhöht Sport auch die Heilungschancen.

2008 veröffentlichte das Cochrane Institute in den USA insgesamt 28 Studien, die belegen, dass körperliche Bewegung die

Überlebenschancen bei Krebs erhöht. In 16 dieser Studien wurden Brustkrebserkrankungen untersucht.[21]

Wie sieht ein Anti-Krebs-Sportprogramm aus?

Sport wirkt nicht nur positiv, wenn Sie bereits an Krebs erkrankt sind. Da durch Sport Übergewicht verringert wird, werden auch damit einhergehende, potenziell krebserregende Faktoren reduziert: Sport wirkt also auch prophylaktisch. Körperliche Bewegung fördert die Verstoffwechslung von Östrogen und sorgt dafür, dass mehr östrogenähnliche Verbindungen gebildet werden. Der Insulinspiegel und die Insulinresistenz von übergewichtigen Frauen, die eine sitzende Tätigkeit ausüben, werden gesenkt. Dies wurde in mehreren Studien nachgewiesen. Eine 2009 veröffentlichte Untersuchung zeigt, dass Frauen, die seit langer Zeit übergewichtig waren und Medikamente gegen Krebs bekamen, von Sport in mehrerlei Hinsicht profitierten.[22, 23, 24, 25]

Wenn Sie sich durch körperliche Bewegung vor Krebs schützen und sich deshalb eine neue Sportart suchen wollen, muss diese ganz bestimmten Anforderungen genügen.[26, 27] So müssen Sie Ihren Energieverbrauch in MET pro Stunde und nicht in Kilokalorien berechnen. MET bedeutet *Metabolic Equivalent Task* oder *Metabolisches Äquivalent*. Dabei wird zunächst einmal der Sauerstoffverbrauch im Ruhezustand festgelegt: So entspricht 1 MET/Stunde einem Umsatz von 3,5 ml Sauerstoff pro Kilogramm Körpergewicht in der Minute.

Ein Spaziergang entspricht etwa 3 MET/Stunde. Wenn Sie schneller marschieren oder eine Treppe hinaufsteigen, entspricht dies 6 MET/Stunde. Bei intensiveren Sportarten wie Joggen, Tennis oder Schwimmen werden mehr MET verbraucht. Im Durchschnitt verbraucht der Mensch wöchentlich etwa 3 MET.

Das zeigt wieder einmal, wie viel wir in unserem Tagesablauf sitzen (siehe Tabelle 51).

Tabelle 51

Energieverbrauch bei verschiedenen körperlichen Aktivitäten[28]

Sportliche Aktivitäten	(MET/h)	Alltag	(MET/h)
Yoga	2,5 bis 3,5	Sitzen	1
Aquagym	4	Kochen	2
Jogging/Laufband	4,5	Putzen	2 bis 4
Radfahren	4 bis 10	Heimwerken	3 bis 5
Rudern	3,5 bis 6,5	Gehen	2 bis 3
Schwimmen	4 bis 11	Gartenarbeit	3 bis 6
Tennis	5 bis 8		
Kampfsport	10		
Squash	12		

Damit körperliche Bewegung sich bei Frauen, die in der Postmenopause an Krebs erkrankt sind, positiv auswirkt, müssen wöchentlich mindestens 9 MET dafür aufgewendet werden. Das bedeutet: Dreimal eine Stunde Spazierengehen oder eine Stunde Schwimmen und 30 Minuten Spazierengehen oder sechsmal 30 Minuten Spaziergehen.

Drei weitere Studien kommen zu demselben Ergebnis: die bekannte *Nurses' Health Study* (NHS) an 2987 Krankenschwestern[29], die *Women's Healthy Eating and Living* (WHEL) an 1490 Patientinnen[30] und die *Collaborative Women's Longevity Study* (CWLS) an 4482 Frauen[31].

Wenn man an Darmkrebs erkrankt ist, sollte der Energieverbrauch höher liegen als bei einer Brustkrebserkrankung, nämlich bei 18 MET pro Woche. Dies zeigen die Untersuchungen der Cancer and Leucemia Group B (CALGB) und die *Nurse's Health Study*.

In der Vorbeugung wie in der Nachsorge sollte die körperliche Aktivität Arme und Beine in Bewegung setzen, gegen einen Widerstand ausgeübt werden und mindestens 30 Minuten lang andauern. Liegt Ihr BMI über 30, ist körperliche Aktivität leider nicht ganz so effizient.

Werden Sie aktiv! Bauen Sie mehr körperliche Bewegung in Ihr Leben ein. Gehen Sie täglich mindestens 30 Minuten zu Fuß. Wählen Sie eine Sportart wie Tennis, Schwimmen oder Gymnastik. Arbeiten Sie im Garten oder machen Sie Hausputz. Auch Hausarbeit hat einen positiven Einfluss auf Ihre Energiebilanz.

Erziehen Sie Ihre Kinder zum Sport: In dem Alter zwischen zwölf und 22 Jahren wird nämlich – auch aufgrund der sich herausbildenden Bewegungsmuster – die Grundlage für eine erfolgreiche Krebsvorbeugung gelegt. Wenn Sie unter Übergewicht leiden, ziehen Sie eine ausgewogene Diät in Betracht und bewegen Sie sich mäßig, aber regelmäßig.

An diesem Punkt könnte ich meine Empfehlungen eigentlich abschließen, doch das wäre ein wenig unfair. Denn sicher haben Sie Gründe, wenn Sie bislang keinen Sport getrieben haben.

Seit die Zahl der Übergewichtigen in der westlichen Gesellschaft auf so alarmierende Weise ansteigt, haben die Fitnessstudios, die in den Achtzigerjahren wie Pilze aus dem Boden schossen, ihre Slogans angepasst. Ging es vorher ums Schönsein, um den trainierten Körper als Ausdruck von Erfolg, heißt es seit Mitte der Neunziger eher, man strebe ein »gesundes«, ausgeglichenes Körpergefühl an. Die Wellnessbewegung war geboren, bei der das Wohlbefinden im Vordergrund steht und nicht mehr der schöne, fitte »Body«.

Jetzt heißt es: »Treiben Sie Sport, das ist gut für die Gesundheit.« Und man preist Ihnen alle möglichen Aktivitäten an, deren Namen meist unaussprechliche Anglizismen sind: Step, Adventure Cycling, Cardio Workout und so weiter. Was aber ist ganz speziell für Sie von Nutzen? Das Angebot ist riesig. Versuchen Sie, eine Sportart zu finden, die Ihnen Spaß macht und gut zu Ihnen passt: Denn nur so tun Sie sich tatsächlich etwas Gutes, und nur so kann Bewegung zum unverzichtbaren Bestandteil Ihres Lebens werden. Wenn Sie sich für eine Sportart entscheiden, die Ihnen nicht liegt, werden Sie sich auf Dauer nicht motivieren können.

Sie werden wenig Spaß daran haben und es vermutlich bald wieder sein lassen. Möglicherweise würden Sie dabei auch ein ordentliches Sümmchen loswerden und sich zudem noch schuldig fühlen, weil Sie immer noch nicht zu den Fitten und Gesunden gehören.

In der Wahl der Sportart drückt sich Ihr ganzes Wesen aus, Ihre Neigungen, Ihre Emotionen, Ihre Interessen. Dabei zeigt sich nicht nur, was Ihnen gefällt, sondern letztlich auch, wie Sie mit Stress umgehen, wie gut Sie sich konzentrieren oder anpassen können. Ihr ganzes Wesen wird sichtbar in der Art, wie Sie sich bewegen wollen.

Wenn Sie kein wettbewerbsbetonter Typ sind, ist Tennis vermutlich nichts für Sie. Wenn Sie keinerlei Geschmack an der Kontemplation finden, ist Yoga für Sie ungeeignet. Wenn Sie ein Eremitenleben vorziehen, fühlen Sie sich mit einer Gruppensportart vermutlich nicht sehr wohl und brauchen eine individuellere Lösung.

Es hat also wenig Sinn, Ihnen zu sagen: »Machen Sie dieses oder jenes. Das ist das Beste für Ihre Gesundheit.« Das wäre so, als würde man Ihnen Brokkoli empfehlen, obwohl Sie lieber Blumenkohl essen.

Wenn Sie Stress in Ihrem Leben durch Meditation oder Yoga bewältigen, sollten Sie wissen, dass Sie dabei kaum Energie verbrauchen und die krebsschützenden Mechanismen sportlicher Betätigung nicht aktiviert werden. Wie wir oben gesehen haben, müssen wir beim Kampf gegen Übergewicht oder andere karzinogene Belastungsfaktoren eine aerobe Aktivität ausüben. Das heißt, dass wir uns zu mindestens 60 Prozent unserer maximalen Pulsfrequenz belasten sollen. Und wie berechnet man diese? Ganz einfach: 220 minus Lebensalter. Wenn Sie also jetzt 50 Jahre alt sind, liegt Ihre maximale Pulsfrequenz bei 170. Wenn Sie keinen Pulsmesser zum Sport mitnehmen wollen, gibt es dafür eine einfache Grundregel: Sie sollten beim Sport immer noch durch die Nase atmen können. Wenn Sie mit dem Mund nach Luft schnappen, sollten Sie die Belastung reduzieren. Außerdem sollten Sie mindestens drei MET/Stunde verbrauchen. Wenn Sie unter Übergewicht leiden, ist es etwas schwieriger: Denn Sie werden schneller müde, genieren sich im Fitness-Studio vielleicht für Ihr Äußeres, und Ihre Gelenke tragen eine schwere Last.

Der Öko-Fitnessplan

Daher möchte ich Ihnen etwas anderes vorschlagen. Gehen Sie doch einfach ins Öko-Studio!

Nehmen wir als Beispiel einfach mal Ihr Auto. Wenn Sie »ökologisch« fahren wollen, so heißt es, müssen Sie mit möglichst wenig Treibstoff so effektiv wie möglich fahren. Auf diese Weise halten Sie Ihren Wagen in Schuss.

Genau nach diesem Prinzip funktioniert auch mein Öko-Fitnessplan. Sie müssen Energie verbrauchen, ohne Ihrem Körper zu schaden. Sie müssen Aktivitäten einplanen, die den Körper nicht angreifen, ihm aber trotzdem erlauben, genug Energie zu verbrennen.

Meist geht es dabei um fließende Bewegungen, die die Energie zirkulieren lassen und die Koordination verbessern. Oder um instabile Positionen, in denen Sie Ihr Gleichgewicht herstellen müssen. Auf diese Weise verbessern Sie nicht nur Ihre Energiebilanz, sondern auch Ihre Konzentrationsfähigkeit. Da Sie dabei tief atmen, wird der Herzrhythmus verlangsamt, was wiederum zur Stressreduktion führt.

Wenn Sie diese Punkte im Hinterkopf behalten, dürfte es Ihnen nicht schwerfallen, etwas zu finden, was Ihnen Spaß macht und was Ihrem Körper erlaubt, sich voller Freude auf die ihm angemessene Weise auszudrücken!

Wie sieht also unser Öko-Fitnessplan aus? Informieren Sie sich am besten über eine der folgenden Sportarten:

Aquagym: Eine Gymnastik, die man im Schwimmbecken ausübt. Meist steht man bis zu den Schultern im Wasser. Wenn Sie übergewichtig sind, möchte ich Ihnen diese Sportart besonders ans Herz legen, da das Wasser Ihren Körper trägt und Ihnen bei den Übungen Widerstand bietet. Ausgezeichnet für die Gelenke!

Wandern: In der Gruppe durch eine schöne Landschaft zu wandern, ist ein wunderbares Mittel, sich körperlich zu betätigen. Meist merken Sie noch nicht einmal, dass Sie dabei Sport treiben, weil Ihre Aufmerksamkeit von anderen Dingen gefesselt ist. Später können Sie sich auch ans Walking wagen, bei dem man mit zwei Stöcken marschiert und dabei die Arme rhythmisch bewegt.

Stretching: Stretching hilft Ihnen, Ihre Beweglichkeit zu verbessern. Außerdem vertieft sich dabei auch noch die Atmung. Sehr gut, wenn Sie unter Verspannungen leiden und Stress abbauen wollen.

Pilates: Im Moment sehr in Mode, dabei wurde diese Sportart schon Anfang des 20. Jahrhunderts von Joseph Pilates entwickelt. Es geht dabei um die Ausrichtung des Körpers. Die Übungen werden teils mit Bällen oder Gummiband ausgeführt. Sie trainieren die tiefliegende Muskulatur, was hervorragend für Ihre Körperhaltung ist.

Tai Chi oder Qi Gong: Diese Übungen, die aus Asien kommen, setzen auf fließende Bewegungen, die Konzentration erfordern und dadurch das Gleichgewicht schulen. Auch hier wirkt der tiefe Atem sich auf den gesamten Körper aus. Sehr entspannend. Manchmal lassen sich auch Gruppen finden, die im Freien üben.

Power Yoga: Auch dies ist im Moment sehr »angesagt«. Eine sehr kraftbetonte Form des Yoga, bei der man eine Reihe von Positionen erlernt und diese dann je nach Bedarf kombiniert. Dabei müssen alle Spannungen losgelassen werden, sei es auf körperlicher oder seelischer Ebene.

In diesem Angebot findet sich wohl für jeden etwas, ob Sie nun eher Einzelkämpfer sind oder zum Spielerisch-Kreativen neigen. Wenn Sie eine Sportart gefunden haben, die Ihnen hundertprozentig zusagt, dann wird Ihnen die körperliche Bewegung nicht schwerfallen und Sie brauchen sich nicht zu überwinden. Das ist immer noch die beste Krebsvorsorge!

Kapitel 12

Unsere Anti-Krebs-Ratschläge

Nun ist Ihnen alles oder fast alles Wissenswerte über den Großteil der Lebensmittel und ihre guten oder schlechten Inhaltsstoffe bekannt. Sie wissen, was Ihnen guttut und was Ihnen schaden kann. Vielleicht haben Sie sich ja schon das eine oder andere Nahrungsmittel herausgepickt, das Sie mal ausprobieren wollen, und haben sich überlegt, worauf Sie verzichten oder was Sie zumindest reduzieren wollen. Das ist gut ...

Doch meine Co-Autorin, die Ernährungswissenschaftlerin Nathalie Hutter-Lardeau, und ich sind beide der Ansicht, dass wir Sie mit den Schlussfolgerungen aus den vorhergehenden Kapiteln nicht alleinlassen sollten. Dass wir Ihnen vielmehr noch eine Zusammenfassung unserer wichtigsten Ratschläge geben sollten, damit Sie Ihre ganz persönliche Krebsvorsorge betreiben können. Wir wollen noch einmal Informationen zu allen Lebensmitteln in einer Übersicht ordnen. Wir wollen Ihnen zeigen, was Sie wie kombinieren und wie Sie bestimmte Nebenwirkungen vermeiden können. Damit Sie aus der neuen Wissenschaft der Nutrigenomik, die uns lehrt, welche Rolle unsere Ernährung bei der Entstehung von Krebs spielt, den maximalen Nutzen ziehen können.

Daher haben wir hier einen kleinen Katalog der wichtigsten Ratschläge erarbeitet.

Die fünf goldenen Regeln

Bevor wir aber ins Detail gehen, möchte ich Ihnen fünf Punkte ans Herz legen, die Sie beachten sollten: Denn sonst können Sie Ihr Krebsrisiko nicht wesentlich beeinflussen, was auch immer Sie an Ihrer Ernährung ändern mögen. Hier sind unsere fünf goldenen Regeln, die eigentlich sehr einfach sind:

1 Rauchen Sie nicht!
Wie wir gesehen haben, ist Wein nicht schädlich, wenn er in Maßen genossen wird. Bei Tabak ist das anders. Der Rauch der ersten Zigarette wirkt bereits krebserregend, selbst wenn Sie nur passiv rauchen. Daher gilt: Rauchen Sie nicht. Und achten Sie darauf, dass Ihre Kinder erst gar nicht damit anfangen, vor allem nicht, wenn sie noch in jugendlichem Alter sind.

2 Essen Sie abwechslungsreich!
Verbieten Sie sich nichts. Wenn Sie gelegentlich die Lust überkommt, etwas Bestimmtes zu essen oder zu trinken, greifen Sie zu – und zwar auch, wenn Sie hier gelesen haben, es könne Ihrer Gesundheit schaden. Denn wenn wir hier einem Lebensmittel karzinogene Wirkung bescheinigen, dann heißt das, dass es krebserregend wirkt, wenn es in großen Mengen, regelmäßig, über einen langen Zeitraum genossen wird. Dies bedeutet nicht, dass Sie zum Beispiel zwangsläufig Krebs bekommen werden, weil Sie etwa gerne Lachs essen: Es schadet nicht, wenn Sie hin und wieder 200 Gramm davon verzehren, selbst wenn der Lachs mit Schwermetallen belastet ist.

3 Garen Sie abwechslungsreich!
Die Zubereitung von Nahrungsmitteln im Wok ist potenziell krebserregend. Auch durch den Kontakt organischer Substanzen mit einer offenen Flamme – also mit hoher Temperatur – entstehen hochgradig krebserre-

gende Stoffe, und zwar sowohl im aufsteigenden Rauch als auch im und auf dem entsprechenden Lebensmittel.

Unter diesem Gesichtspunkt sind Dampfgaren und Schmoren die gesundheitlich zuträglicheren Garmethoden.

Auch Frittieren oder scharfes Braten können aus den Gründen, die wir aufgeführt haben, gesundheitsschädlich sein.

Andererseits heißt das nicht, dass Sie nicht ein- oder zweimal im Jahr grillen beziehungsweise asiatisch essen dürfen. Auch eine Portion Pommes frites sei Ihnen zugestanden – zumindest wenn sie nicht in mehreren Litern Öl frittiert wird, sondern wenn Sie eine der modernen fettarmen Fritteusen benutzen.

4 Essen Sie Produkte aus der Region, die nach traditionellen Methoden verarbeitet wurden!

Dazu gehört auch eine Landwirtschaft, die von viel Kunstdünger oder Pestiziden wenig Gebrauch macht. Wir sollten uns immer wieder klarmachen, wie wichtig regionale Traditionen im Umgang mit Lebensmitteln sind. Diese Einsicht hat mir mein Freund Jean-Luc Petitrenaud nahegebracht. Lebensmittel aus der Region zu bevorzugen heißt, Dinge zu essen, die ihre Unschädlichkeit über lange Zeit bewiesen haben und die vielleicht sogar bestimmten Krankheiten effektiv entgegenwirken können.

Auch wenn eine positive Wirkung von »Bio«-Nahrung bei der Krebsvorsorge wissenschaftlich bislang nicht bewiesen werden konnte, so ist es doch sinnvoll, Nahrungsmittel zu essen, die eine nur geringe Pestizidbelastung aufweisen, ob sie nun aus biologisch-organischem Anbau oder aus herkömmlicher Landwirtschaft stammen. Waschen Sie alles, was Sie essen! Verwenden Sie dabei ruhig zuerst ein Gemüsewaschmittel oder eine leichte Seifenlauge, damit Sie die verbleibenden Pestizide entfernen können. Spülen Sie vor dem Verzehr alles gründlich ab.

5 Achten Sie auf Ihre Energiebilanz!
Das heißt: Bewegen Sie sich mehr und nehmen Sie weniger Kalorien zu sich. Lassen Sie Ihren Body Mass Index nicht zu sehr ansteigen. Essen Sie nicht zu energiereich. Achten Sie auf verstecktes Fett und versteckten Zucker. Naschen Sie nicht zwischen den Mahlzeiten. Treiben Sie Sport. Wenn Sie dann einmal auf einer Party über die Stränge schlagen, ist das nicht so schlimm. Am nächsten Tag können Sie dann einen Kilometer mehr laufen oder etwas weniger essen. Dann müssen Sie auch kein schlechtes Gewissen haben.

René Théophile Laënnec, einer der größten Ärzte Frankreichs, meinte einmal, Krankheit entstünde aus traurigen Leidenschaften. Seien Sie also nicht traurig! Essen Sie fröhlich. Versagen Sie sich nichts, wie »schlecht« es angeblich auch sein mag. In Maßen genossen wird es Ihnen nicht schaden.

Diese fünf Punkte sind jedenfalls das Fundament, auf das sich unsere Ratschläge für ein gesundes Leben, das Sie stark gegen Krebs macht, stützen.

Doch bevor wir noch mehr Tipps geben, haben wir für Sie die antioxidative Wirkung verschiedener Lebensmittel in einer Tabelle zusammengefasst.

Tabelle 52

Gehalt an Antioxidantien in verschiedenen Nahrungsmitteln[1]

Nahrungsmittel	Anzahl getesteter Proben	Gehalt an Antioxidantien (mmol/100 g)
Getränke	283	8,3
Schwarzer Tee, zubereitet	5	1
Heiße Schokolade	4	0,4
Filterkaffee	31	2,5

Nahrungsmittel	Anzahl getesteter Proben	Gehalt an Antioxidantien (mmol/100 g)
Espresso, zubereitet	2	14,2
Grüner Tee, zubereitet	17	1,5
Rotwein	27	2,5
Frühstücksbrot	90	1,1
Zwieback	3	1,1
Toastbrot, getoastet	3	0,6
Vollkornbrot, geröstet	2	1
Obst und Fruchtsäfte	278	1,25
Apfel	15	0,4
Getrocknete Aprikosen	4	3,1
Getrocknete Äpfel	3	3,8
Getrocknete Heidelbeeren	1	48,3
Datteln	2	1,7
Getrocknete Mango	2	1,7
Orange	3	0,9
Papaya	2	0,6
Pflaumen	1	3,2
Granatapfel	6	1,8
Erdbeeren	4	2,1
Apfelsaft	11	0,3
Cranberrysaft	5	0,92
Traubensaft	6	1,2
Orangensaft	16	0,6
Granatapfelsaft	2	2,1
Pflaumensaft	3	1
Tomatensaft	14	0,48
Mehl und Brot	227	0,34
Gerstenmehl	4	1
Vollkornbrot	3	0,5
Buchweizenmehl, ausgemahlen	2	1,4
Buchweizenmehl, Vollwert	2	2
Maismehl	3	0,6
Hirse	1	1,3
Gemüse	69	0,48

Nahrungsmittel	Anzahl getesteter Proben	Gehalt an Antioxidantien (mmol/100 g)
Artischocken	8	3,5
Erbsen	25	0,8
Schwarze Oliven	6	1,7
Brokkoli, gekocht	4	0,5
Roter und grüner Paprika	3	2,4
Wirsingkohl	4	2,8
Nüsse und Samen	90	4,57
Haselnüsse	1	4,7
Erdnüsse, geröstet	1	2
Pekannüsse	7	8,5
Pistazien	7	1,7
Sonnenblumenkerne	2	6,4
Walnüsse	13	22
Kräuter und Gewürze	425	29
Basilikum, getrocknet	5	19,9
Koriander	3	26,5
Nelken	6	277
Dill, getrocknet	3	20
Estragon, getrocknet	3	43,8
Ingwer	5	20,3
Minze, getrocknet	2	116
Oregano, getrocknet	9	63,2
Lorbeer, getrocknet	5	44,8
Safran	3	44,5
Thymian	3	56,3
Tierische Produkte	211	0,18
Milchprodukte	86	0,14
Eier	12	0,04
Fische und Meeresfrüchte	32	0,11
Fleisch und Fleischprodukte	31	0,31
Geflügel und Geflügelprodukte	50	0,23

Doch ich möchte Sie vorwarnen: Verfallen Sie bitte nicht in die verbreitete Vorstellung, Krebsvorbeugung bestehe in erster Linie aus dem Konsum möglichst vieler Antioxidantien. Wie wir bei Vitamin E und Beta-Carotin gesehen haben, ist dies keineswegs der Fall.

Stark gegen Krebs: Was soll ich tun?

Auch hier möchte ich Ihnen zunächst einmal zwei einfache Listen an die Hand geben, die Ihnen sagen, was Sie tun und was Sie besser lassen sollten.

Das macht Sie stark gegen Krebs: die Top Ten

1 *Granatapfelsaft*
Aus industrieller Pressung ist er besser für die Gesundheit, weil er mehr Antioxidantien bester Qualität enthält.

2 *Kurkuma*
Würzen Sie so oft wie möglich mit Kurkuma, ein Gewürz mit starken anti-karzinogenen Eigenschaften.

3 *Grüner Tee*
Alle Grünteesorten enthalten viel Epigallocatechine-3-Gallate (EGCG). Wahrscheinlich wirken sie am besten, wenn man ihnen ein paar getrocknete Papayablätter beimengt.

4 *Wein*
In kleinen Mengen, höchstens zwei bis drei kleine Gläser pro Tag. Enthält viel Resveratrol. Rotwein ist gegenüber Weißwein oder Rosé zu bevorzugen.

5 *Selen*
Ist eines der wenigen Nahrungsergänzungsmittel, das seine Wirksamkeit bei der Krebsvorbeugung unter Beweis gestellt hat. Man findet es in allen

Apotheken und Drogeriemärkten. Bitten Sie Ihren behandelnden Arzt oder den Apotheker, Sie zu beraten, welches Präparat Sie nehmen sollen.

6 *Tomaten*

Vor allem Tomatenprodukte wie Tomatensauce oder -mark. Die enthalten mehr Lykopin als frische Tomaten. Lykopin ist vor allem für Männer ein guter Schutz vor Krebs.

7 *Ballaststoffe*

Sie sind vor allem wegen ihrer präbiotischen Eigenschaften sehr wichtig. Da sie nicht verdaut werden, beschleunigen sie die Darmpassage des Nahrungsbreis und verringern so die Zeit, in der potenziell krebserregende Substanzen Kontakt zur Darmschleimhaut haben. Vorsicht bei Reizdarmbeschwerden.

8 *Knoblauch und Zwiebel*

Beide wirken stark anti-karzinogen und sind essentieller Bestandteil der berühmt gewordenen »Mediterranen Küche«, die uns vor Krebs schützt. Verwenden Sie sie so oft wie möglich.

9 *Quercetin*

Findet sich in Kapern, Liebstöckel, Kakao und Chili. Wirkt stark krebsvorbeugend, vor allem bei Rauchern.

10 *Sport*

Beugt Rückfällen bei bereits bestehenden Krebserkrankungen vor. Verbessert die Energiebilanz, sodass es besser gelingt, einen gesunden Body Mass Index aufrechtzuerhalten.

Meiner Ansicht nach sind dies die besten Mittel zur Krebsvorbeugung und -nachsorge, die wir zur Verfügung haben. Sie sind einfach und für jeden zugänglich, sodass nicht nur wohlhabende Bevölkerungsschichten davon profitieren. Sie bilden das Fundament, den Kern, um den sich meine Ratschläge gegen Krebs gruppieren. Die Wirkung dieser Substanzen und Verhaltensweisen ist wissenschaftlich so gut abgesichert, dass es darüber keinerlei Diskussionen mehr gibt. Sie können diese Ratschläge sofort in die

Praxis umsetzen, um Ihr persönliches Krebsrisiko nach Möglichkeit zu senken.

Ergänzend möchte ich Sie aber auch auf die »Flop Ten« hinweisen, also die Dinge, die es zu vermeiden gilt, wenn Sie Ihre Gesundheit selbst in die Hand nehmen und Ihr Krebsrisiko verringern wollen.

Stark gegen Krebs: Was soll ich vermeiden?

Gehen wir diese zehn Punkte der Reihe nach gemeinsam durch:

1 *Tabak*
   Nehmen Sie es mir nicht übel, aber ich muss dieses Thema hier noch einmal aufgreifen. Bitte vergessen Sie nicht, dass Tabakkonsum für 30 Prozent aller Krebskrankheiten verantwortlich ist.

Gut, ich gebe zu, dass ich diese Frage schon ausführlich behandelt habe. Fangen wir also noch einmal von vorn an.

1 *Zu viel Schwertfisch, Roten Thun, Heilbutt und Lachs*
   Diese Fischsorten sind üblicherweise stark mit Schwermetallen belastet und sollten daher nicht zu oft verzehrt werden. Essen Sie sie nicht täglich.

2 *Zu viele (fermentierte) Milchprodukte, wenn Sie ein Mann sind*
   Milchprodukte (auch fermentierte wie Joghurt oder Käse) sind gut für Kinder und Frauen. Männer über 50 sollten sie besser meiden.

3 *Beta-Carotin*
   Beta-Carotin findet sich in vielen Nahrungsergänzungsmitteln, die man in der Apotheke oder im Internet bekommt. Bitte beachten Sie: Wenn Sie rauchen oder geraucht haben, sollten Sie diese Substanz meiden, denn dann ist sie sehr gesundheitsschädlich. Essen Sie auch nicht zu viel Obst oder Gemüse, das reich an Beta-Carotin ist.

4 *Vitamin E*

Vitamin E wurde früher vielfach empfohlen. Vor allem Männer sollten Vitamin E jedoch meiden, da mittlerweile belegt ist, dass es die Entstehung bestimmter Krebsarten fördert. Vorsicht: Man findet Vitamin E in zahlreichen Vitaminpräparaten, die in der Apotheke, im Drogeriemarkt oder im Internet angeboten werden.

5 *Zu viel Schnaps*

Starker Alkohol ist bei gelegentlichem Genuss nicht schädlich. Regelmäßiger Konsum aber erhöht Ihre Wahrscheinlichkeit, an bestimmten Krebsarten zu erkranken. Auf jeden Fall sollten Sie nie mehr als 30 g Ethanol pro Tag zu sich nehmen.

6 *Übergewicht*

Seien Sie hier nicht nachlässig. Übergewicht und häufiges Sitzen gehören mit zu den höchsten Risikofaktoren für Krebserkrankungen, und zwar bei Männern wie Frauen gleichermaßen. Am besten achtet man schon bei Kindern darauf, dass sie kein Übergewicht entwickeln.

7 *Arsen im Trinkwasser, Nitrite und Nitrate in Trinkwasser und Wurstwaren*

Sie sollten systematisch versuchen, diese Stoffe zu meiden, da all diese Verbindungen hochgradig krebserregend sind. Fragen Sie bei Ihrem Wasserversorgungsunternehmen nach, was in Ihrer Stadt genau aus dem Wasserhahn fließt. Lesen Sie die Etiketten von Wurstwaren oder fragen Sie Ihren Metzger. Nitrite, Nitrate und Arsen sind für Männer wie Frauen gleichermaßen schädlich.

8 *Blut im Fleisch*

Waschen Sie Fleisch, um Reste von Blut möglichst zu entfernen. Wenn Sie wirklich einmal aus purer Lust am Genuss eine Blutwurst oder ein blutiges Steak essen, nehmen Sie hinterher eine Kalziumtablette. Eine ernstzunehmende Studie französischer Forscher ergab, dass dies den möglichen karzinogenen Effekt des im Blut enthaltenen Hämoglobins unschädlich macht.

9 *Mehrfach ungesättigte Fettsäuren*

Vor allem die Öle von Raps, Lein und Perilla scheinen einigen Studien zufolge krebserregende Wirkung zu entfalten, wenn sie auf hohe Temperaturen erhitzt werden.

10 *Nutzung von Grill und Wok*

Garen im Wok ist potenziell gefährlich, umso mehr, wenn die oben genannten Öle dazu verwendet werden. Auch der direkte Kontakt von Nahrungsmitteln mit offener Flamme (also zu Temperaturen von über 500 Grad Celsius), produziert besonders schädliche Substanzen. Beim Wok führt schon die Form zu deutlich erhöhten Temperaturen. Diese wiederum lassen krebserregende Substanzen entstehen.

Dies sind also die Gewohnheiten, die sich als potenziell schädlich für Ihre Gesundheit erweisen können, zumindest im Hinblick auf das Krebsrisiko.

Gewohnheiten mit positiver Wirkung

Dazu gehört zweifelsohne das Fasten. Schon seit Urzeiten bekannt, gehört es in vielen Kulturen zum religiösen Ritus. Bei Labortieren zumindest reduziert Fasten das Krebsrisiko. Wahrscheinlich schwächen die Ketone, die beim Fasten oder bei einer kohlehydratarmen Ernährung entstehen, die Krebszellen, die anders als gesunde Zellen Ketone nicht für ihren Stoffwechsel nutzen können. Außerdem verringert sich bei reduzierter Nahrungszufuhr auch die Produktion von Wachstumsfaktoren, die die Zellvermehrung fördern, wie das IGF1, das ich Ihnen schon vorgestellt habe. Ich möchte Ihnen Fasten nicht direkt empfehlen, aber zumindest möchte ich diese Praxis hier aufführen. Wenn Sie allerdings Krebs haben oder hatten, sollten Sie auf Fasten verzichten, denn in diesem Fall würde es Sie nur schwächen. Geschwächte Menschen oder Menschen, die gegen Krebs behandelt werden, sollten meiner Ansicht nach auf keinen Fall fasten.

Was esse ich wann?

Wir haben Ihnen in diesem Buch verschiedene Obst- und Gemüsesorten und ihre Wirkung auf Krebs vorgestellt. Meist sind Obst und Gemüse zu empfehlen, da sie viele Wirkstoffe enthalten, die vor Krebs schützen.

Doch wir haben Ihnen auch den Fall des malignen Melanoms geschildert, das unter Umständen von hohem Orangensaftkonsum negativ beeinflusst wird (auch wenn diese Resultate durch weitere Versuche noch bestätigt werden müssen). Dies gilt vor allem für Menschen, die häufig der Sonne ausgesetzt sind oder ein ohnehin erhöhtes Hautkrebsrisiko haben.

Daher möchten wir Ihnen in diesem Kapitel auch ein paar Tipps geben, wie Sie Obst und Gemüse am besten aufnehmen sollten. Da wir die Obst- und Gemüsesorten in dem ihnen gewidmeten Kapitel nach Farben eingeteilt haben, möchten wir dies hier beibehalten.

Nun betreten wir zum ersten Mal ein Gebiet, das nicht durch mehrere wissenschaftliche Studien abgesichert ist. Meiner Ansicht nach aber lassen sich die diesbezüglichen Empfehlungen durchaus logisch begründen, wenn wir auf die molekulare Struktur der in den Obst- und Gemüsesorten enthaltenen Wirkstoffe eingehen.

So ist es beispielsweise besser, orange- oder gelb-orangefarbene Sorten am Morgen zu konsumieren, denn dann können die antioxidativen Eigenschaften Schäden reparieren, die in der Nacht entstanden sind. Grüne Sorten wiederum sollten vorzugsweise abends konsumiert werden, weil die grüne Farbe durch Fotosynthese entsteht. Diese aber wird tagsüber bei Sonnenlicht vollzogen. Violette und dunkle Sorten sollte man abends meiden, weil sie einen hohen Säuregehalt aufweisen. Weiße und rote Sorten hingegen sind den ganzen Tag über erlaubt, ohne Einschränkungen und so oft Sie Lust darauf haben.

Altersgerechte Tipps

Meiner Ansicht nach müssen diese Empfehlungen außerdem auf Alter, Geschlecht und Tabakgenuss der Betroffenen abgestimmt werden. Das hat einen einfachen Grund: Jeder Körper hat sein eigenes Belastungsprofil. Weibliche Hormone sind zum Beispiel krebserregend. Männer wiederum laufen Gefahr, an Prostatakrebs zu erkranken. Und die Reparaturleistungen, die der Körper eines Rauchers erbringen muss, sind enorm. Daher möchte ich Ihnen die in diesem Buch erarbeiteten Ratschläge noch einmal zusammenstellen, sodass jede einzelne oben angesprochene Gruppe davon profitieren kann.

1 Frauen vor der Menopause

Der weibliche Körper wird vor der Menopause von Geschlechtshormonen überschwemmt, die in vielerlei Hinsicht positiv wirken, aber für Brust und Gebärmutter ein hohes Krebsrisiko darstellen. In diesem Alter gibt es zwar auch schon ein gewisses Brustkrebsrisiko, doch die Schäden an den Brustzellen führen meist zu bösartigen Wucherungen, die man erst nach der Menopause entdeckt.

Daher ist es für diese Frauen wichtig, Sport zu treiben und das Gewicht zu kontrollieren. Nehmen Sie viele Milchprodukte zu sich, damit Sie genug Kalzium bekommen. Wenn Sie ein Kind geboren haben, sollten Sie es nach Möglichkeit stillen. Nehmen Sie Selen ein. Wenn Sie Wein trinken, dann nur in Maßen und alkoholarme Sorten. Hören Sie auf zu rauchen. Was Obst und Gemüse angeht, sollten Sie vorzugsweise weiße und grüne Sorten zu sich nehmen. Achten Sie darauf, dass Ihre Ernährung genügend Ballaststoffe enthält. In letzter Zeit erreichen Frauen allmählich bei Darmkrebserkrankungen die Quote der Männer. Man führt dies darauf zurück, dass sie immer weniger Ballaststoffe essen. Brot, vorzugsweise aus Vollkorn, ist ein hervorragendes Nahrungsmittel. Aufgrund der Regelblutung leiden viele Frauen in dieser Zeit unter Eisenmangel. Wie wir gesehen haben, kann Eisen schädlich sein, doch zu Eisenmangel sollten Sie es nicht kommen lassen. Wenn Sie also starke Regelblutungen haben, essen Sie rotes Fleisch, Linsen, Bohnen, Tofu, Kichererbsen, Feigen und Aprikosen. Nehmen Sie viel Vitamin C zu sich, da dieses die Absorption von Eisen im Körper verbessert. Sie sollten nicht allzu viele orangefarbene Nahrungsmittel zu sich nehmen, und schon gar nicht, wenn Sie rauchen.

Noch ein Wort zum Thema »Deodorant« – schließlich rate ich Ihnen, meine Damen, ja zu regelmäßigem Sport. Man hört nämlich immer wieder, dass Deos durch einen lokalen Effekt Brustkrebs verursachen sollen. Was für ein Unsinn! Ich will hier gar nicht auf die biomolekularen Wirkmechanismen eingehen, die uns zeigen würden, wie absurd eine solche Behauptung ist. Ich möchte Sie nur bitten, mit mir eine logische Überlegung anzustellen: Man trägt Deodorant unter den Achseln auf, also beidseitig unter den Armen. Würde es nun stimmen, dass das Deo auf die daneben liegenden Brüste einen krebsfördernden Effekt hat, dann müsste Brustkrebs doch beidseitig entstehen. Doch beidseitiger Brustkrebs ist extrem selten, sogar bei Frauen, die ein mutiertes BRCA-Gen und damit eine Neigung zu beidseitigem Brustkrebs geerbt haben. Und müssten dann nicht auch Männer Brustkrebs bekommen, die ein Deodorant verwenden? Und doch ist Brustkrebs bei Männern immer noch extrem rar.

Aber genug davon! Sie können sich jederzeit beidseitig desodorieren. Wir wollen schließlich nicht in die Geruchswelt des Mittelalters zurückkehren!

2 Frauen nach der Menopause

Für Sie sind Kalzium und Selen wichtig. Wenn Sie sich hier nicht ganz sicher fühlen, konsultieren Sie Ihren Hausarzt. Eisen ist nicht gut für Sie, lassen Sie es außen vor. Fette im Allgemeinen, vor allem aber mehrfach ungesättigte Fettsäuren sind schädlich für Sie. Wenn Sie Nahrungsmittel essen, die Giftstoffe enthalten, wie zum Beispiel bestimmte Fischsorten, nehmen Sie zur selben Mahlzeit nach Möglichkeit noch Ballaststoffe zu sich, damit die Darmpassage beschleunigt wird. Essen Sie viel Obst und Gemüse, vor allem weiße, grüne und dunkle Sorten. Trinken Sie grünen Tee. Nehmen Sie Ingwer zu sich (beides lässt sich auch mischen). Essen Sie Kapern, Liebstöckel, Chili und Kakao.

Natürlich sollten Sie weiterhin regelmäßig Sport treiben und auf Ihren Body Mass Index achten, der unter 25 bleiben sollte.

3 Männer

Sie sollten Beta-Carotin vermeiden, wenn Sie Raucher sind. Das gilt meiner Ansicht nach ohne jedes Wenn und Aber!

Doch ob Sie nun rauchen oder nicht: Sie sollten so wenig Vitamin E und Kalzium zu sich nehmen wie nur möglich. Nehmen Sie nur wenig Milchprodukte zu sich. Wenn Sie bei einer Mahlzeit viel Käse essen, konsumieren Sie danach etwas, das dessen Effekt auffängt: Ballaststoffe, Bananen, grünen Tee zum Beispiel. Rote Obst- und Gemüsesorten, vor allem Tomaten, sind sehr empfehlenswert. Tomaten allerdings sollten Sie nicht frisch konsumieren, Tomatenprodukte sind reicher an Lykopin. Wenn Sie blond sind, trinken Sie keinen Orangensaft. Granatapfelsaft ist weitaus besser. Essen Sie so oft wie möglich weiße Frucht- oder Gemüsesorten: Knoblauch, Zwiebeln, Frühlingszwiebeln und Schalotten sind ausgezeichnet für Ihre Gesundheit.

Auch für Sie ist Selen von Vorteil. Bitten Sie Ihren Hausarzt um eine entsprechende Empfehlung. Essen Sie Hülsenfrüchte und meiden Sie rotes Fleisch. Trinken Sie Wein nur in Maßen, auf keinen Fall mehr als drei kleine Gläser pro Tag. Hören Sie auf zu rauchen. Rauchen ist das Gefährlichste, was Sie tun können.

Nehmen Sie keine Multivitaminpräparate, die Retinol oder eines seiner Derivate enthalten.

Vorsicht mit Wasser. Achten Sie darauf, dass es kein Arsen enthält. Auch für Sie ist alles gut, was Quercetin enthält (Kapern, Kakao, Liebstöckel und Chili).

Treiben Sie regelmäßig Sport. Achten Sie auf Ihr Gewicht. Ihr Body Mass Index sollte 25 nicht übersteigen.

Lassen Sie die Finger von Gegrilltem, Barbecue und industriell hergestellten Wurstwaren.

Diese Ratschläge zum Schutz vor Krebs möchte ich Ihnen ans Herz legen: Sie sind etwas individueller als das, was Sie zu diesem Thema normalerweise lesen.

Natürlich stehen sie in Einklang mit den fünf goldenen Regeln und unseren anderen Empfehlungen (den Top Ten und Flop Ten auf Seite 217 bis 221). Was Ihnen nützt oder schadet, habe ich vorher ja schon ausführlicher dargestellt. Ich wollte diese Ratschläge nun lediglich vervollständigen und auf bestimmte Personengruppen zuschneiden, damit Sie sich noch einmal genau überlegen können, was gut für Sie ist und wie Sie persönlich Ihr Risiko, im Laufe Ihres Lebens Krebs zu entwickeln, so weit wie möglich senken können.

Doch wie Sie im letzten Kapitel lesen werden, erhebe ich nicht den Anspruch, dieses Risiko vollkommen beseitigen zu können. Ich behaupte noch nicht einmal – wie andere es tun –, dass Sie damit Ihr Risiko um 50 Prozent senken können.

Nein. Wir sind bescheidener, aber auch ehrlicher und vor allem wissenschaftlicher. Mit diesem Buch können Sie im Kampf gegen diese schreckliche Menschheitsgeißel Boden gutmachen. Sie können Ihre Chancen verbessern, keinen Krebs zu entwickeln oder keinen Rückfall zu erleiden, indem Sie von vornherein auf der Hut sind.

Doch auch wenn Sie diesen Regeln folgen, sollten Sie keinesfalls auf die Vorsorgeuntersuchungen verzichten, die Ihnen Ihre Krankenkasse anbietet.

Ich persönlich habe mich als Präsident des *Institut National du Cancer (INCA)* mein Leben lang dafür eingesetzt, dass meine französischen Landsleute ein Vorsorgeprogramm erhalten, das sie vor Brust-, Darm, Haut- und Gebärmutterhalskrebs bewahren kann. Diese Programme – das darf ich sagen – funktionieren. Und nicht nur bei uns in Frankreich! Nutzen Sie also Ihre Chance!

Zu guter Letzt

Nun habe ich Ihnen wohl alles erzählt, erläutert und zusammengefasst, was es zu diesem Thema zu wissen gibt.

Wenn Sie diese Seiten aufmerksam gelesen haben, wissen Sie jetzt so gut wie alles, was man über die Zusammenhänge zwischen unserer Ernährung und der Entstehung von Krebs in Erfahrung bringen kann.

Ich habe so gut wie möglich versucht, komplexe Sachverhalte zu vereinfachen, damit Sie verstehen können, worum es geht, und damit Sie selbst Ihre Schlüsse ziehen können. So können Sie nun selbst wählen, wie Sie sich durch Ernährung gegen Krebs schützen können.

Dieses Buch zu schreiben war für mich ein spannender Ausflug in die Welt der Ernährung und der Nutrigenomik. Ich habe dabei viel Neues, Aufregendes und Unerwartetes erfahren, das meine Überzeugungen als Verbraucher ein für alle Mal ins Wanken gebracht hat.

Um Ihnen so viele Daten wie möglich auf so einfache Weise wie möglich nahebringen zu können, habe ich Hunderte von Artikeln gelesen, mit Spezialisten gesprochen und Hunderte Internetadressen konsultiert.

Das Gute daran ist, dass ich nach dieser Herkulesaufgabe in der Lage war, ein Gesundheitsvorsorgeprojekt zu entwerfen, das mir und Ihnen gleichermaßen von Nutzen sein wird. Auf diese Weise können wir alle Chancen wahrnehmen, die sich uns bieten, um unser Krebsrisiko zu verringern. Denn in Frankreich entwickelt einer von zwei Männern und eine von drei Frauen im Laufe ihres Lebens Krebs. Doch war dies nicht mein einziger Beweggrund. Denn mit Hilfe dieser Informationen ist es uns sogar möglich, unsere Kinder und Enkel zu schützen.

Ich habe Ihnen gezeigt, was unser Krebsrisiko erhöht und was es verringert.

Ich habe versucht, Ihnen die Wahrheit über unsere Nahrungsmittel zu vermitteln und Ernährungsempfehlungen, die wir immer wieder hören, darauf zu überprüfen, ob tatsächlich etwas an ihnen »dran« ist. Doch am Ende meiner Bemühungen möchte ich noch einmal auf ein paar wesentliche Punkte eingehen, die mir am Herzen liegen.

Entscheidend ist zum Beispiel die Frage, was dieses Buch eigentlich charakterisiert. Meiner Ansicht nach ist es der Respekt vor der Intelligenz des Lesers, auf die ich mich von der ersten Seite an verlasse.

Ich bin nie der Illusion erlegen, dass ich, weil ich Krebsspezialist und Universitätsprofessor bin, Ihnen sagen kann, was Sie essen sollen oder nicht. Das habe ich nie getan. Ich habe nur versucht, Ihnen zu erklären, worauf sich meine Empfehlungen stützen, wie verlässlich die jeweiligen Studien sind und wie sie zu den Daten anderer Untersuchungen passen.

Ich habe Ihnen die Methoden erläutert, mit denen Forscher zu ihren Ergebnissen kommen. Mir war dabei vor allem eins wichtig: Dass Sie verstehen, wo diese Studien Unklarheiten aufweisen.

Behalten Sie bitte immer im Hinterkopf, was wir zu diesem Thema gesagt haben: Der Großteil der Studien, die uns sagen, was gut oder schlecht für uns ist, beruhen auf Fall-Kontroll-Studien. Und wie wir gesehen haben, hat dieser Typus wissenschaftlicher Untersuchung durchaus seine Grenzen: Häufig erinnern die Probanden sich nicht mehr, was sie vor zehn oder 15 Jahren wirklich gegessen haben. Manchmal sind die gestellten Fragen nicht genau genug, manchmal auch die Antworten. Doch das Hauptproblem ist wirklich, dass die »Fälle« kaum je wirklich »gleich«, geschweige denn »identisch« sind, was die Vergleichbarkeit einschränkt. Und dieses Faktum lässt sich nicht dadurch ausgleichen, dass man zehn- oder zwanzigmal mehr »Fälle« nimmt.

Nun ist Ihnen vermutlich klar, dass man uns auf den Arm nimmt, wenn bei einer solchen Studie herauskommt, dass ein bestimmtes Produkt das Krebsrisiko »durchschnittlich« um ein, zwei oder drei Prozent erhöht. Denn ein so winziger Unterschied ist bei solch ungenauen Untersuchungsmethoden nicht wirklich aussagekräftig.Und wenn man Ihnen erklärt, dass ein bestimmtes Produkt schädlich ist, und gleichzeitig verschweigt, dass die Teilnehmer der Studie davon doppelt so häufig und doppelt so viel gegessen haben wie Sie, dann stellt man – wie dies bei den Studien zum roten Fleisch der Fall war – unsere Intelligenz ein weiteres Mal in Frage!

Wenn man Sie nicht darüber aufklärt, dass völlig neue Faktoren entdeckt wurden, die auf eine bestimmte Krebsart einwirken, und dass diese Faktoren bei keiner der zitierten Studien berücksichtigt wurden (wie dies bei den Humanen Papillomaviren und den Krebserkrankungen des Mund-Rachen-Raums der Fall ist), dann verweigert man Ihnen schlicht das Recht auf Information sowie das Recht, selbst über Ihr Leben und Ihre Gesundheit zu bestimmen. Wenn man dann noch eine finnische Studie heranzieht, die zu dem Schluss kommt, dass ein bestimmtes Nahrungsmittel für Finnen im Allgemeinen gut ist, und versucht, dieses Nahrungsmittel den Japanern nahezubringen, deren Ernährung, Lebensweise und Genetik sich von denen der Finnen deutlich unterscheiden, dann ist dies schlichtweg lachhaft.

Versucht man dann noch, Sie davon zu überzeugen, dass Sie ein bestimmtes Nahrungsergänzungsmittel unbedingt zu sich nehmen

müssen, dann sind dabei Zauberlehrlinge am Werk, die ihr Handwerk nicht verstehen. Vergessen Sie nicht, dass am Ende doch Sie
die Rechnung bezahlen müssen, die in diesem Fall auch noch recht
gesalzen ausfallen dürfte. Sie waren gutgläubig genug, Verspre-
chungen zu glauben, und Sie hatten keine Möglichkeit, sie tatsächlich zu überprüfen. Mitunter sind Sie auch nur blind einzelnen Ratschlägen gefolgt. Auf diese Weise haben Tausende und
Abertausende Vitamin A, Beta-Carotin oder Vitamin E eingenommen. Entweder weil es Mode war oder weil man glaubte, es
sei gut gegen Krebs.

Wie Sie in diesem Buch erfahren haben, musste man Studien,
bei denen dieses Produkt in Kapselform verabreicht wurde, vorzeitig abbrechen, weil sich diese Nahrungsergänzungsmittel nicht nur
als nicht gut, sondern ganz im Gegenteil als hochgradig krebserregend erwiesen hatten. Die Probanden, die sich zu diesen Studien
bereit erklärten, bekamen, wenn sie zu der entsprechenden Gruppe gehörten, sehr viel häufiger Krebs!

Daher lautet meine erste Botschaft am Ende dieses Buchs: Seien
Sie kritisch! Akzeptieren Sie nicht alles, was man Ihnen erzählt.
Versuchen Sie vielmehr, die Hintergründe zu verstehen.

Ich habe versucht, jede Empfehlung in diesem Buch so zu formulieren, dass Ihnen Folgendes klar wird: Es bleibt Ihnen überlassen, ob Sie ihr folgen wollen. Deshalb spreche ich oft im Konditio-
nal, sage »könnte« statt »muss« oder füge meinen Ausführungen ein
»wahrscheinlich« oder »möglicherweise« hinzu. Ansonsten kann
ich Ihnen nur raten: Überprüfen Sie, was man Ihnen erzählt. Das
hat in erster Linie einen Grund: Ich bin Wissenschaftler. In den
mehr als 30 Jahren meiner Tätigkeit habe ich mehr als einmal
erlebt, dass wissenschaftliche »Wahrheiten« sich als falsch erwiesen.

Wie oft haben wir schon gehört, dass man nun endlich das
Heilmittel gegen Krebs gefunden hat? Und wie oft haben wir den

Tod eines Menschen beweint, den uns diese Krankheit genommen hat?

Ein Wissenschaftler weiß nur zu gut, dass die Wirklichkeit so komplex ist, dass wir nur bescheiden weiter versuchen können, unsere Empfehlungen mit einem »wahrscheinlich« oder »könnte« zu versehen, vor allem wenn es um die Resultate wissenschaftlicher Studien geht.

Meine zweite Botschaft an Sie ist aber nicht minder wichtig: Vergessen Sie den gesunden Menschenverstand nicht. Er hat die Menschheit während ihrer Entwicklung begleitet. Der gesunde Menschenverstand – Ihrer ebenso wie meiner – sollte der Richter sein, wenn wir neue Informationen aufnehmen, vor allem wenn es um unsere Ernährung geht.

Wenn man Ihnen also etwas weismachen will, das Ihren Beobachtungen widerspricht, dann stellen Sie es in Frage. Denken Sie darüber nach und versuchen Sie zu verstehen, warum das so ist. Lesen Sie den Artikel ein zweites Mal. Prüfen Sie, woher die Information stammt. Nehmen Sie sie nicht hin wie das Amen in der Kirche und befolgen Sie nach Möglichkeit schon gar nicht blind, was man Ihnen nahelegt. Auch im Folgenden baue ich auf den gesunden Menschenverstand. Denn ich möchte Ihnen eine Tatsache ans Herz legen, die ich hier schon mehrfach wiederholt habe.

Vergessen Sie nicht, dass in Frankreich 50 Prozent der Männer und 33 Prozent der Frauen möglicherweise in ihrem Leben Krebs entwickeln könnten. Das Risiko ist also hoch. In Frankreich ist Krebs mittlerweile jedenfalls die häufigste Todesursache.[2]

Eines jedoch sollten Sie wissen, und auch dabei hilft der gesunde Menschenverstand, das zu begreifen: Ich kann Ihnen nicht versprechen, dass Sie keinen Krebs bekommen werden, wenn Sie bestimmte Dinge essen oder trinken. Ich kann hier (glücklicherweise!) auch nicht behaupten, dass Sie mit Sicherheit an Krebs erkranken werden, wenn Sie bestimmte Nahrungsmittel zu sich nehmen.

Ich kann Ihnen nur eines sagen: Wenn Sie unseren Ratschlägen folgen, können Sie vermutlich Ihr persönliches Krebsrisiko mindern. Ein wenig mindern ... Das bedeutet nicht, dass Sie davor vollkommen sicher sind.

Ihre Ernährungsgewohnheiten wirken jedenfalls auf Ihr Krebsrisiko ein. Sie erhöhen oder vermindern es. Sie erhöhen oder vermindern auch die Rückfallwahrscheinlichkeit, wenn Sie bereits Krebs hatten. Doch auch wenn Sie Ihr Leben radikal umstellen, heißt das nicht, dass Sie damit Ihr Schicksal vollkommen ändern können.

Damit wir uns nicht falsch verstehen: Hier geht es nur darum, Sie zu informieren und Ihnen ein Gefühl dafür zu geben, wie der – häufige, gelegentliche, reichliche oder seltene – Verzehr bestimmter Nahrungsmittel auf Ihr Risiko, eine Krebserkrankung zu entwickeln, einwirkt. Das gilt jedoch nur für Erwachsene. Für Kinder allerdings sieht es anders aus. Warum? Ganz einfach: Weil alle karzinogenen Einflüsse, die wir hier aufgezählt haben, von Rauchen angefangen bis hin zur Ernährung, auf Zellen, die sich gerade erst ausbilden – wie dies bei Kindern der Fall ist – sehr viel stärker wirken. Und weil es etwa zehn bis 15 Jahre dauert, bis sich Krebs entwickelt. Diese Zeit braucht es, bis sich aus einer von Milliarden Zellen, deren Erbgut geschädigt wurde, irgendwo im Körper in aller Stille ein Tumor, eine bösartige Wucherung entwickelt.

Vergessen Sie nicht: Ein Tumor, der einen Durchmesser von einem Zentimeter hat, enthält bereits eine Milliarde Krebszellen, die aneinander kleben. Rechnung Sie ruhig mit: Aus einer Zelle werden immer zwei. Eine entartete Zelle bringt zwei Tochterzellen hervor, die sich ihrerseits wieder teilen. Es braucht also 33 Zellteilungen, bis wir von einer Zelle zu einer Milliarde Zellen kommen. Gehen wir einmal davon aus, dass eine Zelle in der weiblichen Brust (oder in der männlichen Prostata) im Durchschnitt drei bis vier Monate braucht, um genügend Material zu entwickeln, dass daraus zwei Tochterzellen werden können: Dann kommen wir auf eine Zahl von zehn bis 15 Jahren, damit eine Zelle sich zu einem Tumor von einem Zentimeter Durchmesser entwickeln kann. In Wirklichkeit dauert der Prozess noch ein bisschen länger, weil nicht jede neue Zelle sich wieder teilen kann. Manche sterben ab, ohne »Nachwuchs« zu bekommen. Damit verlängert sich die Zeit, bis aus einer Zelle eine Milliarde Zellen werden.

Wenn also vom Arzt ein Tumor von einem Zentimeter Durchmesser diagnostiziert wird, ist er schon lange Jahre vorher vorhanden!

Wir sollten uns klarmachen, dass die mehr als 300 000 Menschen, die in Frankreich Jahr für Jahr die Diagnose Krebs erhalten[3], schon zehn bis 15 Jahre vorher krank sind. Sie tragen den beginnenden Krebs schon in sich, einen kleinen Tumor, der in diesem Stadium noch (fast) unsichtbar ist.

Das erklärt zum Teil die Bedeutung der Früherkennung. Denn dann ist der Krebs noch heilbar. Aber es erklärt auch, weshalb Vorbeugung für die meisten Menschen schon zu spät kommt.

Wenn wir Erwachsene also dank einer gesunden Ernährung und regelmäßiger sportlicher Aktivitäten hoffen dürfen, unser Krebsrisiko zu reduzieren oder, im schlimmsten der Fälle, das Eintreten der Erkrankung hinauszuschieben, dann gilt das nur zu einem bestimmten Prozentsatz, keinesfalls zu 100 Prozent.

Unbestreitbar lässt sich das Risiko ein wenig verringern, aber nicht um mehr als 50 Prozent. Solch eine Behauptung ist meiner Ansicht nach absurd.

Meine dritte Botschaft ist wiederum recht simpel.

Stellen Sie sich doch einmal folgende Frage: Woher wissen wir, dass wir Steinpilze und Pfifferlinge essen können, andere Pilze wie den Knollenblätterpilz aber stehen lassen müssen?

Allgemeiner ausgedrückt: Woher wissen wir, was essbar ist und was nicht? Die Antwort darauf ist letztlich einfach. Seit vor Tausenden von Jahren der erste Mensch auf der Erde geboren wurde, haben wir von Generation zu Generation alles probiert und getestet, was sich essen ließ.

Wie viele unserer Vorfahren haben wohl Knollenblätterpilz gegessen und sind daran gestorben, bevor man herausfand, dass der Verzehr dieses Pilzes tödlich ist? Vermutlich Hunderte, wenn nicht gar Tausende.

Aber eines Tages hat jemand den Zusammenhang hergestellt. Er hat die anderen gewarnt, und von diesem Moment an galt der Knollenblätterpilz als nicht essbar. Niemand hat mehr davon gegessen, außer aus Versehen. Was für diesen Pilz gilt, der schon bei Verzehr tödlich ist, trifft natürlich auch auf alle anderen Nahrungsmittel zu, von denen wir heute wissen, dass sie nicht essbar sind.

Und was soll das jetzt mit Krebs zu tun haben? Ganz einfach. Wenn ein Stamm, ein Volk, eine Nation traditionell bestimmte Ernährungsgewohnheiten pflegte, wenn bestimmte Dinge in die tägliche Ernährung aufgenommen, andere verbannt wurden, und wenn der Stamm, das Volk, die Nation dann wuchs und gedieh, dann liegt das unter anderem daran, dass die betreffende Gewohnheit nicht schädlich war und dass sie keine tödlichen Krankheiten wie Krebs verursachte. Und das ist meine dritte Botschaft. Wir werden gleich sehen, weshalb das so wichtig ist.

Wir haben ja schon mehrfach die Ernährungsgewohnheiten der Völker angesprochen, der Japaner oder Chinesen, der Finnen oder Kreter, der Franzosen und so weiter …

Jedes dieser Völker hat im Laufe seiner Geschichte bestimmte Ernährungsgewohnheiten entwickelt, die seinem genetischen Erbe angepasst waren (und umgekehrt), aber auch seiner Umwelt, dem Land, in dem es lebte. Wie wir wissen, unterscheiden sich diese Gewohnheiten teils stark voneinander. Trotzdem gediehen diese Völker, entwickelten komplexe Technologien und ein immer umfangreicheres und tiefgründigeres Wissen. Sie breiteten sich aus, trotzten den Widrigkeiten ihrer Zeit und des Schicksals und wurden zu den Völkern der Moderne. Keines von ihnen wurde durch rätselhafte Krankheiten dezimiert oder von Krebs ausgelöscht.

Was aber will ich Ihnen mit diesem Ausflug in die Vor- und Frühgeschichte sagen? Dass diese Völker sich nicht so erfolgreich an die Erfordernisse der Jahrhunderte hätten anpassen können, wenn ihre Ernährungsgewohnheiten krebsfördernd gewesen wären. Andererseits blieb auch keines von Krebs verschont, was beweist, dass ihre Ernährungsgewohnheiten sie auch nicht hundertprozentig vor Krebs schützten.

Was bedeutet dies nun für unsere Überlegungen über den Zusammenhang zwischen Ernährung und Krebs?

Zunächst einmal Folgendes: Die Ernährung einer Menschengruppe passte sich im Lauf der Jahrhunderte der Umwelt und den dortigen Gegebenheiten an – also z. B. dem Obst und Gemüse, das dort wuchs. Da diese Ernährungsgewohnheiten und auch ihre Vor- und Zubereitung über Jahrhunderte angepasst wurden, können sie eigentlich nicht krebserregend sein.

Heute hingegen geschieht das Gegenteil. Wie Sie sich erinnern, habe ich in diesem Buch schon mehrmals über die »Verwestlichung« unserer Ernährungsgewohnheiten berichtet.Denn mittlerweile sagt uns nicht mehr unsere eigene Geschichte, was essbar ist und was nicht. Vielmehr lassen wir es uns von Werbung und Lebensmittelindustrie sagen. Genau das meine ich mit »Verwestlichung«. Diese lässt uns allmählich die Rezepte und Produkte unserer Region vergessen und verführt uns dazu, alle dasselbe zu essen:

die Produkte der Nahrungsmittelindustrie, die nur für ihren Hersteller einen wirklichen »Zusatznutzen« haben. Jene Produkte, die von der Industrie permanent neu entworfen und neu ersonnen werden. Was wir essen, wird immer gleichförmiger. Außerdem zwingt der »moderne« Lebensstil uns allen die gleichen Zubereitungsarten auf. Wir essen zu viel, zu fett und mitunter auch zu schadstoffhaltig. Und wir essen viel zu oft dasselbe. Richten Sie Ihren Blick mal auf die andere Seite des Atlantiks. Dort lebt ein Volk, das keine kulinarische Geschichte hat und das sich nicht über Jahrhunderte hinweg an sein Land anpasste. Das verschafft uns einen Ausblick auf das, was uns möglicherweise allen blüht. Pizza, Bier, Zuckerlimonade und Fernsehen. Viel zu fettes Fast Food. Tüten voller Kartoffelchips mit Acrylamid. Riesige Portionen von viel zu fettem und darüber hinaus gegrilltem Fleisch. Viel zu viele Milchprodukte.

Diese neuen Ernährungsgewohnheiten wurden nicht dadurch entwickelt, dass ein Volk sich über Jahrhunderte hinweg an seine Umgebung anpasste. Sie bestehen nicht aus Rezepten, die seit Urzeiten von der Mutter an die Kinder vererbt wurden, damit die Menschen in einer bestimmten Region sich bestmöglich entwickeln konnten.

Solche Ernährungsgewohnheiten, die sich quasi historisch entwickelten, sind ein Schatz, auf den wir nicht verzichten sollten, denn sie wurden über Jahrhunderte hinweg getestet und für gut befunden (auch wenn sie nicht in jedem Fall unschädlich sind). Sie haben bewiesen, dass sie die Menschen einer Region gesund in die Zukunft führen können. Eins möchte ich hier klipp und klar sagen: Wenn Sie gelegentlich einen Rinderbraten essen, dazu ein Glas Wein trinken und die Mahlzeit mit einem leckeren Käse abschließen, dann ist das nicht krebserregend, wenn sie es nicht jeden Tag tun. Darauf kann ich Ihnen meine Garantie geben, aber natürlich nur dann, wenn Sie generell auf Abwechslung und Ausgeglichenheit in der Ernährung und im Lebenswandel achten!

Meine letzte Botschaft ist die eines Mannes, der vermutlich am Höhepunkt seiner Karriere und möglicherweise auch seines Lebens angekommen ist. Ich staune immer wieder darüber, was die Menschen alles erobert, was sie gewagt haben. Sie haben das All erkundet und die Tiefen des Ozeans. Sie nutzen Atomenergie und haben außerordentlich wirksame Medikamente gegen zahlreiche Krankheiten entwickelt, die sich in früheren Zeiten gewöhnlich als tödlich erwiesen hatten. Sie meistern das Leben und gewinnen Wissen und Weisheit. Sie lieben und pflanzen sich fort. Die Menschheit hat Künste erschaffen und die raffiniertesten Werkzeuge ersonnen. Doch der Ursprung von all dem, was im Laufe der Jahrhundert geschah, war eine Höhle. Dort lebten die Menschen ohne Feuer, ohne Licht, ohne Sprache und voller Angst vor der Welt, die sie umgab. Sie haben all das erschaffen, weil sie von einem unstillbaren Hunger beseelt sind, dem Hunger nach Wissen und Fortschritt. Weil sie stets ahnten, dass sie ihre Umwelt begreifen müssen, wenn sie sie beherrschen wollen. Daher die Jagd nach Wissen, daher die Bereitschaft zum Risiko. Wären die Menschen in der sicheren Höhle geblieben, hätten sie im Kampf mit wilden Tieren und Naturgewalten nicht ihr Leben riskiert. Doch dann hätte die Gattung Mensch niemals diese gewaltigen Fortschritte machen können, die sie dorthin gebracht haben, wo wir heute stehen.

Andererseits glaube ich auch nicht an eine Gesellschaft, die ängstlich ihren eigenen Bauchnabel fixiert und in ihrem Alltag und ihrer Ernährung die Wurzel alles Bösen sieht. Denn der Fortschritt ist eine Tatsache. Er erlaubt uns, weiter zu kommen als unsere Ahnen. Wir sind heute gesünder und leben länger. Dazu trägt – mit den Einschränkungen, die ich in diesem Buch genannt habe – nicht zuletzt unsere Ernährung bei.

Und doch sehe ich immer öfter Angst vor dem Fortschritt auf-
keimen. Natürlich ist die Erhaltung unseres Lebens von Bedeutung und verdient alle Aufmerksamkeit, aber wollen wir aus Angst,
uns selbst Schaden zuzufügen, wirklich auf jeden Fortschritt verzichten? Ich kann mit dieser Haltung, die alles und jeden fürchtet,
nichts anfangen. Man kann doch nicht auf alles verzichten aus
Angst, sein Leben zu riskieren!

Als ich noch sehr jung war, stand ich eines Nachts auf. Man schrieb
den 21. Juli 1969, und über den Fernsehschirm flimmerten – damals
noch in Schwarzweiß – Bilder von Neil Armstrong, wie er seinen
Fuß auf den Mond setzte. Ich habe heiße Tränen geweint, als ich
sah, wie die Intelligenz und das Engagement der Menschen meinen
Kindheitstraum verwirklichten. Und so habe ich weitergeträumt.
Die ganze Nacht habe ich davon geträumt, was uns Menschen wohl
in Zukunft möglich sein würde und was ich eines Tages noch erleben würde. Und tatsächlich kam der Fortschritt, und ich sah seinem
Wirken aufrichtig erstaunt zu. Oft überholte er meine Träume,
dann war ich stolz, ein Mitglied der Gattung Mensch zu sein, die
anscheinend nichts aufhalten konnte. Später, sehr viel später, als ich
schon ein Krebsspezialist war, weinte ich wieder. Dieses Mal um ein
Mädchen von sechs oder sieben Jahren, das im Hôpital Saint-Louis
in meinen Armen an Leukämie starb. Auch damals fing ich zu träumen an. Ich träumte von einem Mittel, das verhindern würde, dass
Kinder an Leukämie starben. Heute werden durch den Fortschritt
der Wissenschaft viel mehr Patienten geheilt. Die Eltern und die
Ärzte weinen nicht mehr, wenigstens nicht mehr ganz so oft. Hätten
wir Angst vor dem Fortschritt gehabt, hätten wir nicht probiert und
studiert, hätte die Angst, uns zu irren, uns gelähmt, dann wären
diese Träume niemals Wirklichkeit geworden.
    Ich gehöre nicht zu solchen Menschen, die etwa glauben, dass
Handys Krebs auslösen. Keine einzige Studie konnte dies belegen.

Ganz im Gegenteil: Sie zeigen alle, dass dies nicht so ist. Ich bin nicht gegen Gentechnologie und Forschung. Keine Studie konnte je belegen, dass genveränderte Nahrungsmittel Krebs auslösen. Doch auch ich bin dafür, dass hier umfassende Forschungsarbeiten betrieben werden. Vergessen Sie nicht: Der Mensch hat es in der Hand, ob aus wissenschaftlichem Fortschritt Heilung und Leben oder Leiden und Tod entsteht. Das beste Beispiel ist doch die Nutzung der Radioaktivität. Die diesbezügliche Forschung brachte uns die Strahlentherapie, die Krebs heilen kann, auch und vor allem bei Kindern. Andererseits wurde mit ihr ein schreckliches Waffenarsenal geschaffen, das wie ein Damoklesschwert über unseren Köpfen schwebt. Wäre es besser gewesen, wir hätten diese Entdeckung gar nicht erst gemacht? Wie viele Kinder wären dann gestorben?

Ich mag Pestizide nicht. Auch keine Unkrautvernichtungsmittel und all den anderen Mist, den man Tag für Tag auf unsere Erde streut. Ich persönlich esse lieber Produkte aus einer Landwirtschaft, die die Umwelt schützt und bewahrt. Doch ich muss zugeben, dass keine wissenschaftliche Studie je belegen konnte, dass dies mein Krebsrisiko reduziert. Und das ist – wissenschaftlich gesehen – die volle Wahrheit.

Ich erwärme mein Essen nicht im Mikrowellenherd, weil ich selten den richtigen Garzeitpunkt erwische und am Ende immer alles verkocht ist. Aber Mikrowellenherde lösen keinen Krebs aus. Auch das ist eine wissenschaftlich erwiesene Wahrheit.

Diese Liste könnte ich durchaus noch weiterführen und so dafür sorgen, dass einige der hartnäckigsten Mythen widerlegt werden, damit Sie wieder Freude an Dingen haben können, die Ihnen eine unbegründete Furcht vorher verleidet hat.

In diesem Augenblick meines Lebens, nach 30 Jahren erbitterter Kämpfe gegen Krebs, denke ich immer noch an die Gesichter, die ich nicht mehr sehen, die Stimmen, die ich nicht mehr hören werde. Und doch hat sich in mir eine tief verwurzelte Überzeugung gebildet: Es gibt Quellen des Glücks, an denen ich mit aller Macht hänge. In meinem Fall sind es zwei.

Die erste ist das Leben selbst. Trotz allem finde ich das Leben wunderbar, und dies ist einer der Gründe, warum ich jeden Tag wieder in den Kampf ziehe. Weil es die Mühe einfach wert ist. Vor allem dann, wenn ich über das Gesicht einer meiner Töchter ein Lächeln wandern sehe. Oder wenn ich die Hand meiner Frau in meiner spüre, während wir die Straße entlanggehen.

Die zweite Quelle meines Glücks ist die Zukunft. Das, was ich erleben, aber auch das, was ich nicht mehr erleben werde. Denn ich glaube, dass die Zukunft wunderbar werden wird für alle, die sie erleben dürfen. Zumindest wenn sie auch nur ansatzweise so sein wird wie die Vergangenheit und wenn sie weiterhin voller Entdeckungen, Erfindungen und genialer Einfälle ist. Doch wie die Zukunft aussieht, wird von unseren Nachfahren abhängen – und von dem Wissen, das wir ihnen überliefert haben.

Anhang

Liste der Nahrungsmittel mit Schutz- oder Risikowirkung

Nahrungsmittel	Risiko oder Schutzwirkung	Empfehlung
Agar-Agar (Rotalgen)	Geliermittel mit verdauungsfördernder Wirkung	Nicht zu viel
Agavensirup	Wenig Antioxidantien, als Zuckerersatz	Bedeutungslos
Algen	Enthalten Fucoxanthine und Fucoidane mit antioxidativer Wirkung	Sehr empfehlenswert
Ananas	Enthält Bioflavonoide	Empfehlenswert
Ananassaft	Enthält Bromelin, ein Enzym, das Fisch- und Fleischverdauung fördert	Eher gut
Apfel	Enthält Quercetin und viele Ballaststoffe	Vorsicht: Pestizide
Apfelsaft	Reich an Polyphenolen mit antioxidativer Wirkung und Pektin	Mäßig empfehlenswert
Aprikosen	Reich an Beta-Carotin	Vorsicht: Pestizide!
Artischocke	Enthält Inulin, das präbiotisch wirkt	Sehr empfehlenswert
Aspartam	Schmeckt süß, keine Kalorien	Unproblematisch
Aubergine	Reich an Ballaststoffen	Empfehlenswert
Austern	Reich an Selen	Empfehlenswert
Avocado	Reich an mehrfach ungesättigten Fettsäuren und B-Vitaminen	Sehr empfehlenswert
Banane	Reich an präbiotischen Ballaststoffen	Sehr empfehlenswert

Nahrungsmittel	Risiko oder Schutzwirkung	Empfehlung
Basilikum	Enthält aromatische Polyphenole mit antioxidativer Wirkung und Ursolinsäure mit anti-entzündlicher Wirkung	Sehr empfehlenswert
Bierhefe	Reich an B-Vitaminen (stärkt das Immunsystem)	Sehr empfehlenswert
Birne	Enthält Bioflavonoide	Vorsicht: Pestizide
Blumenkohl	Fast keine Carotinoide, enthält Indole	Sehr empfehlenswert
Blutwurst	Enthält viel Hämoglobin und Eisen	Nicht empfehlenswert
Bonbons	Hoher Zuckergehalt ohne zusätzlichen Nährwert	Nicht empfehlenswert
Brokkoli	Hoher Gehalt an Folaten	Ausgezeichnet
Brombeeren	Reich an Anthocyanen	Sehr empfehlenswert
Buttercroissant	Reich an gesättigten Fettsäuren	Nicht zu häufig
Chicoree	Reich an präbiotisch wirkendem Inulin	Vorsicht: Acrylamid
Chili	Enthält Quercetin	Sehr empfehlenswert
Chinakohl	Enthält Indole	Sehr empfehlenswert
Cranberrys	Enthalten Anthocyane mit antioxidativer Wirkung	Sehr empfehlenswert
Crème fraîche	Enthält Milchsäurebakterien, hoher Fettgehalt	Nicht zu viel
Croissant (Industrieware)	Enthält möglicherweise Transfettsäuren	Absolut nicht empfehlenswert
Dill	Verdauungsfördernd	Sehr empfehlenswert
Dinkel	Reich an Ballaststoffen, pflanzlichem Protein und Magnesium	Sehr empfehlenswert
Dunkle Schokolade	Enthält Antioxidantien	Sehr empfehlenswert
Ei	Enthält die Carotinoide Lutein und Zeaxanthin	Sehr empfehlenswert
Eiscreme	Hoher Gehalt an meist gesättigten Fettsäuren, hoher Zuckergehalt	Nicht empfehlenswert
Erbsen	Enthalten Lutein	Empfehlenswert
Erdbeeren	Enthalten Kalzium und Eisen sowie Anthocyane	Empfehlenswert

Nahrungsmittel	Risiko oder Schutzwirkung	Empfehlung
Erdnussöl	Besteht hauptsächlich aus einfach ungesättigten Fettsäuren	Empfehlenswert
Essig	Verdauungsfördernd	Unproblematisch
Fenchel	Reich an Ballaststoffen, Vitamin B9, geringer Kaloriengehalt	Sehr empfehlenswert
Fermentierte Milchprodukte (Joghurt)	Reich an Probiotika	Empfehlenswert
Fettgebackenes	Sehr fett, enthält möglicherweise toxische Stoffe aufgrund der Zubereitung	Nicht empfehlenswert
Fruchtaufstrich	Hoher Zuckergehalt	Weniger empfehlenswert
Fruchtdicksaft	Zuckerhaltig	Nicht empfehlenswert
Frühstücksflocken	Können Aflatoxine enthalten	Nicht zu viel
Gänsefett	Reich an gesättigten Fettsäuren	Nicht zu viel
Garnelen	Wenig belastet, fettarm	Sehr empfehlenswert
Gebräunte Butter	Enthält viele Lipidperoxide	Nicht empfehlenswert
Geflügel	Niedriger Fettgehalt	Sehr empfehlenswert
Gegrillte Schweinerippchen	Sehr fett: 23,6 %, Zubereitung karzinogen	Absolut nicht empfehlenswert
Gegrilltes	Reich an polyzyklischen Kohlenwasserstoffen	Nicht empfehlenswert
Gemüsebrühe	Hoher Gehalt an Vitaminen, Mineralstoffen und Antioxidantien	Sehr empfehlenswert
Gemüsekonserven	Enthalten Vitamine und Mineralstoffe (je nach Gemüsesorte)	Sehr empfehlenswert, vor allem Tomatenkonserven, Achtung: Salzgehalt
Gemüsepaprika	Enthält Bioflavonoide	Sehr empfehlenswert
Gerste	Reich an Präbiotika	Sehr empfehlenswert

Nahrungsmittel	Risiko oder Schutzwirkung	Empfehlung
Glutamat	Geschmacksverstärker, der Salz ersetzen kann (enthält dreimal weniger Natrium als Tafelsalz), mögliche Nebenwirkungen: Herzrasen, Migräne	Nicht zu viel
Goji-Beeren	Enthalten Lycium barbarum, ein antioxidativ wirkendes Polysaccharid	Empfehlenswert
Granatapfel	Enthält Ellagitanin mit stark antioxidativer Wirkung	Sehr empfehlenswert
Granatapfelsaft	Ausgesprochen reich an Antioxidantien, enthält mehr davon als Wein oder grüner Tee	Das Beste überhaupt! Tun Sie sich keinen Zwang an!
Grapefruit	Reich an Lykopin	Sehr empfehlenswert
Grieß	Reich an Proteinen und komplexen Kohlehydraten; am besten sind Vollwertprodukte, da die Schale Antioxidantien enthält	Empfehlenswert
Grüne Oliven	Weniger fett als schwarze Oliven (12,5 g vs. 30 g), reich an einfach ungesättigten Fettsäuren, enthalten Phenole	Sehr empfehlenswert
Grüner Salat	Luteinquelle	Empfehlenswert
Guacamole	Avocados sind reich an mehrfach ungesättigten Fettsäuren und B-Vitaminen; möglichst selbst zubereiten, da andernfalls zu viel Fett enthalten	Nicht schlecht
Guave	Enthält Lykopin	Empfehlenswert
Hase	Enthält ungesättigte Fettsäuren	Sehr empfehlenswert
Haushaltszucker	Kalorienreich (400 kcal/100 g)	Unproblematisch
Heilbutt	Häufig mit Schwermetallen oder PCB belastet	Vorsicht
Himbeeren	Reich an Anthocyanen und Mineralstoffen	Empfehlenswert

Nahrungsmittel	Risiko oder Schutzwirkung	Empfehlung
Hochprozentiger Alkohol	Hoher Ethanolgehalt	In Maßen. Weniger als 30 g Ethanol täglich.
Honig	Reich an Fruktose	Sehr empfehlenswert
Honigmelone	Luteinquelle	Empfehlenswert
Hummus	Reich an komplexen Kohlehydraten, aber auch an Fett und Kalorien. Möglichst selbst zubereiten	Nicht besonders empfehlenswert
Ingwer	Frisch hoher Gehalt an Vitamin C	Ausgezeichnet
Innereien	Reich an Hämoglobin	In Maßen
Joghurt	Enthält Probiotika, lebende Bakterien	Empfehlenswert
Kabeljau	Magerer Fisch, weniger belastet als fetter Fisch	Empfehlenswert
Kaffee	Sein Koffein- und Polyphenolgehalt erklärt die wahrscheinlich krebsschützende Wirkung	Eher gut
Kapern	Reich an Quercetin	Ausgezeichnet
Karotten	Reich an Beta-Carotin	Nicht zu viel
Karottensaft	Reich an Beta-Carotin	Nicht empfehlenswert
Kartoffel	Komplexe Kohlehydrate und antioxidatives Vitamin C in der Schale	Empfehlenswert
Kartoffelchips	Hoher Gehalt an Acrylamid	Finger weg!
Käse	Reich an Kalzium und Vitamin D	Sehr empfehlenswert für Kinder Empfehlenswert für Frauen (Auf Fettgehalt achten) In Maßen für Männer über 50
Kefir	Reich an Probiotika	Empfehlenswert
Ketchup	Reich an Lykopin	Empfehlenswert
Kidneybohnen	Enthalten Anthocyane	Empfehlenswert
Kirschen	Enthalten Anthocyane mit antioxidativer Wirkung und Folate	Empfehlenswert
Kiwi	Reich an Lutein	Sehr empfehlenswert

Nahrungsmittel	Risiko oder Schutzwirkung	Empfehlung
Knacker	Reich an gesättigten Fettsäuren, Nitriten und Polyphosphaten	Nicht empfehlenswert
Knoblauch	Enthält schwefelhaltige Substanzen	Ausgezeichnet
Knollensellerie	Enthält Polyacethylen, das Krebszellen am Wachstum hindertn	Rückstandsfrei kaufen
Kokosmilch	Reich an Fett (21 %) und gesättigten Fettsäuren (18 %)	Mäßig empfehlenswert
Kondensmilch	Reich an Kalzium, Vorsicht: Zuckerzusatz	Nicht empfehlenswert
Konfitüre und Marmelade	Reich an Einfachzuckern, von den Früchten sind keine Wirkstoffe mehr übrig	Vorsicht: kalorienreich
Koriander	Wirkt entgiftend bei Schwermetallbelastung, enthält aromatische Polyphenole	Sehr empfehlenswert
Krabben	Häufig mit Schwermetallen und PCB belastet	Vorsicht
Kräuter	Enthalten Antioxidantien	Empfehlenswert
Krebs	Häufig mit Schwermetallen und PCB belastet	Vorsicht
Kresse	Enthält Indole	Sehr empfehlenswert
Kürbis	Enthält Carotinoide	Sehr empfehlenswert
Kurkuma	Gelbes Gewürz, das Curcumin enthält	Ausgezeichnet
Lachs	Häufig mit Schwermetallen und PCB belastet	Vorsicht
Lachs-Tarama	Hoher Kaloriengehalt, fettreich, reich an Omega-3-Fettsäuren (je nach verwendetem Öl)	Nicht unbedingt zu empfehlen
Lakritze	Verdauungsfördernd, entwässernd, blutdrucksenkend	Nicht zu viel
Lebertran	Reich an Omega-3-Fettsäuren	Empfehlenswert
Lebkuchen	Hoher Zuckergehalt	Nicht empfehlenswert
Leinsamen	Reich an Lignanen (nur gemahlen verzehren)	Empfehlenswert

Nahrungsmittel	Risiko oder Schutzwirkung	Empfehlung
Leitungswasser	Kann Nitrate, Pestizide und Arsen enthalten	Erkundigen Sie sich bei den Stadtwerken!
Liebstöckel	Reich an Flavonoiden, vor allem an Quercetin	Sehr empfehlenswert
Limonaden	Sehr zuckerhaltig	Nicht empfehlenswert
Linsen	Ausgezeichnete pflanzliche Eiweißquelle	Sehr empfehlenswert
Mais	Reich an Anthocyanen	Mäßig empfehlenswert
Mandeln	Vitaminreich	Empfehlenswert
Mango	Reich an Beta-Carotin	Empfehlenswert
Mayonnaise	Hoher Fettgehalt	Nicht empfehlenswert
Milch	Enthält Milchzucker, Kalzium und Vitamin D	Sehr gut für Kinder Gut für Frauen In Maßen für Männer ab 50
Mineralwasser	Gewöhnlich keine Pestizide, aber andere Stoffe wie Arsen	Überprüfen Sie Ihre Marke!
Minze	Enthält Antioxidantien, wirkt schmerzlindernd, antiseptisch und verdauungsfördernd	Sehr empfehlenswert
Muskatnuss	Verdauungsfördernd	Sehr empfehlenswert
Nektarinen	Enthalten Bioflavonoide	Sehr empfehlenswert
Nussnougatcreme	Hoher Fett- und Zuckergehalt	Nicht empfehlenswert
Orangen	Reich an Vitamin C und Kalzium	Empfehlenswert
Orangensaft	Enthält Fucomarine, die bei der Entwicklung des malignen Melanoms eine Rolle spielen sollen	Vorsicht ist geboten für Hautkrebsrisikogruppen und Menschen, die häufig Sonnenstrahlung ausgesetzt sind
Panierter Fisch	Gehalt an toxischen Stoffen hängt vom Fisch und vom Öl ab, sehr fett	Finger weg!
Pastinaken	Enthalten Apigenin mit antioxidativer Wirkung	Empfehlenswert

Nahrungsmittel	Risiko oder Schutzwirkung	Empfehlung
Petersilie	Reich an Vitamin C und Kalzium	Sehr empfehlenswert
Pfeffer	Enthält Piperin, das die Wirksamkeit von Kurkuma unterstützt	Ausgezeichnet
Pfirsich	Reich an Beta-Carotin	Vorsicht: Pestizide
Pflaumen	Reich an Polyphenolen	Empfehlenswert
Pilze	Geringe Energiedichte bei gutem Vitamingehalt	Sehr empfehlenswert
Pommes frites	Hoher Fettgehalt, toxische Stoffe durch Zubereitungsart	In Maßen. Achten Sie auf die Qualität des Öls!
Popcorn	Enthält komplexe Kohlehydrate und viel Fett, Achtung: erhöhter Zucker- oder Salzgehalt, Vorsicht: Acrylamid	Absolut nicht empfehlenswert
Preiselbeeren	Enthält Tocotrienole und Polyphenole mit antioxidativer Wirkung	Sehr empfehlenswert, nur zu!
Quinoa	Reich an Magnesium, pflanzlichem Eisen, Ballaststoffen	Sehr empfehlenswert
Rapsöl	Enthält mehrfach ungesättigte Fettsäuren, licht- und hitzeempfindlich	Mäßig empfehlenswert
Räucherfisch	Hoher Gehalt an Salz und polyzyklischen Kohlenwasserstoffen	Nicht empfehlenswert
Reis	Komplexe Kohlehydrate	Sehr empfehlenswert
Rillette	Reich an gesättigten Fettsäuren	Nicht empfehlenswert
Rindfleisch	Blut auswaschen	Unproblematisch
Roscoffzwiebel	Enthält Phenole	Ausgezeichnet
Rosenkohl	Hoher Gehalt an Indolen	Sehr empfehlenswert
Rote Bete	Enthält Anthocyane	Sehr empfehlenswert
Rote Zwiebel	Enthält Anthocyane	Ausgezeichnet
Rotkohl	Enthält Anthocyane	Empfehlenswert
Rucola	Enthält Flavonoide, vor allem Quercetin, und Carotinoide, beide mit antioxidativer Wirkung	Sehr empfehlenswert. Essen Sie, so viel Sie können!
Sahne	Reich an gesättigten Fettsäuren	In Maßen, vor allem bei Männern über 50
Salz	Soll sich negativ auf bestimmte Formen von Magenkrebs auswirken	In Maßen

Nahrungsmittel	Risiko oder Schutzwirkung	Empfehlung
Sardinen in Sonnenblumenöl	Schlechtes Verhältnis von Omega-3- und Omega-6-Fettsäuren	Empfehlenswert
Schmelzkäse	Hoher Gehalt an gesättigten Fettsäuren und Salz	Nicht empfehlenswert
Schwarze Johannisbeere	Reich an Anthocyanen	Ausgezeichnet
Schwarze Oliven	Reich an einfach ungesättigten Fettsäuren, enthalten Phenole	Empfehlenswert
Schwarzer Rettich	Schwefelhaltige Bestandteile	Sehr empfehlenswert
Schweinefleisch	Fettgehalt je nach verwendetem Stück	Fett vermeiden
Seehecht	Magerer Fisch, weniger belastet als fetter Fisch	Empfehlenswert
Seeigel	Reich an Jod	Sehr empfehlenswert
Senf	Sehr sauer	Empfehlenswert
Sesam	Reich an Proteinen und Ballaststoffen	Sehr empfehlenswert
Smoothie	Reich an Antioxidantien (je nach Frucht), aber auch an Einfachzucker	Nicht besonders empfehlenswert
Snacks und Knabbereien	Hoher Acrylamidgehalt	Nicht empfehlenswert
Soja	Enthält Phytoöstrogene	Empfehlenswert
Sojasauce	Sehr salzhaltig	Nicht empfehlenswert
Sonnenblumenöl	Enthält mehrfach ungesättigte Fettsäuren, licht- und hitzeempfindlich	Empfehlenswert
Sorbet	Häufig sehr zuckerhaltig. Am besten selbst aus Früchten herstellen, die viele Antioxidantien enthalten	Nicht allzu viel
Speck	Reich an Salz und gesättigten Fettsäuren	Mäßig empfehlenswert
Spinat	Reich an Carotinoiden und Kalzium	Empfehlenswert
Steckrübe	Enthält Indole	Empfehlenswert
Sternanis	Verdauungsfördernd, antiseptisch	Sehr empfehlenswert
Stevia	Hohe Süßkraft	Noch zu überprüfen

Nahrungsmittel	Risiko oder Schutzwirkung	Empfehlung
Sushi	Reich an mehrfach ungesättigten Fettsäuren, aber häufig belastet	Vorsicht
Süßkartoffel	Enthält komplexe Kohlehydrate und Anthocyane mit antioxidativer Wirkung, reich an Beta-Carotin	Empfehlenswert
Tapenade (Schwarze Oliven und Knoblauch)	Reich an einfach ungesättigten Fettsäuren, meist aber recht fett	Nicht besonders empfehlenswert
Tatar	Rohes Fleisch, reich an Hämoglobin und Eisen	Empfehlenswert
Tee	Enthält Epigallocatechin-3-gallate	Sehr empfehlenswert
Thunfisch	Häufig mit Schwermetallen oder PCB belastet	Vorsicht, vor allem bei Rotem Thun
Tofu	Enthält Phytoöstrogene	Sehr empfehlenswert
Tomate	Enthält Lykopin	Ausgezeichnet, vor allem für Männer
Tomaten, getrocknet in Öl	Für den Körper gut verfügbares Lykopin	Sehr empfehlenswert
Topinambur	Enthält Inulin, das präbiotisch wirkt	Empfehlenswert
Trauben	Enthalten zahlreiche Polyphenole, darunter auch Resveratrol	Sehr empfehlenswert
Traubensaft	Reich an Flavonoiden	Empfehlenswert
Trockenfrüchte	Hoher Zuckergehalt	Nicht zu viel
Vanille	Antioxidative Wirkung	Empfehlenswert
Verbene, Tee	Abwechslung zu grünem Tee; wirkt beruhigend und verdauungsfördernd	Sehr empfehlenswert
Vollkornbrot	Reich an Ballaststoffen und komplexen Kohlehydraten	Sehr empfehlenswert
Walnüsse	Enthalten Omega-3-Fettsäuren	Sehr empfehlenswert
Wassermelone	Enthält Lykopin	Sehr empfehlenswert
Wein	Enthält Resveratrol, ein starkes Antioxidans, das vor Krebs schützt	Sehr empfehlenswert
Weißbrot	Wenig Ballaststoffe	Empfehlenswert

Nahrungsmittel	Risiko oder Schutzwirkung	Empfehlung
Weiße Rübe	Enthält Indole und schwefelhaltige Heteroside	Sehr empfehlenswert
Weiße Zwiebel	Enthält antioxidativ wirkendes Selen	Ausgezeichnet
Wellhorn-schnecke	Häufig mit Schwermetallen und PCB belastet	Vorsicht
Wild	Niedriger Gehalt an gesättigten Fett-säuren	Sehr empfehlenswert
Wurstwaren	Reich an Nitraten (Industrieware)	Vorsicht
Zimt	Anti-entzündlich	Empfehlenswert
Zwieback	Hoher Acrylamidgehalt	Nicht empfehlenswert

Glossar

Adenokarzinom	Bösartiger Tumor aus Drüsengewebe.
Aflatoxine	Giftstoffe, die von Schimmelpilzen produziert werden, die bei erhöhter Temperatur und Feuchtigkeit auftreten
Alterungsprozess	Veränderungen, die sich im Organismus durch das Vergehen der Zeit akkumulieren.
Apoptose	Dieser Prozess ist eine Form des programmierten Zelltods, bei dem Zellen aufgrund eines Signals ihr Absterben auslösen.
Arsen	Ein in nahezu all seinen Formen giftiger Mineralstoff.
Bakterie	Ein aus einer Zelle bestehender Mikroorganismus ohne Zellkern (Prokaryot), der weder zum Tier- noch zum Pflanzenreich zählt. Einige Bakterien wirken tödlich.
Ballaststoffe	Finden sich vor allem in pflanzlichen Nahrungsmitteln. Sorgen für vermehrtes Sättigungsgefühl und beschleunigen die Darmpassage.
Bazillen	Stäbchenförmige Bakterien.
Befruchtung	Verschmelzen von Spermium und Eizelle, bei der eine einzige Zelle entsteht, die wiederum zur Keimzelle des Organismus wird.
Bioakkumulation	Akkumulation von Substanzen in lebenden Wesen im Laufe der Zeit.
Blei	Schwermetall, das natürlich vorkommt, aber auch industriell genutzt wird. Chronische Bleivergiftung ist eine Krankheit, die schon in der Antike bekannt war.
Butyrat oder Butansäure (auch: Buttersäure)	Chemische Verbindung, die von Bakterien im Verdauungstrakt produziert wird. Wirkt sich positiv auf die Verdauung aus.

Chromosomen	Sitzen im Zellkern, bestehen aus DNS und sind daher Träger der Erbinformation.
Cytochrom	Farbige Proteine, die bei der Zellatmung eine entscheidende Rolle spielen.
Dioxine	Schadstoffe, die durch Verbrennung (Oxidation) entstehen und sich in der Umwelt sowie in der Nahrungskette anreichern können.
DNS	Bestandteil der Chromosomen des Zellkerns.
Entgiftung	Mechanismus, der zum Ausscheiden von Zellabfallprodukten und unerwünschten Stoffen (Pestiziden, Medikamenten) führt
Enzym	Stoffe, die bestimmte biochemische Stoffe einleiten oder unterstützen, wobei sie selbst keine Veränderung erfahren.
Erblich bedingt	Alles, was nach den Erbgesetzen von den Eltern auf die Nachkommen übergeht.
Fehlernährung	Körperlicher Zustand, der durch einen Mangel oder ein Überangebot an bestimmten Nährstoffen eintritt.
Fermentation	Umsetzung organischer Materialien unter der Einwirkung von Enzymen, die von bestimmten Mikroorganismen produziert werden.
Freie Radikale	Entstehen bei der Verarbeitung von Sauerstoff im Körper. Sie werden bei vielen Zellstoffwechselprozessen frei und tragen entscheidend zu den Alterungsprozessen des Körpers bei.
Gen	Träger der Erbinformation, die zur Entstehung eines bestimmten Erscheinungstyps führt.
Genetisch	Alles, was Gene und Erbmaterial betrifft.
Genetischer Code	»Alphabet«, das die genetische Information des Körpers enthält.
Genistein	Verbindung, die hauptsächlich in Soja enthalten ist, und ähnliche Wirkung besitzt wie die weiblichen Hormone.
Genotoxikum	Substanz oder Strahlung, die eine Mutation der Gene auslösen kann.
Glucoraphanin	Molekül, das zur Familie der Glukosinolate gehört. Diese enthalten ein Schwefelatom. Findet sich vor allem in Brokkoli.

Glutathion-S-Transferase	Enzym, das die Entgiftung der Leber fördert.
Glykämischer Index	Dient der Einteilung von Lebensmitteln. Kriterium: Erhöhung des Blutzuckerspiegels.
Halbwertzeit	Zeitraum, in dem die Hälfte einer radioaktiven Strahlung abgebaut wird.
Hämoglobin	Komplexes Molekül aus Proteinen und Eisen, das für den Transport von Sauerstoff im Blut vorhanden ist. Es verleiht dem Blut seine rote Farbe.
Hydroxylradikal	Entsteht im Körper während des Zellstoffwechsels und ist für die meisten durch so genannte »freie Radikale« verursachten Schäden verantwortlich.
Immunsystem	Gesamtheit aller Zellen, Organe und Moleküle, mit dem der Organismus sich gegen Infektionen und unerwünschte Elemente verteidigt.
Indole	Blaue Pigmente mit antioxidativer Wirkung.
Isothiocyanate	Substanzen, die natürlich vor allem in Kreuzblütlern wie Kohl, Rosenkohl, Brokkoli vorkommen.
Kadmium	Schwermetall, das sich in Nieren und Leber ansammelt, wenn es mit der Nahrung aufgenommen wird.
Karzinogen (kanzerogen)	Jedes Element, das die Entwicklung von Krebs auslöst.
Lykopin	Carotinoid, das für die Farbe Rot bei Nahrungsmitteln, zum Beispiel bei Tomaten, sorgt und antioxidative Wirkung hat.
Methylquecksilber	Form, in der Quecksilber meist in der Natur vorkommt und das sich aufgrund der Bioakkumulation vor allem in Fischen und anderen Meeresprodukten anreichert.
Mutation	Veränderung der genetischen Information der DNS. Diese Veränderung kann folgenlos bleiben, kann aber auch die Funktion der Zelle einschränken und zu Krebs führen.
Nährstoffe	Gesamtheit der über die Nahrung aufgenommenen Stoffe, die für Wachstum und Funktionieren des Organismus verantwortlich sind. Nährstoffe sind das Resultat der Verdauung der Nahrung. Sie können von der Zelle direkt aufgenommen werden.

Nutrigenomik	Wissenschaft, die das Zusammenspiel von Genetik und Ernährung untersucht.
Omega-3-Fettsäuren	Familie von mehrfach ungesättigten Fettsäuren, die man vorzugsweise in fettem Fisch, Leinsamen, Walnüssen und Raps findet. Sie sind essentielle Fettsäuren, weil der Körper sie braucht, sie aber nicht selbst herstellen kann.
Onkogen	Gen, das die Entwicklung von Tumoren fördert oder auslöst.
Östrogene	Hormone, die die Reproduktionsfunktionen der Frau steuern.
Oxidativer Stress	Oxidation der Zellbestandteile durch freie Radikale.
p53	Protein, das beim Schutz vor Schäden an der DNS eine Rolle spielt.
Parabene	Konservierungsstoffe
PCB	Polychlorierte Biphenyle, chemische Verbindungen mit Chlor, die auch als Pyralene bekannt sind. Sie bauen sich nur sehr langsam ab, sind auch kaum wasserlöslich und reichern sich daher in der Umwelt an. PCB wirkt krebsauslösend.
Peroxidase	Enzym, das Oxidations- und Reduktionsreaktionen bewirkt.
Photosynthese	Prozess, bei dem Pflanzen Licht so umwandeln, dass es den Zellen energetisch zur Verfügung steht.
Phyto-Elemente	Verbindungen, die nur in Pflanzen vorkommen.
Piperin	Stoff, der hauptsächlich in Pfeffer vorkommt und ihm seine Schärfe verleiht.
Polyp	Gutartige, weiche Geschwulst.
Polysaccharide (Mehrfachzucker)	Langkettige Kohlehydrate wie Stärke, Zellulose und Glykogen.
Polzyklische aromatische Kohlenwasserstoffe (PAK)	Diese Schadstoffe bilden sich während bestimmter Garprozesse.
POP (Persistent Organic Pollutants)	Langlebige organische Schadstoffe, die sich in der Umwelt und im Organismus von Lebewesen anreichern und der Gesundheit schaden.
Präbiotika	Ballaststoffe, die vom Menschen nicht verdaut werden können und von den Darmbakterien genutzt werden. Präbiotika fördern das Wachstum gesunder Darmflora.

Probiotika	Lebende Mikroorganismen, die in bestimmten Lebensmitteln vorkommen und der Gesundheit förderlich sind.
Proteine	Moleküle, die für Struktur und Funktion von Zellen und Organismen bedeutsam sind.
Pyralen	Handelsname eines PCB-Produkts.
Retinolsäure	Eine der Formen von Vitamin A. Trägt zum einwandfreien Funktionieren des Auges bei, aber auch zum Schutz der Haut und zum Wachstum der Hautzellen.
Schwermetalle	Metalle mit erhöhter Dichte. Dazu gehören zum Beispiel Blei, Kadmium, Quecksilber und Arsen.
Selen	Spurenelement, das stark antioxidativ wirkt. Ist für das Wirken vieler entgiftender Enzyme nötig.
Spurenelemente	Mineralstoffe, die in winzigen Mengen für das einwandfreie Funktionieren des Körpers sorgen.
Steroidhormone	Hormone, die der Körper aus Cholesterin bildet.
Stoffwechsel	Gesamtheit der biochemischen Prozesse, die das Funktionieren des Organismus zum Ziel haben.
Sulphoraphane	Phytonährstoff (pflanzlicher Nährstoff, der weder Mineralstoff noch Vitamin ist) und der unter anderem das Krebsrisiko senkt. Besonders Brokkoli ist reich daran.
Süßstoff	Stoff von süßem Geschmack, der weniger Kalorien hat als Zucker.
Synbiotika	Produkte, die sowohl Prä- als auch Probiotika enthalten und die Darmflora unterstützen.
Testosteron	Hormon, das die Entwicklung der Genitalien und sexuellen Merkmale des Mannes steuert.
Toxine	Giftstoffe, die ein lebender Organismus produziert und die nachteilige Wirkung auf die Gesundheit haben.
Tumor	Bösartige Wucherung eines bestimmten Gewebetyps.
Virus	Infektiöse Partikel, die einzelne Bestandteile der Zelle benutzen, um sich zu vermehren.
Vitamin D	Vitamin, mit dessen Hilfe Kalzium im Körper eingelagert werden kann. Auch für die Aufnahme von Phosphor wichtig.
Vitamine	Organische Verbindungen, die der Körper zum Wachstum und zum einwandfreien Funktionieren braucht, aber nicht selbst herstellen kann.

Wachstumsfaktor	Natürliche Substanz, die das Zellwachstum, die Zellvermehrung und die Zelldifferenzierung fördert.
Wasserstoffperoxid	Chemische Verbindung mit starkem Reaktionspotenzial, das massive Zellschäden bewirken kann.
Zelldifferenzierung	Prozess, bei dem Stammzellen sich zu Zellen eines bestimmten Gewebes (Drüsen, Organe etc.) ausdifferenzieren.
Zelle	Grundbaustein von Lebewesen.

Stark gegen Krebs – Ihre Gedächtnisstütze

Die fünf goldenen Regeln zur Reduktion des Krebsrisikos

1 Rauchen Sie nicht!
  Schon der Rauch der ersten Zigarette wirkt krebserregend.

2 Essen Sie abwechslungsreich!
  Versagen Sie sich nichts. Allerdings gibt es Lebensmittel, die in großen Mengen, regelmäßig, über einen langen Zeitraum konsumiert krebserregend wirken.

3 Garen Sie abwechslungsreich!
  Dampfgaren oder Schmoren ist die für die Gesundheit zuträglichste Garmethode.

4 Essen Sie Produkte aus der Region, die nach traditionellen Methoden verarbeitet wurden!
  Achten Sie darauf, möglichst wenig pestizidbelastete Nahrungsmittel zu sich zu nehmen.

5 Achten Sie auf Ihre Energiebilanz!
  Bewegen Sie sich regelmäßig und nehmen Sie weniger Kalorien zu sich. Naschen Sie nicht zwischen den Mahlzeiten. Treiben Sie Sport.

Das macht Sie stark gegen Krebs: die Top Ten

1 *Granatapfelsaft*
Trinken Sie diesen überall erhältlichen Saft. Pressen Sie ihn nicht selbst.

2 *Kurkuma*
Würzen Sie so oft wie möglich mit Kurkuma.

3 *Grüner Tee*
Alle Grünteesorten sind ausgezeichnet.

4 *Wein*
In kleinen Mengen. Enthält viel Resveratrol.

5 *Selen*
Seine Wirksamkeit bei der Krebsvorbeugung ist belegt. Bitten Sie Ihren behandelnden Arzt oder den Apotheker, Sie zu beraten, welches Präparat Sie nehmen sollen.

6 *Tomaten*
Reich an Lykopin. Bevorzugen Sie Tomatenprodukte wie Tomatensauce, -mark oder -saft.

7 *Ballaststoffe*
Sie sind sehr wichtig, vor allem wegen ihrer präbiotischen Eigenschaften. Da sie nicht verdaut werden, beschleunigen sie die Darmpassage des Nahrungsbreis.

8 *Knoblauch und Zwiebeln*
Wirken stark anti-karzinogen. Verwenden Sie beides so oft wie möglich.

9 *Quercetin*

Findet sich in Kapern, Liebstöckel, Kakao und Chili. Hervorragend, vor allem für Raucher.

10 *Sport*

Wählen Sie eine Sportart, die Ihnen liegt, und üben Sie regelmäßig.

Was Sie am besten vermeiden

1 *Schwertfisch, Roter Thun, Heilbutt und Lachs*

Essen Sie nicht zu viel davon.

2 *Milch, Käse, Joghurt*

Gut für Kinder und Frauen. Männer über 50 sollten diese Lebensmittel besser meiden.

3 *Beta-Carotin*

Wenn Sie rauchen oder geraucht haben, sollten Sie diese Substanz meiden, denn dann ist sie gesundheitsschädlich. Essen Sie auch nicht zu viel Obst beziehungsweise Gemüse, das reich an Beta-Carotin ist wie Mangos, Karotten, Aprikosen, Kürbis, Pfirsich und Süßkartoffeln.

4 *Vitamin E*

Vor allem Männer sollten aufpassen. Vorsicht: Man findet Vitamin E in zahlreichen Vitaminpräparaten, die in der Apotheke, im Drogeriemarkt oder im Internet angeboten werden.

5 *Zu viel Schnaps*

Bei regelmäßigem Konsum erhöht sich die Wahrscheinlichkeit, an bestimmten Krebsarten zu erkranken. Auf jeden Fall sollten Sie nie mehr als 30 g Ethanol pro Tag zu sich nehmen.

6 *Übergewicht*
Achten Sie darauf – bei sich und Ihren Kindern.

7 *Arsen im Trinkwasser, Nitrite und Nitrate in Trinkwasser und in bestimmen Wurstwaren*
Vermeiden Sie all dies systematisch.

8 *Blut im Fleisch*
Waschen Sie das Fleisch vor der Zubereitung, um Reste von Blut möglichst zu entfernen.

9 *Mehrfach ungesättigte Fettsäuren*
Vor allem die Öle von Raps, Lein und Perilla scheinen krebserregende Wirkung zu entfalten, besonders bei hohen Temperaturen.

10 *Nutzung von Grill und Wok*
Diese Zubereitungsarten sollten Sie nach Möglichkeit vermeiden.

Krebsrisiko oder Schutzwirkung einzelner Nahrungsmittel

Fisch und Schalentiere

Sorten	Risiko oder Schutzwirkung	Empfehlung
Austern	Reich an Selen	Empfehlenswert
Garnelen	Selten belastet, weniger fett	Sehr empfehlenswert
Heilbutt	Häufig belastet mit Schwermetallen oder PCB	Vorsicht
Kabeljau	Magerer Fisch, weniger belastet als fetter Fisch	Empfehlenswert
Krabben	Häufig belastet mit Schwermetallen oder PCB	Vorsicht
Krebs	Häufig belastet mit Schwermetallen oder PCB	Vorsicht
Lachs	Häufig belastet mit Schwermetallen oder PCB	Vorsicht
Lachs-Tara-ma	Kalorienreich. Reich an Fett und Omega-3-Fettsäuren (je nach verwendetem Öl)	Nicht unbedingt zu empfehlen
Panierter Fisch	Hängt vom Fisch und vom Öl ab, sehr fett	Finger weg
Räucherfisch	Enthält viel Salz und polyzyklische aromatische Kohlenwasserstoffe	Meiden
Sardinen in Sonnenblumenöl	Schlechtes Verhältnis von Omega-3- und Omega-6-Fettsäuren	Empfehlenswert
Seehecht	Magerer Fisch, weniger belastet als fetter Fisch	Empfehlenswert
Seeigel	Reich an Jod	Sehr empfehlenswert
Sushi	Reich an ungesättigten Fettsäuren, häufig auch mit Schwermetallen oder PCB belastet	Vorsicht
Thunfisch	Häufig belastet mit Schwermetallen oder PCB	Vorsicht, vor allem bei Rotem Thun

Sorten	Risiko oder Schutzwirkung	Empfehlung
Wellhorn-schnecke	Häufig belastet mit Schwermetallen oder PCB	Vorsicht

Fleisch und Wurstwaren

Sorten	Risiko oder Schutzwirkung	Empfehlung
Blutwurst	Reich an Hämoglobin und Eisen	Nicht empfehlenswert
Geflügel	Niedriger Fettgehalt	Sehr empfehlenswert
Gegrillte Schweine-rippchen	23,6 % Fett, schädliche Zubereitung	Finger weg
Gegrilltes	Reich an polyzyklischen aromatischen Kohlenwasserstoffen	Nicht empfehlenswert
Hase	Enthält ungesättigte Fettsäuren	Sehr empfehlenswert
Innereien	Reich an Hämoglobin	In Maßen
Knacker	Reich an gesättigten Fettsäuren	Nicht empfehlenswert
Rillette	Reich an gesättigten Fettsäuren	Nicht empfehlenswert
Rindfleisch		Empfehlenswert, wenn kein Blut enthalten
Schinken und Wurstwaren	Nitratreich (vor allem, wenn industriell gefertigt)	Vorsicht
Schweinefleisch	Fettgehalt je nach verwendetem Stück	Fett vermeiden
Speck	Reich an Salz und gesättigten Fettsäuren	Nicht unbedingt zu empfehlen
Tatar	Rohes Fleisch, reich an Hämoglobin und Eisen	Gut
Wild	Niedriger Gehalt an gesättigten Fettsäuren	Sehr empfehlenswert

Eier, Milch und Milchprodukte

Nahrungsmittel	Risiko oder Schutzwirkung	Empfehlung
Crème fraîche	Enthält Milchsäurebakterien, hoher Fettgehalt	Nicht zu viel
Ei	Enthält die Carotinoide Lutein und Zeaxanthin	Sehr empfehlenswert
Eiscreme	Hoher Gehalt an meist gesättigten Fettsäuren, hoher Zuckergehalt	Nicht empfehlenswert
Joghurt	Enthält Probiotika, lebende Bakterien	Empfehlenswert
Käse	Reich an Kalzium und Vitamin D	Sehr empfehlenswert für Kinder Empfehlenswert für Frauen (Auf Fettgehalt achten) In Maßen für Männer über 50
Kondensmilch	Reich an Kalzium, Vorsicht: Zuckerzusatz	Nicht empfehlenswert
Milch	Enthält Milchzucker, Kalzium und Vitamin D	Sehr gut für Kinder Gut für Frauen In Maßen für Männer ab 50
Sahne	Reich an gesättigten Fettsäuren	In Maßen, vor allem bei Männern über 50
Schmelzkäse	Hoher Gehalt an gesättigten Fettsäuren und Salz	Nicht empfehlenswert

Gemüse, Hülsenfrüchte, Stärke, Geliermittel, Kräuter, Algen

Nahrungsmittel	Risiko oder Schutzwirkung	Empfehlung
Agar-Agar (Rotalgen)	Geliermittel mit verdauungsfördernder Wirkung	Nicht zu viel
Algen	Enthalten Fucoxanthine und Fucoidane mit antioxidativer Wirkung	Sehr empfehlenswert
Artischocke	Enthält Inulin, das präbiotisch wirkt	Sehr empfehlenswert
Aubergine	Reich an Ballaststoffen	Empfehlenswert
Avocado	Reich an mehrfach ungesättigten Fettsäuren und B-Vitaminen	Sehr empfehlenswert
Basilikum	Enthält aromatische Polyphenole mit antioxidativer Wirkung und Ursolinsäure mit anti-entzündlicher Wirkung	Sehr empfehlenswert
Blumenkohl	Fast keine Carotinoide, enthält Indole	Sehr empfehlenswert
Brokkoli	Hoher Gehalt an Folaten	Ausgezeichnet
Chicoree	Reich am präbiotisch wirkenden Inulin	Vorsicht: Acrylamid
Chili	Enthält Quercetin	Sehr empfehlenswert
Chinakohl	Enthält Indole	Sehr empfehlenswert
Dill	Verdauungsfördernd	Sehr empfehlenswert
Erbsen	Enthalten Lutein	Empfehlenswert
Fenchel	Reich an Ballaststoffen, Vitamin B9, geringer Kaloriengehalt	Sehr empfehlenswert
Gemüsebrühe	Enthält Vitamine, Mineralstoffe, Antioxidantien	Sehr empfehlenswert
Gemüsekonserven	Enthalten Vitamine und Mineralstoffe (je nach Gemüsesorte)	Sehr empfehlenswert, vor allem Tomatenkonserven, Achtung: Salzgehalt
Gemüsepaprika	Enthält Bioflavonoide	Sehr empfehlenswert

Nahrungsmittel	Risiko oder Schutzwirkung	Empfehlung
Glutamat	Geschmacksverstärker, der Salz ersetzen kann (enthält dreimal weniger Natrium als Tafelsalz), mögliche Nebenwirkungen: Herzrasen, Migräne	Nicht zu viel
Grüne Oliven	Weniger fett als schwarze Oliven (12,5 g vs. 30 g), reich an einfach ungesättigten Fettsäuren, enthalten Phenole	Sehr empfehlenswert
Grüner Salat	Luteinquelle	Empfehlenswert
Guacamole	Avocado ist reich an mehrfach ungesättigten Fettsäuren und B-Vitaminen. Möglichst selbst zubereiten, da andernfalls zu viel Fett enthalten	Nicht schlecht
Hummus	Reich an komplexen Kohlehydraten, aber auch an Fett und Kalorien. Möglichst selbst zubereiten	Nicht besonders empfehlenswert
Kapern	Reich an Quercetin	Ausgezeichnet
Karotten	Reich an Beta-Carotin	Nicht zu viel
Kartoffel	Komplexe Kohlehydrate und antioxidatives Vitamin C in der Schale	Empfehlenswert
Kidneybohnen	Enthalten Anthocyane	Empfehlenswert
Knoblauch	Enthält schwefelhaltige Substanzen	Ausgezeichnet
Knollensellerie	Enthält Polyacethyln, die Krebszellen am Wachstum hindern	Rückstandsfrei kaufen
Koriander	Wirkt entgiftend bei Schwermetallbelastung, enthält aromatische Polyphenole	Sehr empfehlenswert
Kräuter	Enthalten Antioxidantien	Empfehlenswert
Kresse	Enthält Indole	Sehr empfehlenswert
Kürbis	Enthält Carotinoide	Sehr empfehlenswert

Nahrungsmittel	Risiko oder Schutzwirkung	Empfehlung
Liebstöckel	Reich an Flavonoiden, vor allem an Quercetin	Sehr empfehlenswert
Linsen	Ausgezeichnete pflanzliche Eiweißquelle	Sehr empfehlenswert
Minze	Enthält Antioxidantien, wirkt schmerzlindernd, antiseptisch und verdauungsfördernd	Sehr empfehlenswert
Pastinaken	Enthalten Apigenin mit antioxidativer Wirkung	Empfehlenswert
Petersilie	Reich an Vitamin C und Kalzium	Sehr empfehlenswert
Pilze	Geringe Energiedichte bei gutem Vitamingehalt	Sehr empfehlenswert
Pommes frites	Hoher Fettgehalt, toxische Stoffe durch Zubereitungsart	In Maßen. Achten Sie auf die Qualität des Öls!
Roscoffzwiebel	Enthält Phenole	Ausgezeichnet
Rosenkohl	Hoher Gehalt an Indolen	Sehr empfehlenswert
Rote Bete	Enthält Anthocyane	Sehr empfehlenswert
Rote Zwiebel	Enthält Anthocyane	Ausgezeichnet
Rotkohl	Enthält Anthocyane	Empfehlenswert
Rucola	Enthält Flavonoide, vor allem Quercetin, und Carotinoide, beide mit antioxidativer Wirkung	Sehr empfehlenswert. Essen Sie, so viel Sie können!
Schwarze Oliven	Reich an einfach ungesättigten Fettsäuren, enthalten Phenole	Empfehlenswert
Schwarzer Rettich	Schwefelhaltige Bestandteile	Sehr empfehlenswert
Soja	Enthält Phytoöstrogene	Empfehlenswert
Spinat	Reich an Carotinoiden und Kalzium	Empfehlenswert
Steckrübe	Enthält Indole	Empfehlenswert
Süßkartoffel	Enthält komplexe Kohlehydrate und Anthocyane mit antioxidativer Wirkung, reich an Beta-Carotin	Empfehlenswert

Nahrungsmittel	Risiko oder Schutzwirkung	Empfehlung
Tapenade (Schwarze Oliven und Knoblauch)	Reich an einfach ungesättigten Fettsäuren, meist aber recht fett	Nicht besonders empfehlenswert
Tofu	Enthält Phytoöstrogene	Sehr empfehlenswert
Tomate	Enthält Lykopin	Ausgezeichnet, vor allem für Männer
Tomaten, getrocknet in Öl	Für den Körper gut verfügbares Lykopin	Sehr empfehlenswert
Topinambur	Enthält Inulin, das präbiotisch wirkt	Empfehlenswert
Weiße Rübe	Enthält Indole und schwefelhaltige Heteroside	Sehr empfehlenswert
Weiße Zwiebel	Enthält antioxidativ wirkendes Selen	Ausgezeichnet

Obst, Trockenobst, Beeren

Nahrungsmittel	Risiko oder Schutzwirkung	Empfehlung
Ananas	Enthält Bioflavonoide	Empfehlenswert
Apfel	Enthält Quercetin und viele Ballaststoffe	Vorsicht: Pestizide
Aprikosen	Reich an Beta-Carotin	Vorsicht: Pestizide!
Banane	Reich an präbiotischen Ballast-stoffen	Sehr empfehlenswert
Birne	Enthält Bioflavonoide	Vorsicht: Pestizide
Brombeeren	Reich an Anthocyanen	Sehr empfehlenswert
Cranberry	Enthalten Anthocyane mit anti-oxidativer Wirkung	Sehr empfehlenswert
Erdbeeren	Enthalten Kalzium und Eisen sowie Anthocyane	Empfehlenswert
Goji-Beeren	Enthalten Lycium barbarum, ein antioxidativ wirkendes Polysac-charid	Empfehlenswert
Granatapfel	Enthält Ellagitanin mit stark antioxidativer Wirkung	Sehr empfehlenswert
Grapefruit	Reich an Lykopin	Sehr empfehlenswert
Guave	Enthält Lykopin	Empfehlenswert
Himbeeren	Reich an Anthocyanen und Mineralstoffen	Empfehlenswert
Honigmelone	Luteinquelle	Empfehlenswert
Kirschen	Enthalten Anthocyane mit anti-oxidativer Wirkung und Folate	Empfehlenswert
Kiwi	Reich an Lutein	Sehr empfehlenswert
Mandeln	Vitaminreich	Empfehlenswert
Mango	Reich an Beta-Carotin	Empfehlenswert
Nektarinen	Enthalten Bioflavonoide	Sehr empfehlenswert
Orangen	Reich an Vitamin C und Kalzium	Empfehlenswert
Pfirsich	Reich an Beta-Carotin	Vorsicht: Pestizide
Pflaumen	Reich an Polyphenolen	Empfehlenswert

Nahrungsmittel	Risiko oder Schutzwirkung	Empfehlung
Preiselbeeren	Enthält Tocotrienole und Polyphenole mit antioxidativer Wirkung	Sehr empfehlenswert, nur zu!
Schwarze Johannisbeere	Reich an Anthocyanen	Ausgezeichnet
Trauben	Enthalten zahlreiche Polyphenole, darunter auch Resveratrol	Sehr empfehlenswert
Trockenfrüchte	Hoher Zuckergehalt	Nicht zu viel
Walnüsse	Enthalten Omega-3-Fettsäuren	Sehr empfehlenswert
Wassermelone	Enthält Lykopin	Sehr empfehlenswert

Fette, Öle, Saucen

Nahrungsmittel	Risiko oder Schutzwirkung	Empfehlung
Erdnussöl	Besteht hauptsächlich aus einfach ungesättigten Fettsäuren	Empfehlenswert
Gänsefett	Reich an gesättigten Fettsäuren	Nicht zu viel
Gebräunte Butter	Enthält viele Lipidperoxide	Nicht empfehlenswert
Ketchup	Reich an Lykopin	Empfehlenswert
Lebertran	Reich an Omega-3-Fettsäuren	Empfehlenswert
Mayonnaise	Hoher Fettgehalt	Nicht empfehlenswert
Olivenöl	Reich an einfach ungesättigten Fettsäuren	Sehr empfehlenswert
Rapsöl	Enthält mehrfach ungesättigte Fettsäuren, licht- und hitzeempfindlich	Mäßig empfehlenswert
Sonnenblumenöl	Enthält mehrfach ungesättigte Fettsäuren, licht- und hitzeempfindlich	Empfehlenswert

Zucker, Süßstoff und zuckerhaltige Produkte

Nahrungsmittel	Risiko oder Schutzwirkung	Empfehlung
Agavensirup	Wenig Antioxidantien, als Zuckerersatz	Bedeutungslos
Aspartam	Schmeckt süß, keine Kalorien	Unproblematisch
Bonbons	Hoher Zuckergehalt ohne zusätzlichen Nährwert	Nicht empfehlenswert
Fettgebackenes	Sehr fett, enthält möglicherweise toxische Stoffe aufgrund der Zubereitung	Nicht empfehlenswert
Fruchtaufstrich	Hoher Zuckergehalt	Weniger empfehlenswert
Haushaltszucker	Kalorienreich (400 kcal/100 g)	Unproblematisch
Honig	Reich an Fruktose	Sehr empfehlenswert
Konfitüre und Marmelade	Reich an Einfachzuckern, von den Früchten sind keine Wirkstoffe mehr übrig	Vorsicht: kalorienreich
Nussnougatcrème	Hoher Fett- und Zuckergehalt	Nicht empfehlenswert
Sorbet	Häufig sehr zuckerhaltig. Am besten selbst aus Früchten herstellen, die viele Antioxidantien enthalten	Nicht allzu viel
Stevia	Hohe Süßkraft	Noch zu überprüfen

Backwaren

Nahrungsmittel	Risiko oder Schutzwirkung	Empfehlung
Bierhefe	Reich an B-Vitaminen (stärkt das Immunsystem)	Sehr empfehlenswert
Buttercroissant	Reich an gesättigten Fettsäuren	Nicht zu häufig
Croissant (Industrieware)	Enthält möglicherweise Transfettsäuren	Absolut nicht empfehlenswert
Dinkel	Reich an Ballaststoffen, pflanzlichem Protein und Magnesium	Sehr empfehlenswert
Frühstücksflocken	Können Aflatoxine enthalten	Nicht zu viel
Gerste	Reich an Präbiotika	Sehr empfehlenswert
Grieß	Reich an Proteinen und komplexen Kohlehydraten; am besten sind Vollwertprodukte, da die Schale Antioxidantien enthält	Empfehlenswert
Kartoffelchips	Hoher Gehalt an Acrylamid	Finger weg!
Lebkuchen	Hoher Zuckergehalt	Nicht empfehlenswert
Leinsamen	Reich an Lignanen (nur gemahlen verzehren)	Empfehlenswert
Mais	Reich an Anthocyanen	Mäßig empfehlenswert
Müsli	Reich an Ballaststoffen, Achtung: Zuckergehalt	Empfehlenswert
Popcorn	Enthält komplexe Kohlehydrate und viel Fett, Achtung: erhöhter Zucker- oder Salzgehalt, Vorsicht: Acrylamid	Absolut nicht empfehlenswert
Quinoa	Reich an Magnesium, pflanzlichem Eisen, Ballaststoffen	Sehr empfehlenswert
Reis	Komplexe Kohlehydrate	Sehr empfehlenswert
Sesam	Reich an Proteinen und Ballaststoffen	Sehr empfehlenswert
Snacks und Knabbereien	Hoher Acrylamidgehalt	Nicht empfehlenswert

Nahrungsmittel	Risiko oder Schutzwirkung	Empfehlung
Vollkornbrot	Reich an Ballaststoffen und komplexen Kohlehydraten	Sehr empfehlenswert
Weißbrot	Wenig Ballaststoffe	Empfehlenswert
Zwieback	Hoher Acrylamidgehalt	Nicht empfehlenswert

Getränke

Nahrungsmittel	Risiko oder Schutzwirkung	Empfehlung
Ananassaft	Enthält Bromelin, ein Enzym, das Fisch- und Fleischverdauung fördert	Eher gut
Apfelsaft	Reich an Polyphenolen mit antioxidativer Wirkung und Pektin	Mäßig empfehlenswert
Fruchtsirup	Stark zuckerhaltig	Nicht empfehlenswert
Granatapfelsaft	Ausgesprochen reich an Antioxidantien, enthält mehr als Wein oder grüner Tee	Das Beste überhaupt! Tun Sie sich keinen Zwang an!
Hochprozentiger Alkohol	Hoher Ethanolgehalt	In Maßen Weniger als 30 g Ethanol täglich
Kaffee	Sein Koffein- und Polyphenolgehalt erklärt die wahrscheinlich krebsschützende Wirkung	Eher gut
Karottensaft	Reich an Beta-Carotin	Nicht empfehlenswert
Kokosmilch	Reich an Fett (21 %) und gesättigten Fettsäuren (18 %)	Mäßig empfehlenswert
Leitungswasser	Kann Nitrate, Pestizide und Arsen enthalten	Erkundigen Sie sich bei den Stadtwerken!
Limonade	Sehr zuckerhaltig	Nicht empfehlenswert
Mineralwasser	Gewöhnlich keine Pestizide, aber andere Stoffe wie Arsen	Überprüfen Sie Ihre Marke!
Orangensaft	Enthält Fucomarine, die bei der Entwicklung des malignen Melanoms eine Rolle spielen sollen	Vorsicht ist geboten für Hautkrebsrisikogruppen und Menschen, die häufig Sonnenstrahlung ausgesetzt sind

Nahrungsmittel	Risiko oder Schutzwirkung	Empfehlung
Smoothie	Reich an Antioxidantien (je nach Frucht), aber auch an Einfachzucker	Nicht besonders empfehlenswert
Tee	Enthält Epigallocatechin-3-gallate	Sehr empfehlenswert
Verbene, Tee	Abwechslung zu grünem Tee; wirkt beruhigend und verdauungsfördernd	Sehr empfehlenswert
Wein	Enthält Resveratrol, ein starkes Antioxidans, das vor Krebs schützt	Sehr empfehlenswert

Gewürze und Würzmittel

Nahrungsmittel	Risiko oder Schutzwirkung	Empfehlung
Dunkle Schokolade	Enthält Antioxidantien	Sehr empfehlenswert
Essig	Verdauungsfördernd	Unproblematisch
Ingwer	Frisch hoher Gehalt an Vitamin C	Ausgezeichnet
Kurkuma	Gelbes Gewürz, das Curcumin enthält	Ausgezeichnet
Lakritze	Verdauungsfördernd, entwässernd, blutdrucksenkend	Nicht zu viel
Muskatnuss	Verdauungsfördernd	Sehr empfehlenswert
Pfeffer	Enthält Piperin, das die Wirksamkeit von Kurkuma unterstützt	Ausgezeichnet
Salz	Soll sich negativ auf bestimmte Formen von Magenkrebs auswirken	In Maßen
Senf	Sehr sauer	Empfehlenswert
Sojasauce	Sehr salzhaltig	Nicht empfehlenswert
Sternanis	Verdauungsfördernd, antiseptisch	Sehr empfehlenswert
Vanille	Antioxidans	Empfehlenswert
Zimt	Anti-entzündlich	Empfehlenswert

Fisch – Meine Verzehrempfehlungen

	Vermeiden Sie	**Nehmen Sie lieber**
Fische	Schwertfisch	Makrele
	Kaiserbarsch	Sardelle
	Speerfisch	Sardine
	Siki	Wolfsbarsch
	Roter Thun	
	Kleingefleckter Katzenhai	
	Katzenhai	
Schalentiere und Meeresfrüchte	Wellhornschnecke	Garnelen
	Seespinnen	Herzmuscheln

Die Top Ten der Obst- und Gemüsesorten mit dem höchsten Gehalt an Antioxidantien

Früchte		Gemüse	
Bezeichnung	Gehalt an Antioxidantien (ORAC-Wert pro 100 g)	Bezeichnung	Gehalt an Antioxidantien (ORAC-Wert pro 100 g)
Trockenpflaumen	5770	Wirsingkohl	1770
Rosinen	2830	Spinat	1260
Heidelbeeren	2400	Rosenkohl	980
Brombeere	2036	Alfalfasprossen	930
Erdbeeren	1540	Brokkoli	890
Himbeeren	1220	Rote Bete	840
Pflaumen	949	Roter Paprika	710
Orangen	750	Zwiebel	450
Rote Trauben	739	Mais	400
Kirschen	670	Aubergine	390
Kiwi	602		
Rosa Grapefruit	483		

Ein paar einfache Vorsichtsmaßnahmen

1) Wählen Sie Obst und Gemüse aus der Region, möglichst aus kontrolliert biologischem Anbau.

2) Waschen Sie Obst und Gemüse möglichst sorgfältig, am besten sogar mit einem Obst- und Gemüsewaschmittel. Sollte dies nicht möglich sein, auf jeden Fall vor dem Schälen abspülen.

3) Schälen Sie Obst und Gemüse. Entfernen Sie bei Salat und Kohl die äußeren Blätter.

4) Essen Sie nur Fleisch, das möglichst wenig Blutbestandteile enthält. Waschen Sie Fleisch, bevor Sie es zubereiten.

Wählen Sie Obst und Gemüse nach Farbe aus

Farbe	Wichtigste Sorten
Grün	Blumenkohl
	Brokkoli
	Chinakohl
	Kohl
	Kresse
	Rosenkohl
	Speiserübe
	Wirsingkohl
Orange	Aprikosen
	Gartenkürbis
	Hokkaido-Kürbis
	Karotten
	Mango
Rot	Erdbeeren
	Guave
	Kirschen
	Rosa Grapefruit
	Rote Äpfel
	Rote Zwiebeln
	Tomaten
	Tomatenmark
	Tomatensauce
	Wassermelone
Blau-Violett	Brombeeren
	Heidelbeeren
	Himbeeren
	Kidney-Bohnen
	Preiselbeeren
	Rote Bete
	Rotkohl

Farbe	Wichtigste Sorten
Gelb-Orange	Ananas
	Birne
	Clementine
	Gelbe Paprika
	Gelbe Trauben
	Grapefruit
	Mandarine
	Melone
	Nektarine
	Orange
	Papaya
	Pfirsich
	Sultaninen
	Zitrone
Gelb-Grün	Avocado
	Erbsen
	Honigmelone
	Kiwi
	Mais
	Romanasalat
	Spinat
	Steckrübe
Weiß/Creme	Chicoree
	Knoblauch
	Rettich
	Soja (Tofu)
	Zwiebeln
Blau	Aubergine
	Brombeeren
	Korinthen
	Pflaumen
	Rote Trauben
	Schwarze Johannisbeere
	Trockenpflaumen
	Wirsingkohl

Wie Sie Obst und Gemüse am besten essen

Morgens	Essen Sie gelb-orange- oder orangefarbene Früchte im Ganzen oder als Saft.
Mittags	Bevorzugen Sie rote und weiße Obst- und Gemüsesorten, die Sie auch zu anderen Mahlzeiten genießen können.
Abends	Lassen Sie violette und blaue Sorten weg. Essen Sie mehr grüne Sorten.

Nährstoffe gegen Krebs – Quellen, Wirkungsweise und Krebsarten, auf die sie positiv einwirken

Aktives Element	Natürliche Quelle	Wirkungsweise	Positiver Effekt auf folgende Krebsarten
Polyphenole, EGCG (Grüner Tee)	Grüner Tee (Camellia sinensis)	antioxidativ, antimutagen, antientzündlich, hemmt Zellvermehrung und Neoangiogenese, stützt das Immunsystem	Haut, Lunge, Mund-Rachenraum, Kopf, Hals, Speiseröhre, Magen, Leber, Bauchspeicheldrüse, Dünndarm, Dickdarm, Blase, Prostata, Brustdrüse
Kurkuma	Kurkumapulver (Curcuma longa)	antioxidativ, antientzündlich, hemmt Zellvermehrung und Neoangiogenese, stützt das Immunsystem	Haut, Lunge, Mund-Rachenraum, Kopf, Hals, Speiseröhre, Magen, Leber, Bauchspeicheldrüse, Dünndarm, Dickdarm, Blase, Prostata, Brustdrüse, Lymphome, Gebärmutterhals
Luteolin	Artischocken, Brokkoli, Stangensellerie, Kohl, Spinat, grüner Paprika, Granatapfel, Pfefferminze, Tamarinde und Blumenkohl	antioxidativ, antientzündlich, hemmt Zellvermehrung und Neoangiogenese	Eierstock, Magen, Leber, Darm, Brust, Mundhöhle Adenokarzinom der Speiseröhre, Lunge, Nasen-Kehlkopf-Raum, Gebärmutterhals, Leukämie, Haut und Bauchspeicheldrüse
Resveratrol	Rotwein, rote Trauben (vor allem in der Haut), Maulbeeren, Erdnüsse, rotes Weinlaub, Pinienkerne	antioxidativ, antientzündlich, hemmt Zellvermehrung und Neoangiogenese	Eierstock, Brust, Prostata, Leber, Gebärmutter, Leukämie, Lunge, Magen

Aktives Element	Natürliche Quelle	Wirkungsweise	Positiver Effekt auf folgende Krebsarten
Genistein	Soja und Sojaprodukte, roter Klee (Trifolium pratense), Pistazien (Pistacia vera)	antioxidativ, antientzündlich, hemmt Zellvermehrung und Neoangiogenese	Prostata, Brust, Haut, Darm, Magen, Leber, Eierstock, Bauchspeicheldrüse, Speiseröhre, Kopfraum, Hals- und Rachenraum
Granatapfel	Saft, Kerne, Öl aus den Kernen	antioxidativ, antientzündlich, hemmt Zellvermehrung und Neoangiogenese	Prostata, Haut, Brust, Lunge, Darm, Mundhöhle, Leukämie
Lykopin	Tomate, Guave, Hagebutte, Wassermelone, Papaya, Aprikose, rosa Grapefruit; vor allem in roten Tomaten und Tomatenprodukten	antioxidativ, antientzündlich, hemmt Zellvermehrung und Neoangiogenese, stützt das Immunsystem	Prostata, Lunge, Brust, Magen, Leber, Bauchspeicheldrüse, Darm und Rektum, Kopfraum, Hals- und Rachenraum, Haut
Ellagsäure	Granatapfelsaft, Öl aus Granatapfelkernen, Nüsse, Blaue Heckenkirsche (Lonicera caerulaea), Erdbeeren, andere Beeren, Rinde des Myrobalanenbaums (Terminalia arjuna), Blätter und Früchte von Terminalia belerica, Rinde, Blätter und Früchte von Terminalia muelleri	antioxidativ, hemmt Zellvermehrung und Neoangiogenese	Neuroblastome, Haut, Bauchspeicheldrüse, Brust, Prostata, Dickdarm, Dünndarm, Speiseröhre, Blase, Mundhöhle, Leukämie, Leber

Aktives Element	Natürliche Quelle	Wirkungsweise	Positiver Effekt auf folgende Krebsarten
Lupeol	Mango, Olive, Feige, Erdbeere, rote Traube	antioxidativ, anti-mutagen, anti-entzündlich, hemmt Zellvermehrung	Haut, Lunge, Leukämie, Bauchspeicheldrüse, Prostata, Darm, Leber, Kopf- und Halsraum
Betulin-säure	Im Pflanzenreich häufig, vor allem in der Rinde. Besonders in: Birke (Betula ssp.), Pfingstrose (Paeonia ssp.), Ziziphus mit Unterarten, Syzigium mit Unterarten, Kaki-baum, (Diospyros ssp.)	anti-entzündlich, fördert den pro-grammierten Zell-tod, stützt das Immunsystem	Haut, Eierstock, Darm, Gehirn, Nieren-Zellkar-zinom, Gebärmutter, Prostata, Leukämie, Lunge, Brust, Kopf- und Halsraum
Ginkgolid B	Ginkgobaum (Gingko biloba)	antioxidativ, hemmt Neoangiogenese	Eierstock, Brust, Gehirn

Kalziumgehalt pro Portion einzelner Milchprodukte

	Portion	Kalziumgehalt (mg/100 g)	Nötige Menge, für die Aufnahme von 2 g Kalzium
Schafvollmilch	1 Glas (125 ml)	188	11 Gläser (1,3 l)
Ziegenvollmilch	1 Glas (125 ml)	120	17 Gläser (2,2 l)
Kuhmilch, fettarm	1 Glas (125 ml)	115	18 Gläser (2,3 l)
Buttermilch	1 Becher (500 ml)	120	2,5 Becher (1,75 l)
Joghurt natur aus Vollmilch	1 Becher (125 g)	126	16 Becher (2 kg)
Quark 20 % Fett	100 g	123	17 Portionen à 100 g (1,5 kg)
Emmentaler	30 g	1055	7 Portionen
Camembert	30 g	456	15 Portionen (2 Stück)
Roquefort	30 g	608	11 Portionen
Schmelzkäse	30 g	346	20 Portionen

Ratschläge für verschiedene Altersstufen

Für Frauen vor der Menopause

1 Essen Sie viele Milchprodukte, damit Sie möglichst viel Kalzium zu sich nehmen.

2 Essen Sie Obst und Gemüse aus den Farbgruppen Weiß und Grün. Essen Sie möglichst ballaststoffreich.

3 Wenn Ihre Regelblutung stark ist, sollten Sie öfter rotes Fleisch essen, Linsen, Bohnen, Tofu, Kichererbsen, Feigen und Aprikosen.

4 Nehmen Sie zusätzlich Vitamin C ein, damit Ihr Körper das aufgenommene Eisen besser verwerten kann.

5 Essen Sie möglichst wenig Obst und Gemüse aus der Farbgruppe Orange, vor allem wenn Sie rauchen.

6 Trinken Sie viel Granatapfelsaft.

Für Frauen nach der Menopause

1 Nehmen Sie Nahrungsmittel mit hohem Gehalt an Kalzium und Selen zu sich.

2 Essen Sie möglichst ballaststoffreich.

3 Essen Sie viel Obst und Gemüse, bevorzugt aus den Farbgruppen Grün, Weiß und Blauviolett.

4 Essen Sie nicht zu viel Fett.

5 Quercetin ist gut für Sie (in Kapern, Kakao, Liebstöckel, Chili).

6 Trinken Sie grünen Tee.

7 Trinken Sie Granatapfelsaft.

Für Männer

1 Meiden Sie Beta-Carotin, vor allem als Nahrungsergänzungsmittel.

2 Nehmen Sie kein Vitaminpräparat, das Retinol oder Vitamin A enthält.

3 Nehmen Sie nicht zu viel Vitamin E auf.

4 Essen Sie nicht zu viele kalziumhaltige Nahrungsmittel wie zum Beispiel Käse.

5 Essen Sie möglichst häufig Obst und Gemüse aus den Farbgruppen Weiß (Knoblauch, Zwiebeln, Schalotten) und Rot (Tomaten). Trinken Sie Granatapfelsaft.

6 Nehmen Sie Selen zu sich und nach Möglichkeit auch Quercetin.

Treiben Sie Sport im »Öko-Studio«

Bewegen Sie sich, so viel Sie können. Gehen Sie öfter mal zu Fuß. Bringen Sie Bewegung in Ihren Alltag.

Sportarten, die für jeden geeignet sind:

Aquagym: Eine Gymnastik, die man im Schwimmbecken betreibt. Besonders empfehlenswert bei Übergewicht. Ausgezeichnet für die Gelenke!

Wandern: In der Gruppe durch eine schöne Landschaft zu wandern ist ein wunderbares Mittel, sich körperlich zu betätigen, ohne überhaupt zu merken, dass man Sport treibt.

Stretching: Sehr gut, wenn Sie unter Verspannungen leiden und Stress abbauen wollen.

Pilates: Gute Methode, um die tiefliegende Muskulatur zu trainieren, was gut für Ihre Körperhaltung ist.

Tai Chi oder Qi Gong: Fließende Bewegungen, Konzentration, tiefe Atmung. Eine sehr entspannende asiatische Technik.

Power Yoga: Form des Yoga, bei der man alle Spannungen löst, sei es auf körperlicher oder seelischer Ebene.

Bibliografie

Wir haben uns bemüht, zu jeder hier zitierten wichtigen Information die bibliografische Quelle anzugeben, der wir sie entnommen haben.

Auf diese Weise kann der Leser die Originaldokumente konsultieren, auf die unsere Argumentation sich stützt.

Wir haben dabei den Bericht des *World Research Cancer Fund* von 2007 herangezogen, der den Titel trägt: *Food, Nutrition, Physical Activity, and the Prevention of Cancer: a Globale Perspective.*

Wo wir nicht einer Meinung mit den Autoren waren, haben wir dies kenntlich gemacht. Außerdem haben wir die Berichte mehrerer französischer Agenturen für Nahrungsmittelsicherheit verwendet, die über unsere Lebensmittel wachen: Affsa (*Agence française de sécurité sanitarie des aliments*), DGCCRF (*Direction générale de la concurrence, de la consommation et de la répression des fraudes*), DGS (*Direction générale de la santé*), DDASS (*Directions départementales des affaires sanitaires et sociales*) und InVS (*Institut national de veille sanitaire*).

In Deutschland können Sie sich diesbezüglich beim Bundesamt für Verbraucherschutz und Lebensmittelsicherheit oder beim Bundesministerium für Ernährung, Landwirtschaft und Verbraucherschutz erkundigen. Die Daten zum Trinkwasser erfahren Sie bei Ihren Stadtwerken. Alle Institutionen veröffentlichen Ihre Untersuchungsergebnisse im Internet.

Beim Abdruck der entsprechenden Daten haben wir der besseren Lesbarkeit halber manche Ziffern gerundet.

Anmerkungen

Kapitel 1: Krebs: Vorbeugung ist besser!

1 Curado M. P., Edwards B., Shin H. R., Storm H., Ferlay M., Boyle P. (Hrsg.), *Cancer Incidence in Five Continents*, Bd. IX, IARC Scientific Publication, Nr. 160.

2 Ebda.

3 Ebda.

4 InVS, *Bulletin épidémiologique hebdomadaire de l'InVS* vom 27. November 2007, Nr. 46-47, abgerufen unter http://www.invs. sante.fr/beh/2007/46_47/index.htm (am 29. März 2010).

5 InVS, Projections de l'incidence et de la mortalité par cancer en France 2009, abgerufen unter http://www.invs.sante.fr/ applications/cancers/projections2009/donnees_generales.htm (am 29. März 2010).

6 INCA, *Analyse économique des coûts du cancer en France 2007*, abgerufen unter http://www.e-cancer.fr/l-institut-national-du-cancer/publications-de-l-inca-/rapports-et-expertises/sante-publique (am 29. März 2010).

7 Ebda.

8 Curado M. P., Edwards B., Shin H. R., Storm H., Ferlay M., Boyle P. (Hrsg.), *Cancer Incidence in Five Continents*, a.a.O.

9 Vani Y. A., Schneider S. M., »Alimentation et cancer: quelles évidences, quelles recommandations?«, in: *Oncologie 2009*, 11, S. 191-199.

10 Académie des sciences, *Les causes du cancer en France*, abgerufen unter http://www.academie-sciences-fr./publications/rapports.pdf/cancer_13_09_07.pdf (am 29. März 2010).

11 S. dazu: Khayat D., *Les Chemins de l'espoir*, Paris 2003.

12 Milner, J. A., »Nutrition and cancer: Essential elements for a roadmap«, in: *Cancer Letters 269*, S. 189-198.

13 Jauzein F., Cros N., Différents Types d'études épidémiologiques 2005, abgerufen unter http://acces.inrp.fr./acces/ressources/sante/epidemiologie/niveau_preuve/types_etudes_epidem (am 29. März 2010).

14 Milner, J. A., »Nutrition and cancer: Essential elements for a roadmap«, a.a.O.

Kapitel 2: Was ist Krebs eigentlich?

1 World Cancer Reseach Fund, *Food, Nutrition, Physical Activity, and the Prevention of Cancer: A Global Perspective*, Washington 2007.

2 Ebda.

3 Lampe J. W., »Diet, genetic polymorphism, detoxification, and health risk«, in: *Alternative Therapies in Health and Medicine*, 2007, 13, S. 108-111.

4 World Cancer Research Fund, *Food, Nutrition Physical Activity, and the Prevention of Cancer: A Global Perspective*, a.a.O.

5 Ebda.

Kapitel 3: Fisch – gesundes Lebensmittel oder Risikofaktor?

1 Liperoti R., Landi F., Fusco O., Bernabel R., Onder G., »Omega-3 polyunsaturated fatty acids and depression: A review of the evidence«, in: *Curr. Pharm. Des.*, 2009, 15 (36), Seite 4165 – 4172.

2 Afssa, *Gras ou pas gras, mon poisson?*, 2009, abgerufen unter http://www.anses.fr/Poisson/Documents/AFSSA-Fi-Poisson-F9.pdf (am 29. März 2010).

3 Fondation Nicolas Hulot pour la Nature et l'Homme, *Quels poissons consommer?*, 2008. Infobroschüre *Défi pour la Terre*, S. 1-5. abgerufen unter http://www.defipourlaterre.org/outils/downloadOutils.php?id=45 (am 8. März 2010).

4 World Cancer Research Fund, *Food, Nutrition, Physical Activity, and the Prevention of Cancer: A Global Perspective*, a.a.O.

5 Leblanc, J.-C. (Hrsg.), *Étude Calipso, Consomations alimentaires de poissons et produits de la mer et imprégnation aus éléments traces, polluants et oméga-2*, Afssa-Inra, 2006.

6 WHO-ICPS, Environmental Health Criteria 101, methylmercury. Geneva: International Programme on Chemical Safety, 1990. Abgerufen am 8. März 2010 unter: http://www.inchem.org/documents/ehc/ehc/ehc101.htm

7 Diréction générale de la santé, *Étude sur la teneur en métaux dans l'alimentation*, Paris, 1992.

8 International Agency for Research on Cancer, *Overall Evaluations of Carcinogenicity: An Updating of IARC Monographs Volumes 1 to 42,* abgerufen unter http://monographs.iarc.fr/ENG/Monographs/suppl7/Suppl7.pdf

9 Leblanc J.-C. (Hrsg.), *Étude Calipso*, a.a.O.

10 Ebda.

11 International Agency for Research on Cancer, *Overall Evaluations of Carcinogenicity: An Updating of IARC Monographs Volumes 1 to 42*, abgerufen unter http://monographs.iarc.fr/ENG/Monographs/suppl7/Suppl7.pdf

12 Leblanc J.-C. (Hrsg.), *Étude Calipso*, a.a.O.

13 Ebda.

14 WHO, *Les dioxines et leurs effets sur la santé*, 2007, abgerufen unter http://www.who.int/mediacentre/factsheets/fs225/fr/

index.html (am 8. März 2010); englische Version unter http://www.who.int/mediacentre/factsheets/fs225/en/index.html

15 Kaushik S., »Les dioxines et les PCB chez le poisson«, *Dossier de l'environement de l'INRA*, n° 26, Seite 102 -107.

16 WHO, *Les dioxines et leurs effets sur la santé*, a.a.O.

17 EFSA, *Avis du groupe scientifique sur les contaminants de la chaîne alimentaire relative à l'évaluation de la sécurité du poisson sauvage et d'élevage*, 2005, abgerufen unter http://www.efsa.europa.eu/fr/efsajournal/pub/236.htm

18 Afssa, *Avis de l'Agence française de sécurité sanitaire des aliments relatif à l'établissement de teneurs maximales pertinentes en polychlorobiphényles qui ne sont pas de type dioxine (PCB »non dioxin-like«, PCB-NDL) dans divers aliments*, 2007, saisine n° 2006-SA-0305.

19 Lyon S., *PCB Pollution in Alabama*, abgerufen unter http://www.commonweal.org/programs/brc/ppt-presentations/Anniston_AL_PCB.pdf (am 29. März 2010).

20 Ribeira D., Loock T., Soler P., *Mise en évidence d'effets à long terme lors d'expositions courtes (accidentelles). Perspectives méthodologiques pour les évaluations des risques*, *Étude Record*, 2006 – 2007, n° 06-0665/1A.

21 *International Agency for Research on Cancer, Overall Evaluations of Carcinogenicity: An Updating of IARC Monographs Volumes 1 to 42*, abgerufen unter http://monographs.iarc.fr/ENG/Monographs/suppl7/Suppl7.pdf

22 Howsam M., Grimalt J. O., Guinó E., Navarro M., Martí-Ragué J., Peinado M. A., Capellá G., Moreno V., »Organochlorine exposure and colorectal cancer risk«, *In: Environ. Health Perspect.*, 2004, 112 (15), Seite 1460 – 1466.

23 Hordell L., Calberg M., Hardell K., Bjornfoth H., Wickbom G., Ionescu M., »Decrease Survival in pancreatic cancer patients with high concentrations of organochlorines in adipose

tissue«, in: *Biomedicine & Pharmacotherapy*, 2007, 61 (10), Seite 659 – 664.

24 ASEF-WWF, *Imprégnation aux PCB des riverains du Rhône*, Mai 2008, abgerufen unter http://www.asef-asso.fr/index. php?option=com_content&view=article&id=10:letude&cati d=4:etude-sur-lespcb&Itemid=56 (am 8. März 2010).

25 Leblanc J.-C. (Hrsg.), *Étude Calipso*, a.a.O.

26 Afssa, *Le poisson sous haute surveillance, À propos. Le magazine d'information de l'Agence francaise de sécurité sanitaire des aliments*, 2008, 23, Seite 2 – 6, abgerufen unter http://www.afssa. fr/Documents/APR-mg-aPropos23.pdf (am 8. März 2010).

27 Ebda.

28 Leblanc J.-C. (Hrsg.), *Étude Calipso*, a.a.O., »Fish and Seafood Consumption Study and Biomakers of Exposure to Trace Elements, Pollutants and Omega-3«.

29 Ebda.

30 Afssa, *Consommation de poisson et méthylmercure,* Pressemitteilung vom 25. Juli 2006, abgerufen unter http://www.afssa.fr/ Documents/PRES2006CP013.pdf (am 8. März 2010).

31 Hites R. A., Foran J. A., Carpenter D. O., Hamilton C. M., Knuth B. A., Schwager S. J., »Global assessment of organic contaminants in farmed salmon«, in: *Science*, 2004, 303 (5655), S. 226 -229.

32 Afssa, *Communiqué de presse de l'Afssa suite à la publication d'une étude sur ,L'Analyse globale des contaminants chimiques dans le saumon d'élevage'*, 9. Januar 2004, abgerufen unter http://agriculture.gouv.fr/communique-de-presse-de-l-afssa

33 WHO, *PCBs and Dioxins in Salmon. Organochlorine Contamination of Salmon*, 2004, abgerufen unter http://www.who.int/ foodsafety/chem/pcbsalmon/en/print.html (am 8. März 2010).

34 EFSA, *Avis du groupe scientifique sur les contaminants de la chaîne alimentaire*, a.a.O.

35 Kaushik S., *Les dioxines et les PCB chez le poisson*, a.a.O.

36 Afssa, *Le poisson sous haute surveillance*, a.a.O.

37 Leblanc, J.-C. (Hrsg.), *Étude Calipso*, a.a.O.

Kapitel 4: Fleisch – Schluss mit der Verteufelung

1 CIV (Centre d'Information des viandes), *Niveau de consommation de viande en France*. Abgerufen unter http://www.civ-viande.org/4-139-nutrition-niveau-de-consommation-de-viande-en-france.html (am 20. März 2010).

2 S. Deutsches Institut für Ernährungsforschung, zitiert nach: http://www.bkk24.de/typo3/index.php?id=2545.

3 Word Cancer Research Fund, *Food, Nutrition, Physical Activity, and the Prevention of Cancer: a Global Perspective*, a.a.O.

4 Ebda.

5 Ebda.

6 Willett W. C., Stampfer M. J., Colditz G. A., Rosner B. A., Speizer F. E., »Relation of meat, fat, and fiber intake to the risk of colon cancer in a prospective Study among women«, in: *N. Engl. J. Med.*, 1990, 323 (24), S. 1664-1672.

7 Wei E. K., Giovanucci E., Wu K., Rosner B., Fuchs C. S., Willett W. C., Colditz G. A., »Comparison of risk factors for colon and rectal cancer«, in: *Int. J. Cancer*, 2004, 108 (3), S. 433-442.

8 Ebda.

9 Goldbohm R. A., Van den Brandt P. S., Van't Veer P., Brants H. A., Dorant E., Sturmans F., Hermus R. J., »A prospective cohort study on the relation between meat consumption and the risk of colon cancer«, in: *Cancer Res.*, 1994, 54 (3), S. 718-723.

10 Knekt P., Steineck G., Järvinen R., Hakulinen T., Aromaa A., »Intake of fried meat and risk of cancer: A follow-up study in Finland«, in: *Int. J. Cancer*, 1994, 59 (6), S. 756-760.

11 Gaard M., Tretli S., Loken E. V., »Dietary factors and risk of colon cancer: A prospective Study of 50 535 young Norwegian men and women«, in: *Eur. J. Cancer Prev.*, 1996, 5 (6), S. 445-454.

12 Norat T., Bingham S., Ferrari P., Slimani N., Jenab M., Mazui M., Overvad K., Olsen A., Tjonneland A., Clavel F., Boutron-Ruault M. C., Kesse E., Boeing H., Bergmann M. M., Nieters A., Linseisen J., Trichopoulou A., Trichopoulos D., Tountas Y., Berrino F., Palli D., Panico S., Tumino R., Vineis P., Bueno-de-Mesquita H. B., Peeters P. H., Engeset D., Lund E., Skeie G., Ardanaz E., González C., Navarro C., Quirós J. R., Sanchez M. J., Berglund G., Mattisson I., Hallmans G., Palmqvist R., Day N. E., Khaw K. T., Key T. J., San Joaquin M., Hémon B., Saracci R., Kaaks R., Riboli E., »Meat, fish, and colorectal cancer risk: The European Prospective Investigation into cancer and nutrition«, in: *J. Ntl. Cancer Inst.*, 2005, 97 (12), S. 906-916.

13 Truswell A. S., »Meat consumption and cancer of the large bowel«, in: *Eur. J. Clin. Nutr.*, 2002, 56, suppl. 1, S. S19-S24.

14 Larsson A. S., »Meat consumption and risk of colorectal cancer: A meta-analysis of prospective studies«, in: *Int. J. Cancer*, 2006, 199 (11), S. 2657-2664.

15 Ebda.

16 Ebda.

17 Gaard M., Tretli S., Loken E. B., »Dietary factors and risk of colon cancer: A prospektive Study of 50 535 young Norwegian men and women«, a.a.O.

18 Afssa, »Table CIQUAL 2008«, *Composition nutritionelle des aliments*, abgerufen unter http://www.afssa.fr./TableCIQUAL (am 20. März 2010).

19 USDA, National Nutrient Database for Standard Reference, a.a.O.

20 Afssa, »Table CIQUAL 2008«, a.a.O.

21 USDA, *National Nutrient Database for Standard Reference*, a.a.O.

22 CIV, *Niveau de consommation de viande en France*, a.a.O.

23 USDA, *Profiling Food Consumption in America*, 2002. Abgerufen unter http://www.usda.gov/factbook/chapter2.htm (am 20. März 2010).

24 Afssa, »Table CIQUAL 2008«, a.a.O.

25 USDA, *National Nutrient Database for Standard Reference*, a.a.O.

26 Afssa, *Étude individuelle nationale des consommations alimentaires 2* (INCA 2) 2006-2007, 2009, abgerufen unter http://www.afssa.fr/Documents/PASER-Ra-INCA2.pdf (am 15. März 2010).

27 USDA, Daten des *USDA Economic Research Service*, abgerufen unterhttp://www.ers.usda.gov/Browse/view.aspx?subject=Animal Products (am 29. März 2010).

28 CIV, *Niveau de consommation de viande en France*, a.a.O.

29 Cross A. J., Pollock J. R., Bingham S. A., »Haem, not protein or inorganic iron, is responsible for endogenous intestinal N-nitrosation arising from red meat", in: *Cancer Research*, 2003, 63, S. 2358-2360.

30 Nelson R. L., »Iron and colorectal cancer risk: Human studies", in: *Nutr. Rev.*, 2001, 59 (5), S. 140-148.

31 Vano Y.-A., Rodrigues M.-J., Schneider S.-M., »Lien épidémiologique entre comportement alimentaire et cancer: exemple du cancer colorectal", in: *Bulletin du cancer*, 2009, 96 (6), S. 647-658.

32 Lipkin M., »Biomarkers of increased susceptibility to gastrointestinal cancer: New application to studies of cancer prevention in human aspects", in: *Cancer Res.*, 1988, 48 (2), S. 235-245.

33 Sesink A. L., Termont D. S., Kleibeuker J. H., Van der Meer R., »Red meat and colon cancer: The cytotoxic and hyperproliferate effects of dietary heme", in: *Cancer Res.*, 1999, 59 (22), S. 5704-5709.

34 Sesink A. L., Termont D. S., Kleibeuker J. H., Van der Meer R., »Red meat and colon cancer: Dietary haem-induced colonic cytotoxicity and epithelial hyperproliferation are inhibited by calcium", in: *Carcinogenesis*, 2001, 22 (10), S. 1653-1659.

35 Larsson S. C., Wolk A., »Meat consumption and risk of colorectal cancer: A meta-analysis of prospective studies", a.a.O.

36 World Cancer Research Fund, *Food, Nutrition, Physical Activity, and the Prevention of Cancer: a Global Perspective*, a.a.O.

37 Ebda.

Kapitel 5: Milchprodukte und Eier – sinnvoll zur Krebsvorbeugung?

1 Wollowski I., Rechkemmer G., Pool-Zobel B. L., »Protective role of probiotics and prebiotics in colon cancer«, in: *Am. J. Clin. Nutr.*, 2001, 73 (2), suppl. S. 451S-455S.

2 Lomer M. C., Parkes G. C., Sanderson J. D., »Review article: Lactose intolerance in clinical practive – myths and realities«, in: *Aliment Pharmacol. Ther.*, 2008, 27, S. 93-103.

3 Liong M. T., »Roles of probiotics and prebiotics in colon cancer prevention: Postulated mechanisms and in vivo evidence«, in: *Int. J. Mol. Sci.*, 2008, 9 (5), S. 854-863.

4 Ebda.

5 Wollowski I., Rechkemmer G., Pool-Zobel B. L., »Protective role of probiotics and prebiotics in colon cancer«, a.a.O.

6 Ebda.

7 Ebda.

8 Lomer M. C., Parkes G. C., Sanderson J. D., »Review article: Lactose intolerance in clinical practice – myths and realities«, a.a.O.

9 Lomer M. C., Parkes G. C., Sanderson J. D., »Review article: Lactose intolerance in clinical practice – myths and realities«, a.a.O.

10 »Teneur en lactose de différents aliments«, abgerufen unter http://www.sans-lactose.com/pg, teneur-en-lactose-de-differents-aliments, teneur,0,1.jsp (am 29. März 2010).

11 Ebda.

12 Swagerty D. L. jr., Walling A. D., Klein R. M., »Lactose intolerance«, in: *Am. Fam. Physician*, 2002, 65 (9), S. 1845-1850.

13 Ebda.

14 Torniainen S., Hedelin M., Autio V., Rasinperä H., Bälter K. A., Klint A., Bellocco C., Wiklund F., Stattin P., Ikonen T., Tammela T. L., Schleutker J., Grönberg H., Järvelä, I., »Lactase persistence, dietary intake of milk, and the risk for prostate cancer in Sweden and Finland«, in: *Cancer Epidemiol. Biomarkers Prev.*, 2007, 16 (5), S. 956-961.

15 Chan J. M., Jou R. M., Caroll P. R., »The relative impact and future burden of prostate cancer in the United States«, in: *J. Urol.*, 2004, 172, S. S13-16, Diskussion S. 17.

16 Ahn J., Albanes D., Peters U., Schatzkin A., Lim U., Freedman M., Chatterjee N., Andriole G. L., Leitzmann M. F., Hayes R. B., »Dairy products, calcium intake, and risk of prostate cancer in the prostate, lung, colorectal and overarian cancer screening trial«, in: *Cancer Epidemiol. Biomarkers Prev.*, 2007, 16 (12), S. 2623-2630.

18 Kesse E., Boutron-Ruault M. C., Norat T., Riboli E., Clavel-Chapelon F., »Dietary calcium, phosphorus, vitamin D, dairy products and the risk of colorectal adenoma and cancer among

French women of the E3N-EPIC prospective Study«, in: *Int. J. Cancer.*, 2005, 117 (1), S. 137-144.

19 Huncharek M., Muscat J., Kupelnick B., »Colorectal cancer risk and dietary intake of calcium, vitamin D, and dairy products: A meta-analysis of 26.335 cases form 60 observational studies«, in: *Nutr. Cancer*, 2009, 61 (1), S. 47-69.

17 Affsa, »Table CIQUAL«, a.a.O.

20 Szilagyi A., Nathwani U., Vinokuroff C., Correa J. A., Shrier I., »Evaluation of relationships among national colorectal cancer mortality rates, genetic lactase non-persistence status, and per capita yearly milk and milk product consumption«, in: *Nutrition and Cancer*, 2006, 55 (2), S. 151-156.

21 Wollowski I., Rechkemmer G., Pool-Zobel B. L., »Protective role of probiotics and prebiotics in colon cancer«, a.a.O.

22 World Cancer Research Fund, *Food, Nutrition, Physical Activity, and the Prevention of Cancer: a Global Perspective*, a.a.O.

Kapitel 6: Obst und Gemüse – wertvoll, aber mit Einschränkung

1 PNNS, Obst und Gemüse. Mindestens 5 Portionen pro Tag. Abgerufen unter http://www.mangerbouger.fr/menu-secondaire/manger-mieux-c-est-possible/les-9-reperes-essentiels/fruits-et-legumes-au-moins-5-par-jour.html (am 19. März 2010).

2 World Cancer Research Fund, *Food, Nutrition, Physical Activity, and the Prevention of Cancer: a Global Perspective*, a.a.O.

3 Leverve W., »Stress oxydant et antioxidants«, in: 49e JAND, 2009, abgerufen unter http://www.jand.fr/opencms/export/sites/jand/data/documents/Xavier_LEVERVE.pdf (am 23. März 2010).

4 Fernandez-Panchon M. S., Villano D., Troncoso A. M., Garcia-Parrilla M. C., »Antioxidant activity of phenolic com-

pounds: from *in vitro* results to *in vivo* evidence«, in: *Crit. Rev. Food Sci. Nutr.*, 2008, 48 (7), S. 649-671.

5 Roussel A. M., »Qui manque d'antioxydants et comment le savoir?«, in: 49e JAND, 2009, abgerufen unter http://www. jand.fr/opencms/export/sites/jand/data/documents/ROUS-SEL.pdf (am 23. März 2010).

6 EUFIC, *La Couleur des fruits et légumes et la santé*, abgerufen unter http://www.eufic.org/article/fr/rid/la-couleur-des-fruits-legumes-et-sante (am 20. März 2010).

7 Ebda.

8 World Cancer Research Fund, *Food, Nutrition, Physical Activity, and the Prevention of Cancer: a Global Perspective*, a.a.O.

9 EUFIC, *La Couleur des fruits et légumes et la santé*, a.a.O.

10 Aprifel, *Fiche par produit. Chou-vert*, abgerufen unter http://www.aprifel.com/fiches, produits.php?p=94 (am 25. März 2010).

11 EUFIC, *La Couleur des fruits et légumes et la santé*, a.a.O.

12 Larsson S. C., Håkansson N., Näslund I., Bergkvist L, Wolk A., »Fruit and vegetable consumption in relation to pancreatic cancer risk: A prospective study«, in: *Cancer Epidemiol. Biomarkers Prev.*, 2006, 15 (2), S. 301-305.

13 EUFIC, *La Couleur des fruits et légumes et la santé*, a.a.O.

14 Oaks B. M., Dodd K. W., Meinhold C. L., Jiao L., Church T. R., Stolzenberg-Solomon R. Z., »Folate intake, post-folic acid grain fortification, and pancreatic cancer risk in the prostate, lung, colorectal, and ovarian cancer screening trial«, in: *Am. J. Clin. Nutr.*, 2010, 91 (2), S. 449-455.

15 Balder H. F. Vogel J., Janssen M. C., Weijenberg M. P., Van den Brandt P. A., Westenbrink S., Van der Meer R., Goldbohm R. A., »Heme and chlorophyll intake and risk of colorectal cancer in the Netherlands cohort study«, in: *Cancer Epidemiol. Biomarkers Prev.*, 2006, 15 (4), S. 717-725.

16 De Vogel J., Jonker-Termont D. S., Van Lieshout E. M., Katan M. B., Van der Meer R., »Green vegetables, red meat and colon cancer: Chlorophyll prevents the cytotoxic and hyperproliferative effects of haem in rat colon«, in: *Carcinogenesis*, 2005, 26 (2), S. 387-393.

17 Daswood R. H., »Chlorophylls as anticarcinogens«, in: *International Journal of Oncology*, 1997, 10 (4), S. 721-727.

18 EUFIC, *La Couleur des fruits et légumes et la santé*, a.a.O.

19 Ebda.

20 World Cancer Research Fund, *Food, Nutrition, Physical Activity, and the Prevention of Cancer: a Global Perspective*, a.a.O.

21 Ebda.

22 Abu J., Batuwangala M., Herbert K., Symonds P., »Retinoic acid and retinoid receptors: potential chemopreventive and therapeutic role in cervical cancer«, in: *Lancet Oncol.*, 2005, 6 (9), S. 712-720.

23 EUFIC, *La Couleur des fruits et légumes et la santé*, a.a.O.

24 Ebda.

25 World Cancer Research Fund, *Food, Nutrition, Physical Activity, and the Prevention of Cancer: a Global Perspective*, a.a.O.

26 EUFIC, *La Couleur des fruits et légumes et la santé*, a.a.O.

27 Ebda.

28 World Cancer Research Fund, *Food, Nutrition, Physical Activity, and the Prevention of Cancer: a Global Perspective*, a.a.O.

29 Ebda.

30 Ebda.

31 EUFIC, *La Couleur des fruits et légumes et la santé*, a.a.O.

32 Seeram N. P., Adams L. S., Zhang Y., Lee R., Sand D., Scheuller H. S., Heber D., »Blackberry, black raspberry, blueberry, cranberry, red raspberry, and strawberry extracts inhibit growth and stimulate apoptosis of human cancer cells in vitro«, in: *J. Agric. Food. Chem.*, 2006, 54 (25), S. 9329-9339.

33 Mittal A., Elemets C. A., Katiyar S. K., »Dietary feeding of pro-anthocyanidins from grape seeds prevents photocarcinogenesis in SKH-1 hairless mice: Relationship to decreased fat and lipid peroxidation«, in: *Carcinogenesis*, 2003, 24 (8), S. 1379-1388.

34 Yi W., Fischer J. , Krewer G., Akoh C. C., »Phenolic compounds from blueberries can inhibit colon cancer cell proliferation and induce apoptosis«, in: *J. Agric. Food Chem.*, 2005, 53 (18), S. 7320-7329.

35 Yun J. M., Afaq F., Khan N., Mukhtar H., »Delphinidin, an anthocyanidin in pigmented fruits and vegetables, induces apoptosis and cell cycle arrest in human colon cancer HCT116 cells«, in: *Mol. Carcinog.*, 2009, 48 (3), S. 260-270.

36 Afaq F., Zaman N., Khan N., Syed D. N., Sarfaraz S., Zaid M. A., Mukhtar H., »Inhibition of epidermal growth factor receptor signaling pathway by delphinidin, an anthocyanidin in pigmented fruits and vegebtables«, in: *Int. J. Cancer*, 2008, 123 (7), S. 1508-1515.

37 EUFIC, *La Couleur des fruits et légumes et la santé*, a.a.O.

38 Ebda.

39 Lin Y., Shi R., Wang X., Shen H. M., »Luteolin, a flavonoid with potential for cancer prevention and therapy«, in: *Curr. Cancer Drug Targets*, 2008, 8 (7), S. 634-646.

40 Ebda.

41 Zhou Q., Yan B., Hu X., Li X. B., Zhang J., Fang J., »Luteolin inhibits invasion of prostate cancer PC3 cells through E-cadherin«, in: *Mol. Cancer Ther.*, 2009, 8 (6), S. 1684-1691.

42 Butler L. M., Wu A. H., Wang R., Koh W. P., Yuan J. M., Yu M. C., »A vegetable-fruit-soy dietary pattern protects against breast cancer among postmenopausal Singapore Chinese women«, in: *Am. J. Clin. Nutr.*, 2010, 91 (4), S. 1013-1019.

43 Armstrong B., Doll R., »Environmental factors and cancer incidence and mortality in different countries, with special

reference to dietary practices«, in: *Int. J. Cancer*, 1975, 15, S. 617-631.

44 FAO, *INPhO: Compendium*, Chapter 19 Soybeans, 1.6. Consumer Preferences, 2007, abgerufen unter http://www.fao.org/inpho/content/compend/text/Ch19sec1_6.htm (am 24. März 2010).

45 Yan L., Spitznagel E. L., Bosland M. C., »Soy consumption and colorectal cancer risk in humans: A meta-analysis«, In: *Cancer Epidemiol. Biomarkers Prev.*, 2010, 19 (1), S. 148-158.

46 Nagata C., Takatuska N., Kawakami N., Shimizu H., »A prospective cohort study of soy product intake and stomach cancer death«, in: *Br. J., Cancer*, 2002, 87 (1), S. 31-36.

47 Jacobsen B. K., Knutsen S. F., Fraser G. E., »Does high soy milk intake reduce prostate cancer incidence? The Adventist Health Study (United States)«, in: *Cancer Causes Control*, 1998, 9 (6), S. 553-557.

48 Kim H. Y., Yu R., Kim J. S., Kim Y. K., Sung M. K., »Antiproliferative crude soy saponin extract modulates the expression of IkappaBalpha, protein kinase C, and cyclooxigenase-2 in human colon cancer cells«, in: *Cancer Lett.*, 2004, 210 (1), S. 1-6.

49 Buteau-Lozano H., Velasco G., Cristofari M., Balaguer P., Perrot-Applanat M., »Xenooestrogens modulate vascular endothelial growth factor secretion in breast cancer cells through an estrogen receptor-dependent mechanism«, in: *J. Endocrinol.*, 2008, 196 (2). S. 399-412.

50 World Cancer Research Fund, *Food, Nutrition, Physical Activity, and the Prevention of Cancer: a Global Perspective*, a.a.O.

51 Aviello G., Abenavoli L., Borrelli F., Capasso R., Izzo A. A., Lembo F., Romano B., Capasso F., »Garlic: Empiricism or science?«, in: *Nat. Prod. Commun.*, 2009, 4 (12), S. 1785-1786.

52 World Cancer Research Fund, *Food, Nutrition, Physical Activity, and the Prevention of Cancer: a Global Perspective*, a.a.O.

53 Ebda.

54 Ebda.

55 Santé Canada, *Le nitrate et le nitrite*, 1987, abgerufen unter http://www.hc-sc.gc.ca//ewh-semt/pubs/water-eau/nitrate_nitrite/index-fra.php (am 25. März 2010).

56 Société canadienne du cancer, *Concentrations de résidus de pesticides dans les aliments*, 2009, abgerufen unter http://www.cancer.ca/canada-wide/prevention/specific%20environmental%20contaminants/pesticides/pesticides%20on%20vegetables%20and%20fruits%/levels%20of% 20pesticide%20residues%20in%20food.aspx?sc_lang = fr-ca (am 24. März 2010).

57 EWG, *People Can Reduce Pestidice Exposure by 80 Percent Through Smart Shopping and Using the Guide*, 2009, abgerufen unter http://www.ewg.org/newsrelease/EWG-New-Pesticide_Shoppers-Guide (am 25. März 2010).

58 Ministère de l'Économie, des Finances et de l'Industrie, *Synthèse des résultats des plans de surveillance et de contrôle des résidus de pesticides dans les denrées d'origine végétale*, données 2004, annexe 2, plan de surveillance fruits et légumes: présentation détaillée des résultats.

59 A.d.Ü.: In 2176 Proben deutscher Hersteller, die 2006 genommen wurden, fanden sich 8500 Rückstände; 12,3 Prozent der Salate und 11,4 Prozent der Äpfel wiesen Rückstände auf. Die Organisation *Greenpeace* wertete Daten des Bundesamtes für Ernährung aus. Quelle: http://www.greenpeace.de/fileadmin/gpd/user_upload/themen/umweltgifte/report_illegale_in_d_obst.pdf]

60 DGCCRF, *Surveillance et contrôle des résidus de pesticides dans les produits d'origine végétale en 2007*, 2009, abgerufen unter http://www.gdccrf.bercy.gouv.fr/actualites/breves/2009/brv0109_pesticides.htm (am 24. März 2010).

61 Ebda.

62 Société canadienne du cancer, *Concentrations de résidus de pesticides dans les aliments*, a.a.O.

Kapitel 7: Fette und ihre Zubereitungsarten

1 Shields P.S., Xu G. X., Blot W. J., Fraumeni J. F. jr., Trivers G. E., Pellizzari E. D., Qu Y. H., Gao Y. T., Harris C. C., »Mutagens from heated Chinese and US cooking oils«, in: *J. Natl. Cancer Inst.*, 1995, 87 (11), S. 836-841.

2 Yu I. T., Chiu Y. L., Au J. S., Wong T. W., Tang J. L., »Doseresponse relationship between cooking fumes exposures and lung cancer among Chinese nonsmoking women«, in: *Cancer Res.*, 2006, 66 (9), S. 4961-4967.

3 PNNS, *Matières grasses: à limiter. Bien les choisir pour vraiment en profiter*, abgerufen unter http://www.mangerbouger.fr/menu-secondaire/manger-mieux-c-est-possible/les-9-reperes-essentiels/matieres-grasses-a-limiter.html (am 19. März 2010).

4 Afssa, »Table CIQUAL 2008«, a.a.O.

5 PNNS., *Matières grasses: à limiter*, a.a.O.

6 Afssa, »Table CIQUAL 2008«, a.a.O.

7 World Cancer Research Fund, *Food, Nutrition, Physical Activity, and the Prevention of Cancer: a Global Perspective*, a.a.O.

8 Ebda.

9 Thiébaut A., Chajès V., Clavel F., Gerber M., »Apport en acides gras insaturés et risque de cancer du sein: revue des études épidémiologiques«, in: *Bulletin du cancer*, 2005, 92 (7-8), S. 658-669.

10 Pouyat-Leclère J., Birlouez I., *Cuisson et Santé. Guide des bonnes pratiques de cuisson pour une alimentation plus saine*, Monaco 2005.

11 MacLean C. H., Newberry S. J., Mojica W. A., Khanna P., Issa A. M., Suttorp M. J., Lim Y. W., Traina S. B., Hilton L., Gar-

land R., Morton S. C., »Effects of omega-3 fatty acids on cancer risk: A systematic review«, in: *JAMA*, 2006, 295 (4), S. 403-415.

12 Sanchez-Muniz F. J., »Oils and fats: Changes due to culinary and industrial processes«, in: *Int. J. Vitam. Nutr. Res.*, 2006, 76 (4), S. 230-237.

13 Warner K., »Impact of high-temperature food processing on fats and oils«, in: *Adv. Exp. Med. Biol.*, 1999, 459, S. 67-77.

14 Centre international de recherche sur le cancer, Évaluations globales de la cancérogénicité pour l'homme«, abgerufen unter http://monographs.iarc.fr/FR/Classification/crthall.php (am 7. März 2010).

15 DGCCRF, Qualité des huiles de friture, 2001, abgerufen unter http://www.dgccrf.bercy.gouv.fr/fonds_documentaire/ dgccrf/04_dossiers/consommation/controles_alimentaires/ actions/friture0902.htm (am 19. März 2010).

16 The Culinary Institute of America, *The New Professional Chef*, Hoboken 1996.

17 Shields P. G., Xu G. X., Blot W. J., Fraumeni J. F. jr., Trivers G. E., Pellizzari E. D., Qu Y. H., Gao Y. T., Harris C. C., »Mutagens from heated Chinese and US cooking oils«, in: *J. Natl. Cancer Inst.*, 1995, 87 (11), S. 834-841.

18 Lee C. H., Yang S. F., Peng C. Y., Li R. N., Chen Y. C., Chan T. F., Tsai E. M., Kuo F. C., Huang J. J., Tsai H. T., Hung Y. H., Huang H. L., Tsai S., Wu M. T., »The precancerous effect of emitted cooking oil fumes on precursor lesions of cervical cancer«, in: *Int. J. Cancer* vom 9. Dezember 2009, elektronisch publiziert.

19 Metayer C., Wang Z., Kleinerman R. A., Wang L., Brenner A. V., Cui H., Cao J., Lubin J. H., »Cooking oil fumes and risk of lung cancer in women in rural Gansu, China«, in: *Lung Cancer*, 2002, 35 (2), S. 111-117.

20 Ebda.

21 Lin S. Y., Tsai S. J., Wang L. H., Wu M. F., Lee H., »Protection by quercetin against cooking oil fumes-induced DNA damage in human lung adenocarcinoma CL-3 cells: Role of COX-2«, in: *Nutr. Cancer*, 2002, 44 (1), S. 95-101.

22 Centre international de recherche sur le cancer, Évaluations globales de la cancérogénicité pour l'homme«, a.a.O.

23 Afssa, *Acrylamide: point d'information no. 2*, 2003, abgerufen unter http://www.afssa.fr/Documents/RCCP2002sa0300.pdf (am 19. März 2010).

24 Health Canada, *Acrylamide levels in selected Canadian foods*, 2009, abgerufen unter http://www.hc-sc.gc.ca/fn-an/securit/ chem-chim/food-aliment/acrylamide/acrylamide_level-acryl-amide_niveau-eng.php (am 19. März 2010).

25 EFSA, *Acrylamide*, 2010, abgerufen unter http://www.efsa. europa.eu/fr/contamtopics/topic/acrylamide.htm (am 19. März 2010). Die deutsche Fassung finden Sie unter http:// www.efsa.europa.eu/de/contamtopics/topic/acrylamide. htm?wtrl=01

26 Mottram C. S., Wedzicha B. L., Dodson A. T., »Acrylamide is formed in the Maillard reaction«, in: *Nature*, 2002, 419 (6906), S. 448-449.

27 Afssa, *Acrylamide: point d'information no. 2*, a.a.O.

28 Ebda.

29 Ebda.

30 Lin S. Y., Tsai S. J., Wang L. H., Wu M. F., Lee H., »Protection by quercetin against cooking oil fumes-induced DNA damage in human lung adenocarcinoma CL-3 cells: Role of COX-2«, a.a.O.

31 Afssa, *Acrylamide: point d'information no. 2*, a.a.O.

32 Ebda.

33 http://www.bvl.bund.de/DE/01_Lebensmittel/02_Unerwu-enschteStoffeOrganismen/04_Acrylamid/lm_acrylamid_node.html

34 Afssa, La Cuisson au barbecue, abgerufen unter http://www.afssa.fr/index.htm (am 19. März 2010). Empfehlungen der Dt. Gesellschaft für Ernährung unter http://www.dge.de/modules.php?name=News&file=article&sid=847

35 Afssa, Étude indivduelle nationale des consommations alimen-taires 2 (INCA 2), 2006-2007-2009, abgerufen unter http://www.afssa.fr/Documents/PASER-Ra-INCA2.pdf (am 15. März 2010).

Kapitel 8: Zucker und zuckerhaltige Produkte – nicht ganz weglassen

1 N_Diaye C., *La Gourmandise. Délices d'un péché*, Paris 1999.

2 Guy-Grand B., »Les sucres dans l'alimentation: de quoi parle-t-on?«, in: *Cah. Nutr. Diét.*, 2008, hors-série 2.

3 World Cancer Research Fund, *Food, Nutrition, Physical Activi-ty, and the Prevention of Cancer: a Global Perspective*, a.a.O.

4 Afssa, »Table CIQUAL«, a.a.O.

5 Cezard J. P., Forgue-Lafitte M. E., Chamblier M. C., Rosselin G. E., »Growth promoting effect, biological activity, and bin-ding of insulin in human intestinal cancer cells in culture«, in: *Cancer Research*, 1981, 41 (3), S. 1148-1153.

6 Mauro L. M., Morelli C., Boterberg T., Bracke M. E., Surma-cz E., »Role of the IGF1 receptor in the regulation of cell-cell adhesion: Implications in cancer development and progressi-on«, in: *Journal of Cellular Physiology*, 2003, 194 (2), S. 108-116.

7 Plymate S. R., Jones R. E., Matej L. A., Friedl K. E., »Regula-tion of sex hormone binding globulin (SHBG) production in

Hep G2 cells by insulin«, in: *Steroids*, 1988, 52 (4), S. 339-340.

8 Silvera S. A. N., Rohan T. E., Jain M., Terry P. D., Howe G., Miller A., »Glycemic index, glycemic load, and pancreatic cancer risk (Canada)«, in: *Cancer causes and control*, 2005, CCC 16 (4), S. 431-436.

9 Augustin L. S., Franceschi S., Jenkins D., Kendall C., La Vecchia C., »Glycemic index in chronic disease: A review«, in: *European Journal of Clinical Nutrition*, 2002, 56 (11), S. 1049-1071.

10 Cust A., Slimani N. et al., »Dietary carbohydrates, glycemic index, glycemic load, and endometrial cancer risk within the European prospective investigation into cancer and nutrition cohort«, in: *American Journal of Epidemiology*, 2009, 166 (8), S. 912-923.

11 Larsson S., Bergkvist L, Wolk A., »Glycemic load, glycemic index and breast cancer risk in a prospective cohort of Swedish women«, in: *Int. J. Cancer*, 2009, 125, S. 153-157.

12 Lajous M., Boutron-Ruault M. C., Fabre A., Clavel-Chapelon F., Romieu Y., »Carbohydrate intake, glycemic index, glycemic load, and risk of postmenopausal breast cancer in a prospective study of French women«, in: *The American Journal of Clinical Nutrition*, 2008, 87 (5), S. 1384-1391.

13 Mulholland H. G., Murray L. J., Cardwell C. R., Cantwell M. M., »Glycemic index, glycemic load, and risk of digestive tract neoplasms: A systematic review and meta-analysis«, in: *The American Journal of Clinical Nutrition*, 2009, 89 (2), S. 568-576.

14 Michaud D. S., Fuchs C. S., Liu S., Willett W. C., Colditz G. A., Giovanucci E., »Dietary glycemic load, carbohydrate, sugar, and colorectal cancer risk in men and women«, in: *Cancer Epidemiology, Biomarkers & Prevention*, hrsg. von: Ameri-

can Association for Cancer Research, 2005, 14 (1), S. 138-147.

15 Mulholland H. G., Murray L. J., Cardwell C. R., Cantwell M. M., »Glycemic index, glycemic load, and risk of digestive tract neoplasms: A systematic review and meta-analysis«, a.a.O.

16 Howarth N. C., Murphy S. P., Wilkens L. R., Henderson B. E., Kolonel L. N., »The association of glycemic load and carbohydrate intake with colorectal cancer risk in the Multiethnic Cohort Study«, in: *The American Journal of Clinical Nutrition*, 2008, 88 (4), S. 1074-1082.

17 American Cancer Society, *Prevention and Early Detection: Aspartame*, 2007, abgerufen unter http://www.cancer.org/docroot/PED/content/PED_1_3X_Aspartame.asp (am 17. März 2010).

18 Ebda.

19 Phillips K. M., Carlsen M. H., Blomhoff R., »Total antioxidant content of alternatives to refined sugar«, in: *Journal of the American Dietetic Association*, 2009, 109 (1), S. 64-71.

20 S. dazu: http://de.wikipedia.org/wiki/Stevia_(Süßstoff)

21 *Arrêté du 26 août 2009 relatif à l'emploi du rébaudioside A (extrait de Stevia rebaudiana) comme additif alimentaire*, abgerufen unter http.//www.legi-france.gouv.fr/affichTexte.do?cid Texte=JORFTEXT000021021759 (am 24. März 2010)

Kapitel 9: Und was trinken wir?

1 CNRS, *Découvrir l'eau. L'eau dans l'organisme*, abgerufen unter http://www.cnrs.fr/cw/dossiers/doseau/decouv/usages/eauOrga.html (am 17. März 2010).

2 WHO, Pressemitteilung, *Selon un nouveau rapport, la réalisation des cibles en matière d'assainissement et d'eau potable serait compromise*, 2006, abgerufen unter http://www.who.int/media-

centre/news/releases/2006/pr47/fr/index.html (am 17. März 2010).

3 WHO, *La Santé et les services d'apprivisionnement en eau de boisson salubre et d'assainissement de base*, abgerufen unter http://www.who.int/water_sanitation_health/mdg1/fr/index. html (am 17. März 2010)

4 Direction générale de la santé, Bureau de la qualité des eaux. *Bilan de la qualité de l'eau de robinet du consommateur vis-à-vis des pesticides en 2008*, 2008, abgerufen unter http://www.sante-sports-gouv-fr/IMG/pdf/bilan_national_pesticides_2008. pfd (am 17. März 2010).

5 Deutsche Daten abgerufen unter http://www.greenpeace.de/ themen/chemie/pestizide_lebensmittel/detail/artikel/pestizide_zerstoeren/

6 Direction générale de la santé, Bureau de la qualité des eaux. *Bilan de la qualité de l'eau de robinet du consommateur vis-à-vis des pesticides en 2008*, 2008, abgerufen unter http://www.sante-sports-gouv-fr/IMG/pdf/bilan_national_pesticides_2008. pfd (am 17. März 2010).

7 WHO, *L'arsenic dans l'eau de boisson*, 2001, abgerufen unter http://www.who.int/water_sanitation_health/mdg1/fr/index. html (am 17. März 2010).

8 Ebda.

9 Die Weltgesundheitsorganisation empfiehlt seit 1992 einen Grenzwert für Arsen von 10 µg (Mikrogramm) pro Liter. Dieser wird in vielen, auch europäischen Ländern überschritten. Deutschland hingegen hält ihn seit 1996 ein. Quelle: http:// de.wikipedia.org/wiki/Arsen#Sicherheitshinweise [A.d.Ü.]

10 World Cancer Research Fund, *Food, Nutrition, Physical Activity, and the Prevention of Cancer: a Global Perspective*, a.a.O.

11 Sénat, *Bericht des l'OPECST*, no 2152 (2002-2003) von M. Gérard Miquel im Auftrag der Parlamentarischen Untersu-

chungskommission zu wissenschaftlichen und technischen Entscheidungen, vorgelegt am 18. März 2003, *La Qualité de l'eau et assainissement en France*, Annexe 63, »L'arsenic dans les eaux de boisson«, abgerufen unter http://www.senat.fr/rap/l02-215-2/l02-215-256.html (am 17. März 2010).

12 Quelle: http://www.express.de/ratgeber/living/unser-mineral-wasser-mit-uran-und-arsen-versetzt/-/2484/874238/-/index.html (abgerufen am 30.4.2011). [A.d.Ü.]

13 Sénat, *Bericht des l'OPECST*, a.a.O.

14 Centre international de recherche sur le cancer, *Évaluations globales de la cancérogénicité pour l'Homme*, abgerufen unter http://monographs.iarc.fr/FR/Classification/index.php (am 7. März 2010)

15 DGS, *Résultats du contrôle sanitaire de la qualité de l'eau potable*, 2009, abgerufen unter http://www.sante-sports-gouv.fr/resultats-du-controle-sanitaire-de-la-qualite-de-l-eau-potable.html (am 17. März 2010)

16 Ebda.

17 Institut national du cancer, *Alcool et risque de cancer*, 2007, abgerufen unter http://www.e-cancer-fr/la-sante-publique/prevention/alcoolisme (am 17. März 2010).

18 Haut Conseil du ministère de la Santé, *Avis relatif aux recommondations sanitaires en matière du consommation d'alcool*, 2009, abgerufen unter http://www.hcsp.fr/docspdf/avisrapports/hcspa20090701_alcool.pdf (am 17. März 2010).

19 World Cancer Research Fund, *Food, Nutrition, Physical Activity, and the Prevention of Cancer: a Global Perspective*, a.a.O.

20 Ebda.

21 Fakhry C., Gillison M. L., »Clinical implications of human papillomavirus in head and neck cancers«, in: *J. Clin. Oncol.*, 2006, 24 (17), S. 2606-2611.

22 World Cancer Research Fund, *Food, Nutrition, Physical Activity, and the Prevention of Cancer: a Global Perspective*, a.a.O.

23 Ebda.

24 Ebda.

25 Haut Conseil du ministère de la Santé, *Avis relatif aux recommondations sanitaires en matière du consommation d'alcool*, a.a.O.

26 Sun W., Wang W., Kim J., Keng P., Yang S., Zhang H., Liu C., Okunieff P., Zhang L., »Anticancer effect of resveratrol is associated with induction of apoptosis via a mitochondrial pathway alignement«, in: *Adv. Exp. Med. Biol.*, 2008, 614, S. 179-186.

27 Aprifel, *Rôle bénéfique des polyphénols et du resvératrol du vin*, 2001, abgerufen unter http://www.aprifel.com/articles-sante,detail.php?m=3&rub=54&a=769 (am 17. März 2010).

28 Adrian et al., *Am. J. Enol. Viti c.*, 2000, 51, S. 37-41.

29 Renaud S., Lorgeril M. de, »Wine, alcohol, platelets, and the French paradox for coronary heart disease«, in: *Lancet*, 1992, 339 (8808), S. 1523-1526.

30 Brisdelli F., D'Andrea G., Bozzi A., »Resveratrol: A natural polyphenol with multiple chemopreventive properties«, in: *Curr. Drug Metab.*, 2009, 10 (6), S. 530-546.

31 Athar M., Back, J. H., Kopelovich L., Bickers D. R., Kim A. L., »Multiple molecultar targets of resveratrol: Anti-carcinogenic mechanisms«, in: *Arch. Biochem. Biophys.*, 2009, 486 (2), S. 95-102.

32 Yusuf N., Nasti T. H., Meleth S., »Elmets CA. Resveratrol enhances cell-mediated immune response to DMBA through TLR4 and prevents DMBA induced cutaneous carcinogenesis«, in: *Mol. Carcinog.*, 2009, 48 (8), S. 713-723.

33 Seeni A., Takahashi S., Takeshita K., Tang M., Sgiura S., Sato S. Y., Shirai T., »Suppression of prostate cancer growth by resveratrol in the transgenic rat for adenocarcinoma of prostate

(TRAP) model«, in: *Asian Pac. J. Cancer Prev.*, 2008, 9 (1), S. 7-14.

34 Sengottuvelan M., Deeptha K., Nalini N., »Influence of dietary resveratrol on early and late molekular markers of 1,2-dimethylhydrazine-induced colon-carcinogenesis«, in: *Nutrition*, 2009, 25 (11-12), S. 1169-1176.

35 Ding X. Z., Adrian T. E., »Resveratrol inhibits proliferation and induces apoptosis in human pancreatic cancer cells«, in: *Pancreas*, 2002, 25 (4), S. 71-76.

36 Woodall C. E., Li Y., Liu Q. H., Wo J., Martin R. C., »Chemoprevention of metaplasia initiation and carcinogenic progression to esophaegal adenocarcinoma by resveratrol supplementation«, in: *Anticancer Drugs*, 2009, 20 (6), S. 437-443.

37 Afssa, *Table CIQUAL*, 2008, a.a.O.

38 Direction générale de la Santé, *Cancer de la peau. Mélanome*, 2003, abgerufen unter http://www.sante.gouv.fr/IMG/pdf/esp2008-51v3.pdf (am 18. März 2010).

39 Afsset, FAQ, *Rayonnement ultraviolet*, abgerufen unter http://www.afsset.fr/index.php?pageid=634&parentid=265&ongletlstid=427 (am 17. März 2010).

40 Sayre R. M., Dowdy J. C., »The increase in melanoma: are dietary furocoumarins responsable?«, in: *Med. Hypotheses*, 2008, 70 (4), S. 855-859.

41 Feskanisch D., Willett W. C., Hunter D. J., Colditz G. A., »Dietary intakes of vitamins A, C, and E and risk of melanoma in two cohorts of women«, in: *Br. J. Cancer*, 2003, 88 (9), S. 1381-1387.

42 Malik A., Afaq F., Sarfaraz S., Adhami V. M., Syed D. N., Mukhtar H., »Pomegranate fruit juice for chemoprevention and chemotherapy of prostate cancer«, in: *Proc. Natl. Acad. Sci.*, 2005, 102 (41), S. 14813-14818.

43 Pantuck A. J., Leppert J. T., Zomorodian N., Aronson W., Hong J., Barnard R. J., Seeram N., Liker H., Wang H., Elashoff R., Heber D., Aviram M., Ignarro L., Belldegruen A., »Phase II study of pomegranate juice for men with rising prostate-specific antigen following surgery or radiation for prostate cancer«, in: *Clin. Cancer Res.*, 2006, 12 (13), S. 4018-4026.

44 Zhang Y., Seeram N. P., Heber D., Chen S., Adams L. S., »Pomegranate ellagitannin-derived compounds exhibit antiproliferative and antiaromatase activity in breast cancer cells *in vitro*«, in: *Cancer Prev. Res.* (Phila Pa), 2010, 3 (1), S. 108-113.

45 Khan G. N., Gorin M. A., Rosenthal D., Pan Q., Bao L. W., Wu Z. F., Newman R. A., Pawlus A. D., Yang P., Lansky E. P., Merajver S. D., »Pomegranate fruit extract impairs invasion and motility in human breast cancer«, in: *Integr. Cancer Ther.*, 2009, 8 (3), S. 242-253.

46 Seeram N. P., et al., »In vitro antiproliferate, apoptotic and antioxidant activities of punicalagin, ellagic acid and a total pomegranate tannin extract are enhanced in combination with other polyphenols as found in pomegranate juice«, in: *J. Nutr. Biochem.*, 2005, 16 (6), S. 360-367.

47 Gil M. I., Tomás-Barberán F. A., Hess-Pierce B., Holcroft D. M., Kader A. A., »Antioxidant activity of pomegranate juice and its relationship with phenolic composition and processing«, in: *J. Agric. Food Chem.*, 2000, 48 (10), S. 4581-4589.

48 Khan N., Afaq F., Kweon M. H., Kim K., Mukthar H., »Oral consumption of pomegranate fruit extract inhibits growth and progression of primary lung tumors in mice«, in: *Cancer Res.*, 2007, 67 (7), S. 3475-3482.

49 Gil M. I., Tomás-Barberán F. A., Hess-Pierce B., Holcroft D. M., Kader A. A., »Antioxidant activity of pomegranate juice and its relationship with phenolic composition and processing«, a.a.O.

50 Khan N., Afaq F., Kweon M. H., Kim K., Mukthar H., »Oral consumption of pomegranate fruit extract inhibits growth and progression of primary lung tumors in mice«, a.a.O.

51 Pantuck A. J., Leppert J. T., Zomorodian N., Aronson W., Hong J., Barnard R. J., Seeram N., Liker H., Wang H., Elashoff R., Heber D., Aviram M., Ignarro L., Belldegruen A., »Phase II study of pomegranate juice for men with rising prostate-specific antigen following surgery or radiation for prostate cancer«, a.a.O.

52 Gil M. I., Tomás-Barberán F. A., Hess-Pierce B., Holcroft D. M., Kader A. A., »Antioxidant activity of pomegranate juice and its relationship with phenolic composition and processing«, a.a.O.

53 MacMahon B., Yen S., Trichopoulos D., Warren K., Nardi G., »Coffee and cancer of pancreas«, in: *N. Engl. J. Med.*, 1981, 304 (1), S. 630-633.

54 Nkondjock A., »Coffee consumption and the risk of cancer: An overview«, in: *Cancer Lett.*, 2008, 277 (2), S. 121-125.

55 World Cancer Research Fund, *Food, Nutrition, Physical Activity, and the Prevention of Cancer: a Global Perspective*, a.a.O.

56 Pelucchi C., Tavani A., La Vecchia C., »Coffee and alcohol consumption and bladder cancer«, in: *Scand. J. Urol. Nephrol.*, 2008, 218, suppl., S. 37-44.

57 Baker J. A., Beehler G. P., Sawant A. C., Jayaprakash V., McCann S. E., Moysich K. B., »Consumption of coffee, but not black tea is associated with decreased risk of premenopausal breast cancer«, in: *J. Nutr.*, 2006, 136 (1), S. 166-171.

58 Nkondjock A., Ghadirian P., Kotsopoulos J., Lubinski J., Lynch H., Kim-Sing C., Horsman D., Rosen B., Isaacs C., Weber B., Foulkes W., Ainsworth P., Tung N., Eisen A., Friedman E., Eng C., Sun P., Narod S. A., »Coffee consumption and breast cancer

risk among BRCA1 and BRCA2 mutation carriers«, in: *Int. J. Cancer*, 2006, 118 (1), S. 103-107.

59 Shanafelt T. D., Lee Y. K., Call T. G., Nowakowski G. S., Dingli D., Zent C. S., Nay N. E., »Clinical effects of oral green tea extracts in four patients with low grade B-cell malignancies«, in: *Leuk. Res.*, 2006, 30 (6), S. 707-712.

60 Tsao A. S., Liu D., Martin J., Tang X. M., Lee J. J., El-Naggar A. K., Wistuba I., Culotta K. S., Mao L., Gillenwater A., Sagesaka Y. M., Hong W. K., Papadimitrikopoulou V., »Phase II randomized, placebo-controlled trial of green tea extract in patients with high-risk oral premalignant lesions«, in: *Cancer Prev. Res.* (Phila Pa), 2009, 2 (11), S. 931-941.

61 Tsao A. S., Liu D., Martin J., Tang X. M., Lee J. J., El-Naggar A. K., Wistuba I., Culotta K. S., Mao L., Gillenwater A., Sagesaka Y. M., Hong W. K., Papadimitrikopoulou V., »Phase II randomized, placebo-controlled trial of green tea extract in patients with high-risk oral premalignant lesions«, a.a.O.

62 World Cancer Research Fund, *Food, Nutrition, Physical Activity, and the Prevention of Cancer: a Global Perspective*, a.a.O.

Kapitel 10: Nahrungsergänzungsmittel – nützlich oder schädlich?

1 Vidal, *Le Guide Vidal des compléments alimentaires disponible en librairie*, Pressemitteilung, 2010, abgerufen unter http://www.vidal.fr/presse/espace-grand-public/363-guide-complements-alimentaires (am 15. März 2010).

2 Afssa, *Étude individuelle nationale des consommations alimentaires 2 (INCA 2) 2006-2007*, 2009, abgerufen unter http:/www.afssa.fr/Documents/PASER-Ra-INCA2.pdf (am 15. März 2010).

3 Ferrucci L. M., McCorkle R., Smith T., Stein K. D., Cartmel B., »Factors related to the use of dietary supplements by cancer survivors«, in: *J. Altern. Complement. Med.*, 2009, 15 (6), S. 673-680.

4 Cassileth B., R., Heitzer M., Wesa K., »The public health impact of herbs and nutritional supplements«, in: *Pharm. Biol.*, 2009, 47 (8), S. 761-767.

5 Kimura Y., Ito H., Ohnishi R., Hatano T., »Inhibitory effects of polyphenols on human cytochrome P450 3A4 and 2C9 activity«, in: *Food Chem. Toxicol.*, 2009, 48 (1), S. 429-435.

6 Goodman, G. E., Thornquist M. D., Balmes J., Cullen M. R., Meyskens F. L. jr., Omenn G. S., Valanis B., Williams J. H. jr., »The beta-carotene and retinol efficacy trial: Incidence of lung cancer and cardiovascular disease mortality during 6-year follow-up after stopping beta-carotene and retinol supplements«, in: *J. Natl. Cancer Inst.*, 2004, 96 (23), S. 1743-1750.

7 Virtamo J., Pietinen P., Huttunen J. K., Korhonen P., Malila N., Virtanen M. J., Albanes D., Taylor R. P., Albert P., ATBC Study Group, »Incidence of cancer and mortality following alpha-tocopherol and beta-carotene supplementation: A post-intervention follow-up«, in: *JAMA*, 2003, 290 (4), S. 476-485.

8 Cook N. R., Lee I. M., Manson J. E., Buring J. E., Hennekens C. H., »Effects of beta-carotene supplementation on cancer incidence by baseline characteristics in the Physician's Health Study«, in: Cancer cardiovascular disease: The Women's Health Study (United States)«, in: *Cancer Causes Control*, 2000, 11 (7), S. 617-626.

9 Lee I. M., Cook N. R., Manson J. E., Buring J. E., Hennekens C. H., »Beta-carotene supplementation and incidence of cancer and cardiovascular disease: The Women's Health Study«, in: *J. Natl. Cancer Inst.*, 1999, 91 (24), S. 2102-2106.

10 De Klerk N. H., Musk A. W., Ambrosini G. L., Eccles J. L., Hansen J., Olsen N., Watts V. L., Lund H. G., Pang S. C., Beilby J., Hobbs M. S., »Western perth asbestos workers, Vitamin A and cancer prevention II: comparison of the effects of retinol and beta-carotene«, in: *Int. J. Cancer*, 1998, 75 (3), S. 362-367.

11 Hercberg S., Kesse-Guyot E., Druesne-Pecollo N., Touvier M., Favier A., Latino-Martel P., Briançon S., Galan P., »Incidence of cancers, ischemic cardiovascular diseases and mortality during 5-year follow-up after stopping antioxidant vitamins and minerals supplements: A postintervention follow-up in the SU.VI.MAX study«, in: *Int. J. Cancer*, 2010, epub.

12 Meyer F., Galan P., Douville P., Bairati I., Kegle P., Bertrais S., Estaquio C., Hercberg S., »Antioxidant vitamin and mineral supplementation« and prostate cancer prevention in the SU.VI.MAX study«, in: *Int. J. Cancer*, 2005, 116 (2), S. 182-186.

13 Hercberg S., Ezzedine K., Guinot C. et al., »Antioxidant supplementation increases the risk of skin cancers in women but not in men«, in: *J. Nutr.*, 2007, 137, S. 2098-2105.

14 Omenn G. S., Goodman G. E., Thornquist M. D., Balmes J., Cullen M. R., Glass A., Keogh J. P., Meyskens F. L. jr., Valanis B., Williams J. H. jr., Barnhart S., Cherniack M. G., Brodkin C. A., Hammar S., »Risk factors for lung cancer and for intervention effects in CARET, the beta-caroteine and retinol efficacy trial«, in: *J. Natl. Cancer Inst.*, 1996, 88 (21), S. 1550-1559.

15 National Cancer Institute, *Selenium and Vitamin E Cancer Prevention Trial (SELECT)*, 2008, abgerufen unter http://www.cancer.gov/newscenter/qa/2008/selectqa (am 15. März 2010).

16 Nelson R. L., »Iron and colorectal cancer risk, human studies«, in: *Nutr. Rev.*, 2001, 59, S. 140-148.

17 Duffield-Lillico A. J., Dalkin B. L., Reid M. E., Turnbull B. W., Slate E. H., Jacobs E. T., Marshall J. R., Clark L. C., »Nutritional Prevention of Cancer Study Group. Selenium supplementation, baseline plasma selentium status and incidence of prostate cancer: An analysis of the complete treatment of the Nutritional Prevention of Cancer Trial«, in: *BJU Int.*, 2003, 91 (7), S. 608-612.

18 Clark L. C., Combs G. F. jr., Turnbull B. W., Slate E. H., Chalker D. K., Chow J., Davis L. S., Glover R. A., Graham G. F., Gross E. G., Krongrad A., Lesher J. L. jr., Park H. K., Sanders B. B. jr., Smith C. L., Taylor J. R., »Effects of selenium supplementation for cancer prevention in patients with carcinoma of the skin. A randomized control trial«, in: *JAMA*, 1996, 276 (24), S. 1957-1963.

19 Ebda.

20 World Cancer Research Fund, *Food, Nutrition, Physical Activity, and the Prevention of Cancer: a Global Perspective*, a.a.O.

21 Ebda.

22 Jenab M., Bueno-de-Mesquita H. B., Ferrari P., Van Duijnhoven F. J., Norat T., Pischon T., Jansen E. H., Slimani N., Byrnes G., Rinaldi S., Tjonneland A., Olsen A., Overvad K., Boutron-Ruault M. C., Clavel-Chapelon F., Morois S., Kaaks R., Linseisen J., Boeing H., Bergmann M. M., Tichopoulou A., Misirli G., Trichopoulos D., Berrino F., Vineis P., Panico S., Palli D., Tumino R., Ros M. M., Van Gils C. H., Peeters P. H., Brustad M., Lund E., Tormo M. J., Ardanaz E., Rodríguez L., Sánchez M. J., Dorronsoro M., Gonzalez C. A., Hallmans G., Palmqvist R., Roddam A., Key T. J., Khaw K. T., Autier P., Hainaut P., Riboli E., »Association between pre-diagnostic circulating vitamin D concentration and risk of colorectal cancer in European populations: A nested case-control study«, in: *BMJ*, 2010, 340, S. b5500.

23 Ahn J., Albanes D., Peters U., Schatzkin A., Lim U., Freedman M., Chatterjee N., Andriole G. L., Leitzmann M. F., Hayes R. B., »Prostate, lung, colorectal, and ovarian trial project team. Dairy products, calcium intake, and risk of prostate cancer in the prostate, lung, colorectal, and ovarian cancer screening trial«, in: *Cancer Epidemiol. Biomarkers Prev.*, 2007, 16 (12), S. 2623-2630.

24 Ruhul Amin A. R. M., Kucuk O., Khuri F. R., Shin D. M., »Perspectives for cancer prevention with natural compounds«, in: Journal of Clinical Oncology, 2009, 27 (18).

25 Ebda.

26 Hussain M., Banerjee M., Sarkar F. H. et al., »Soy isoflavones in the treatment of prostate cancer«, in: *Nutr. Cancer*, 2006, 106, S. 1260-1268.

27 Ebda.

28 Pendleton M. J., Tan W. W., Anai S. at al, »Phase II trial of isoflavone in prostate-specific antigen recurrent prostate cancer after previous local therapy«, in: *BMC Cancer*, 2008, 8 (132).

29 Chao J. C., Chiang S. W., Wang C. C., Tsai Y. H., Wu M. S., »Hot water-extracted Lycium barbarum and Rehmannia glutinosa inhibit proliferation and induce apoptosis of hepatocellular carcinoma cells«, in: *World J. Gastro-enterol.*, 2006, 12 (28), S. 4478-4484.

30 Luo Q., Li Z., Yan J., Zhu F., Yu R. J., Cai Y. Z., »Lycium barbarum polysaccharides induce apoptosis in human prostate cancer cells and inhibits prostate cancer growth in a xenograft mouse model of human prostate cancer«, in: *J. Med. Food*, 2009, 12 (4), S. 695-703.

31 Mao F., Xiao B., Jiang Z., Zhao J., Huang X., Guo J., »Anticancer effect of *Lycium barbarum* polysaccharides on colon cancer cells involves G0/G1 phase arrest«, in: *J. Med. Oncol.*, 2010, epub.

32 Miao Y., Xiao B., Jiang Z., Guo Y., Mao F., Zhao J., Huang X., Guo J., »Growth inhibition and cell-cycle arrest of human gastric cancer cells by *Lycium barbarum* polysaccharide«, in: *J. Med. Oncol*, 2009, epub.

33 Li G., Sepkovic D. W., Bradlow H. L., Telang N. T., Wong G. Y., »Lycium barbarum inhibits growth of estrogen receptor positive human breast cancer cells by favorably altering estradiol metabolism«, in: *Nutr. Cancer*, 2009, 61 (3), S. 408-414.

34 Chao J. C., Chiang S. W., Wang C. C., Tsai Y. H., Wu M. S., »Hot water-extracted *Lycium barbarum* and *Rehmannia glutinosa* inhibit proliferation and induce apoptosis of hepatocellular carcinoma cells«, a.a.O.

35 Ruhul Amin A. R. M., Kucuk O., Khuri F. R., Shin D. M., »Perspectives for cancer prevention with natural compounds«, a.a.O.

Kapitel 11: Sport ist gut für die Gesundheit

1 Reeves G. K., Pierie K., Beral V., Green J., Spencer E., Bull D., »Cancer incidence and mortality in relation to body mass index in the million women studio: Cohort studio«, in: *BMJ*, 2007, 335 (7630), S. 1134.

2 Renehan A. G., Soerjomatarum I., Tyson M., Egger M., Zwahlen M., Coebergh J. W., Buchan I., »Incident cancer burden attributable to excess body mass index in 30 European countries«, in: *Int. J. Cancer*, 2010, 126 (3), S. 692-702.

3 WHO, Overweight and Obesity, abgerufen unter http://www.who.int/media-centre/factsheet/fs311/en/index.html (am 8. Februar 2009)

4 Ebda.

5 Ebda.

6 Stone R. J., *Atlas of Skeletal Muscles*, Columbus (3) 1999.

7 InVs, *Étude nationale nutrition santé 2006. Des consommations en fruits et légumes encourageantes chez l'adulte mais pas chez l'enfant. Vers une stabilisation du surpoids chez l'enfant mais encore un adulte sur six obèse*, Pressemitteilung 2007, abgerufen unter http://www.invs.sante.fr/presse/2007/communiques/nutrition_sante_121207 (am 19. März 2009).

8 Ebda.

9 Wu Y., »Overweight and obesity in China«, in: *BMJ*, 2006, 333 (7564), S. 362-363.

10 Bray G. A., »The epidemic of obesity and changes in food intake: The fluoride hypothesis«, in: *Physiol. Behav.*, 2004, 82 (1), S. 115-121.

11 Burdette H. L., Withaker R. C., »Neighborhood playgrounds, fast food restaurants, and crime: Relationships to overweight in low-income preschool children«, in: Prev. Med., 2004, 38, S. 7-63.

12 Ebda.

13 Marshall S. J., Biddle S. J., Gorely T., Cameron N., Murdey I., »Relationships between media use, body fatness and physical activity in children and youth: A meta-analysis«, in: *Int. J. Obes., Relat. Metab. Disord.*, 2004, 28 (10), S. 1238-1246.

14 Von Kries R., Toschke A. M., Wurmser H., Sauerwald T., Koletzko B., »Reduced risk for overweight and obesity in 5- and 6-y-old children by duration of sleep-a cross sectional studio«, in: *Int. J. Obes. Relat. Metab. Disord.*, 2002, 26 (5), S. 710-716.

15 Miles L., »Physical activity and health«, in: *Nutrition Bulletin*, 2007, 32 (4), S. 314-363.

16 Courtneya K. S., Karvinen K. H., Campbell K. L., Pearcey R. G., Dundas G., Capstick V., Tonkin K. S., »Associations among exercise, body weight, and quality of life in a population-based sample of endometrial cancer survivors«, in: *Gynecol. Oncol.*, 2005, 97 (2), S. 422-430.

17 Holmes M. D., Chen W. Y., Feskanich D., Kroenke C. H., Colditz G. A., »Physical activity and survival after breast cancer diagnosis«, in: *JAMA*, 2005, 293 (20), S. 2479-2486.

18 Pierce J. P., Stefanick M. L., Flatt S. W., Natarajan L., Sternfeld B., Madlensky L., Al-Delaimy W. K., Thomson C. A., Kealey S., Hajek R., Parker B. A., Newman V. A., Caan B., Rock C. L., »Greater survival after breast cancer in physically active women with high vegetable-fruit intake regardless of obesity«, in: *J. Clin. Oncol.*, »2007, 25 (17), S. 2345-2351.

19 Knols R., Aaronson N. K., Uebelhart D., Fransen J., Aufdemkampe G., »Physical exercise in cancer patients during and after medical treatment: A systematic review of randomized and controlled clinical trials«, in: *J. Clin. Oncol.*, 2005, 23 (16), S. 3830-3842.

20 Cramp F., Daniel J., »Exercise for the management of cancer-related fatigue in adults«, in: *J. Clin. Oncol.*, abrufbar in der Cochrane Database, 2008, epub.

21 Irwin M. L., Smith A. W., McTiernan A., Ballard-Barbash R., Cronin K., Gilliland F. D., Baumgartner R. N., Baumgartner K. B., Bernstein L., »Influence of pre- and postdiagnosis physical activity on mortality in breast cancer survivors: The health, eating, activity, and lifestyle study«, in: *J. Clin. Oncol.*, 2008, 26 (24), S. 3958-3964.

22 Holick C. N., Newcomb P. A., Trentham-Dietz A., Titus-Ernstoff L., Bersch A. J., Stampfer M. J., Baron J. A., Egan K. M., Willett W. C., »Physical activity and survival after diagnosis of invasive breast cancer«, in: *Cancer Epidemiol. Biomarkers Prev.*, 2008, 17 (2), S. 379-386.

23 Pierce J. P., Stefanick M. L., Flatt S. W., Natarajan L., Sternfeld B., Madlensky L., Al-Delaimy W. K., Thomson C. A., Kealey S., Hajek R., Parker B. A., Newman V. A., Caan B., Rock C. L., »Greater survival after breast cancer in physically

active women with high vegetable-fruit intake regardless of obesity«, a.a.O.

24 Knols R., Aaronson N. K., Uebelhart D., Fransen J., Aufdemkampe G., »Physical exercise in cancer patients during and after medical treatment: A systematic review of randomized and controlled clinical trials«, a.a.O.

25 Rennie M. J., »Exercise- and nutrient-controlled mechanisms involved in maintenance of the musculoskeletal mass«, in: *Biochem. Soc. Trans.*, 2007, 35 (Pt 5), S. 1302-1305.

26 Holmes M. D., Chen W. Y., Feskanich D., Kroenke C. H., Coldith G. A., »Physical activity and survival after breast cancer diagnosis, a.a.O.

27 Pierce J. P., Stefanick M. L., Flatt S. W., Natarajan L., Sternfeld B., Madlensky L., Al-Delaimy W. K., Thomson C. A., Kealey S., Hajek R., Parker B. A., Newman V. A., Caan B., Rock C. L., »Greater survival after breast cancer in physically active women with high vegetable-fruit intake regardless of obesity«, a.a.O.

28 Haskell B., The Compendium of Physical Activities, abgerufen unter http://prevention.sph.sc.edu/tools/docs/documents_compendium.pdf (am 29. März 2010).

29 Holmes M. D., Chen W. Y., Feskanich D., Kroenke C. H., Coldith G. A., »Physical activity and survival after breast cancer diagnosis, a.a.O.

30 Pierce J. P., Stefanick M. L., Flatt S. W., Natarajan L., Sternfeld B., Madlensky L., Al-Delaimy W. K., Thomson C. A., Kealey S., Hajek R., Parker B. A., Newman V. A., Caan B., Rock C. L., »Greater survival after breast cancer in physically active women with high vegetable-fruit intake regardless of obesity«, a.a.O.

31 Holick C. N., Newcomb P. A., Trentham-Dietz A., Titus-Ernstoff L., Bersch A. J., Stampfer M. J., Baron J. A., Egan K. M.,

Willett W. C., »Physical activity and survival after diagnosis of invasive breast cancer«, a.a.O.

Kapitel 12: Unsere Anti-Krebs-Ratschläge

1 Nach Carlsen M. H., Halvorsen B. L., Holte K., Bohn S. K., Dragland S., Sampson L., Wiley C., Senoo H., Umezono Y., Sanada C., Barikmo I., Berthe N., Willett W. C., Phillips K. M., Jacobs D. R. jr., Blomhoff R., »The total antioxidant content of more than 3100 foods, beverages, spices, herbs and supplements used worldwide«, in: *Nutr. J.*, 2010, 9 (3).

2 A.d.Ü.: In Deutschland sind Herz-Kreislauf-Probleme die häufigste Todesursache. Trotzdem war 2006 jeder vierte Todesfall krebsbedingt.

3 A. d. Ü.: in Deutschland circa 400 000.

Register

Gesund leben und essen

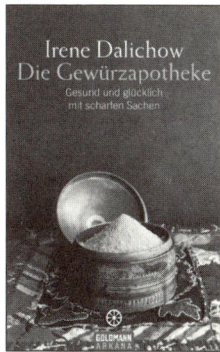

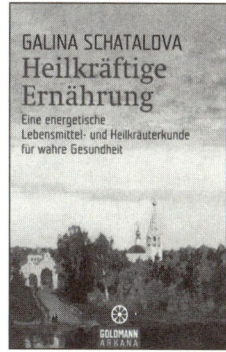

Irene Dalichow,   21790
Die Gewürzapotheke

Galina Schatalova,   21745
Heilkräftige Ernährung

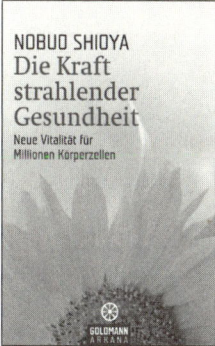

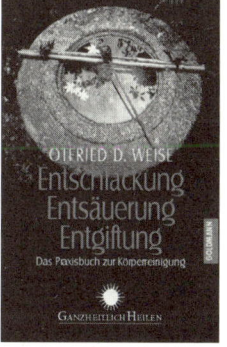

Nobuo Shioya,   21743
Die Kraft strahlender Gesundheit

Otfried D. Weise,   14188
Entschlackung

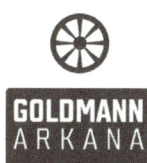

Heile dich selbst!

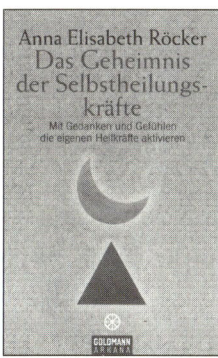
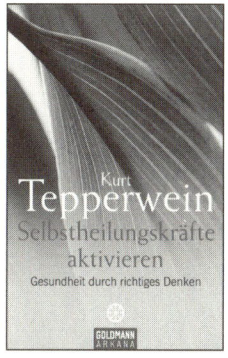
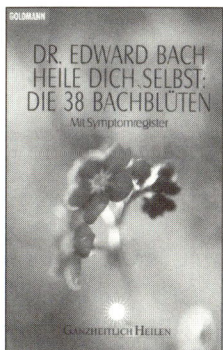
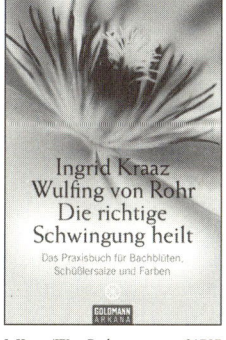
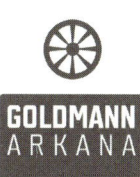

Heilgeheimnisse fremder Völker

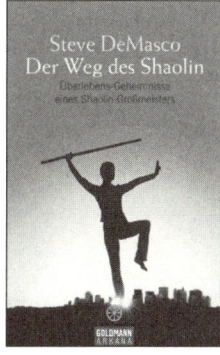

Steve DeMasco,   21774
Der Weg des Shaolin

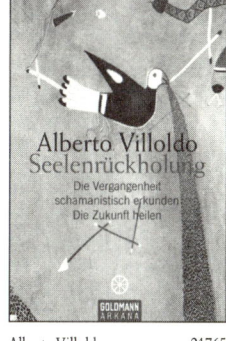

Alberto Villoldo,   21765
Seelenrückholung

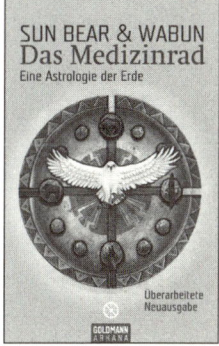

Sun Bear & Wabun   21740
Das Medizinrad

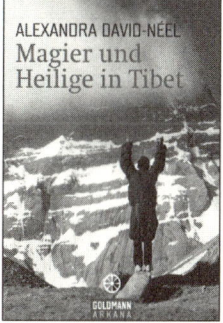

Alexandra David-Néel,   21748
Magier und Heilige in Tibet

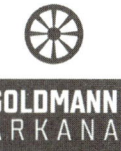

GOLDMANN
ARKANA

Heilen mit der Kraft des Geistes

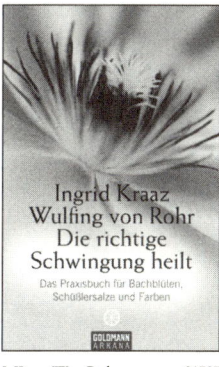
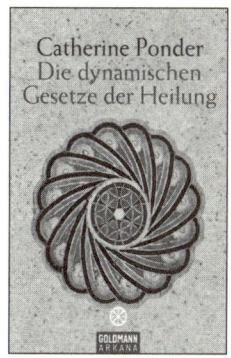
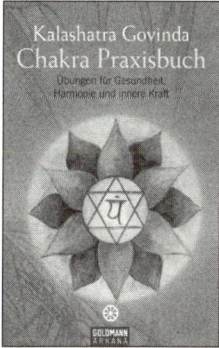
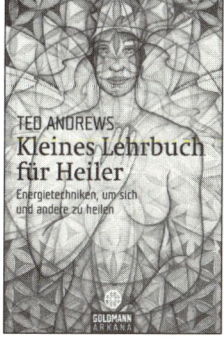
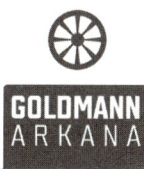

»Durchdacht und fesselnd ... Sie werden kaum eine bessere Darstellung darüber finden, wo genau Ihre Nahrung herkommt.«

(New York Times Book Review)

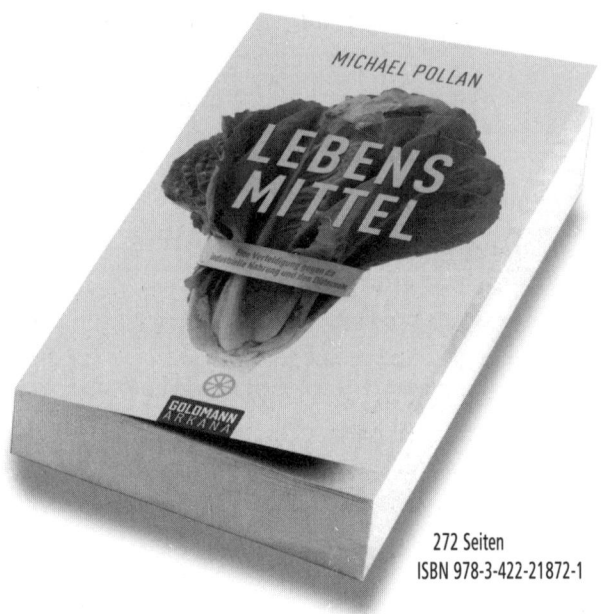

272 Seiten
ISBN 978-3-422-21872-1

Pollan reduziert seine Ernährungstipps auf den Satz: »Esst Nahrung, nicht zu viel und überwiegend Pflanzen« und plädiert im Übrigen dafür, das Essen dem gesunden Menschenverstand zu überlassen. Ein vergnüglicher Antiratgeber, der uns endlich die Lust am Essen zurückgibt.

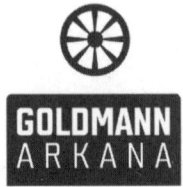